临床超声诊断技术

李荐德等　主编

天津出版传媒集团

天津科学技术出版社

图书在版编目(CIP)数据

临床超声诊断技术 / 李荐德等主编. — 天津：天
津科学技术出版社，2018.3

ISBN 978-7-5576-4934-0

Ⅰ.①临… Ⅱ.①李… Ⅲ.①超声波诊断 Ⅳ.
①R445.1

中国版本图书馆 CIP 数据核字(2018)第 068050 号

责任编辑：王朝闻

天津出版传媒集团

天津科学技术出版社

出版人：蔡　颢

天津市西康路 35 号　邮编 300051

电话：(022)23332400

网址：www.tjkjcbs.com.cn

新华书店经销

廊坊市海涛印刷有限公司印刷

开本 710×1000　1/16　印张 13.75　字数 250 000
2018 年 3 月第 1 版第 1 次印刷
定价：65.00 元

目　录

第一章　超声的基本概念

　　研究和应用超声波的物理特性并用以诊断人体疾病的科学叫超声诊断学。它所涉及的内容有超声原理、仪器构造、显示方法、操作技术、记录方法及对回声或者透声信号的分析与判断、正常解剖组织和病变组织的声像图特征及血流特性等。

　　超声诊断目前主要应用的是超声的反射原理，即超声的良好指向性和与光相似的反射、折射、衰减及多普勒（Doppler）效应等物理特性。不同类型的超声诊断仪，采用不同的方法将超声发射到体内，并在组织中传播，当正常和病变组织的声阻抗有一定差异（只需 1/1000）时，它们所构成的界面就会对其发生反射和散射，用仪器将此种反射和散射的超声（回波）信号接收下来，并加以检波等一系列的处理之后，便可将其显示为波形（A 超）、曲线（M 超）或图像（B 超）。由于各种组织的界面形态、组织器官的运动状态和对超声的吸收程度不同，其回声有一定的共性和某些特性，结合生理、病理解剖和临床表现，观察、分析这些情况，总结其规律，可对病变部位、性质或功能障碍做出指向性的以至肯定性的判断。

　　超声能显示人体软组织及其活动状态，对软组织的分辨力比 X 线要大 100 倍，因而它被广泛地应用于人体各种内脏器官及头面五官和四肢，甚至颅脑及骨骼疾病的诊断。它并具实时显示、操作简便、重复性好、快速准确、轻巧便利、价格低廉及无创无痛（介入超声例外）等优点。因而它已与 X 线 CT、磁共振成像及核素显像齐名，成为四大现代医学影像技术之一，且在心血管疾病诊断中具有独特的作用。

第一节　超声波及其物理性质

　　声波是机械振动在弹性介质内的传播，它是一种机械波。按照频率的高低分类，频率在 16Hz 以下，低于人耳听觉低限者为次声，频率在 16~20000Hz，人耳能听到者为可闻声；频率在 20000Hz 以上，高于人耳听觉高限者为超声波。

　　声波在介质中传播时，每秒质点完成全振动的次数，称为频率（f），单位是赫兹（Hz）；声波在一个周期内，振动所传播的距离，称为波长（λ），单位是毫米（mm），常用医用诊断超声波的波长为 0.15~0.6mm；声波在介质中传播，单位时间内所传播的距离，称为声速(c)，单位是米/秒(m/s)。频率、波长和声速之间的关系可用下式表示：

$$f = c/\lambda$$

弹性介质中充满超声能量的空间，称为超声场。超声场分为两段：近声源段声束基本平行，可以圆柱作模拟，此段称为近场；而远离声源段声束开始扩散，其束宽随距离增大而不断增宽，可用一个去顶的圆锥体模拟，此段称为远场。近场长度(L)，可按下式计算：

$$L = r^2/\lambda = (D/2)^2 \times (f/c)$$

式中，r 为换能器半径，D 为其直径。

当声波从一种介质向另一种介质传播时，由于声阻抗不同，在其分界面上，一部分能量返回第一种介质，这就是反射。而另一部分能量穿过第二种介质并继续向前传播，即为透射。反射波的强弱是由两种介质的声阻抗差决定的，声阻抗越大，反射越强。

当两种介质声速不同时，穿过大界面的透射声束就会向偏离入射声束的方向传播，这种现象称为折射。

超声波在介质中传播，如果介质中含有大量杂乱的微小粒子(如血液中的红细胞、软组织中的细微结构、肺部小气泡等)，超声波便激励这些微小粒子成为新的波源，再向四周发射超声波；这一现象称为散射。它是超声成像法研究器官内部结构的重要依据，利用它能弄清器官内部的病变。超声波在介质中传播，如遇到的物体直径小于 $\lambda/2$ 时，则绕过该物体继续向前传播，这种现象称为绕射(也称衍射)。由此可见，超声波的波长愈短，频率愈高，能发现的障碍物则愈小，既显现力愈高。具有方向性的成束声波，即根据声的指向性，集中在某方向发射的声波束，称为声束。

从声源发射经介质界面反射至接收器的声波称为回声(又称回波)。

超声波在介质中传播，声能随传播距离的增加而减小，这种现象称为衰减。超声在介质中传播时，介质质点沿其平衡位置来回振动，由于介质质点之间的弹性摩擦使一部分声能变成热能，这就叫黏滞吸收。通过介质的热传导，把一部分热能向空中辐射，这就是热传导吸收。黏滞吸收和热传导吸收都能使超声的能量变小，导致声能衰减。因此，衰减指的是总声能的损失，而吸收则是声能转变成热能这一部分能量的损失。

声波在介质中传播时，介质质点(粒子)发生稀疏或密集，有声波传播的区域中的质点便获得了动能或位能,这部分能量称为声能。

在一不易透声的环境中,有一处具有介质,超声可通过该介质到达深部,该处即为声窗(又称透声窗)。

用声波照射透声物体,以获得该物体及其内部结构断面图像的一种成像技术,称为声成像。

用声成像或超声成像所获得的图像称为声像图或超声显像。

具有弹性、能够传递声波的各种气体、液体和固体称为传声媒介或传声介质。

放入探头和检测对象之间,使超声波传递良好的介质称为耦合介质。

由超声探头各阵元边缘所产生的,不在超声主声束方向内的外加声束称为旁瓣。

发射强超声波于液体中,液体中产生溶解气体或液体蒸汽的气泡,这种气泡成长而爆裂以至消灭的现象称为空化。

将超声场中低能量密度变换为气泡内部及其周围的高能量密度,能量被聚集到极小的体积之内,使气泡长成并发生爆裂。爆裂时的振动产生猛烈的作用,这就是超声空化效应。它会引起生物机体、细胞和微生物的损伤和破坏。

声源停止后,声波的多次反射或散射使回声延续的现象称混响。

任何紊乱的、断续的、统计上随机的声振荡,也就是在一定频段中任何不需要的干扰,如电波干扰所致的无调声、不需要的声音均称为噪声。

将超声波射入被检体,利用来自被检体的声不连续或不均质部分的反射(界面反射)的方法称反射法。常用超声波脉冲,故又称脉冲反射法。

超声波射入被检体中,利用其直接穿过被检体的超声波的方法称透射法。

石英晶体或压电陶瓷材料,在其不受外力时,不带电。而在其两端施加一个压力(或拉力)时,材料受压缩(或拉伸),两个电极面上产生电荷,这种现象称为正压电效应。材料的压电效应是可逆的,即给压电材料两端施加交变电场时,材料便会出现与交变电场频率相同的机械振动,这种现象称逆压电效应(图1-1)。

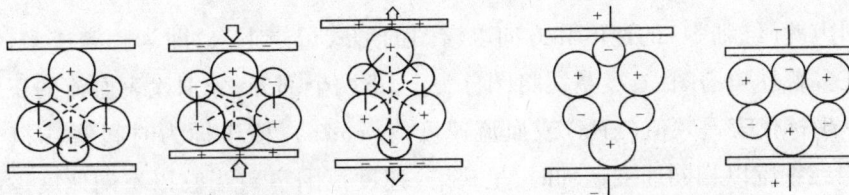

A. 正压电效应原理
左:晶体未受压力时,两侧不带电荷
中:晶体受压力,两侧带相反电荷
右:晶体受拉力,所带电荷与受压力时相反

B. 逆压电效应原理
左:晶体两侧加电压,拉伸
右:晶体两侧电场倒转,压缩

图 1-1 压电效应原理

当声源与接收器间存在着对向运动时,接收器收到的频率比声源发出的频率增高;反之,当声源与接收器背向运动时,接收器收到的频率比声源发出的频率要低。这一现象称为多普勒效应。接收频率和发射频率差称为频移(fd),可用下式表示:

$$fd = 2V\cos\theta/\lambda$$

式中,V 为运动物体的速度,λ 为声波波长,θ 为声束入射方向与物体运动方向间的夹角。在日常生活中常可见到这种现象。如当火车鸣笛并向着我们开来时,我们听到的是高尖的声音(频率高);而当它远离我们而去时,听到的是较为低沉的声音(频率低)(图 1-2)。

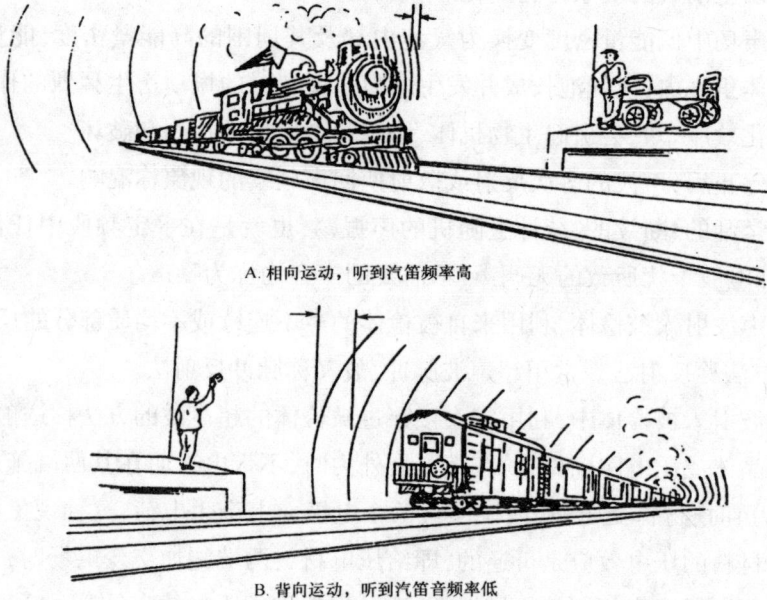

A. 相向运动,听到汽笛频率高

B. 背向运动,听到汽笛音频率低

图 1-2 多普勒效应

回声源(红细胞)的速度和方向以谱图的形式记录下来,即为频谱或多普勒频谱。在多普勒频谱图中,零基线将图分为上、下两个部分,分别代表血流的正、负方向。纵坐标代表差频值(kHz)或血流速度值(cm/s),横坐标为时间值(s)(图 1-3)。当红细胞以相同速度运动时,呈狭谱(速度范围窄);当它以不同速度运动时,呈宽谱(速度范围宽)。

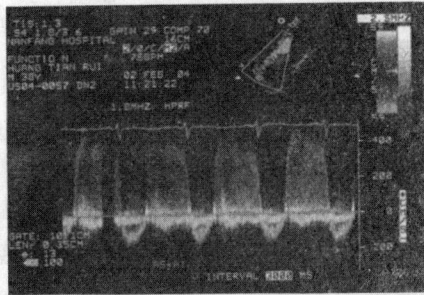

图 1-3　多普勒频谱图(红线为 0 基线)

在频谱中,横坐标代表频率,纵坐标代表振幅。频率与振幅的乘积,即频谱曲线下的面积等于信号的功率,故此种频谱称功率谱。功率谱可看作取样容积或探测声束内红细胞流速与血细胞数量之间的关系曲线。

第二节　超声仪与超声图像

超声诊断仪的核心部件是探头(或曰换能器),它是发射并回收超声波的装置。它将电能转换成声能,再将声能转换成电能。换能器由晶片、吸声背块、匹配层及导线四个部分组成。医用超声探头的频率通常为 1~10MHz。

探头可分为扇形、方形、凸阵、环阵和相控阵等多种类型。目前,腹部器官超声探测用得最多的是凸阵,它是一种多阵元探头,其阵元排列成凸弧形,工作时依次发射和接收超声,所获得的图像为方形或扇形的结合。凸阵探头探测肾脏可获得宽广的深部和浅表视野,能够容易地获得整个肾脏的切面图像,用于肾脏探测的探头频率多为 3.5MHz。

阻抗匹配探头,此种探头装有专利的、与人体匹配较密的、低声阻抗"软"复合材料,从而改善了同焦点聚焦成像的效应,显著地减少了组织界面和探头之间的混响伪差,消除或降低了近场的雾样模糊的条状信号,使近场组织获得崭新的清晰度。它具有固有的宽频带,可接收 70%~80% 的信号,而一般探头只接收 50%~60% 的信号,故它在对近场提供卓越分辨率的同时,不损失对远场的穿透力。

判断探头质量好坏的决定因素是其分辨力。分辨力是超声所能分辨出两界面最短距离的能力。可分纵向分辨力和横向分辨力两种。纵向分辨力(又称轴向分辨力、距离分辨力或深度分辨力),指的是辨别位于声束轴线上两个物体之间的距离的能力。一般的 B 超显像仪,其纵向分辨力可达 1mm 左右。横向分辨力(又称侧向分辨力、方位分辨力或水平分辨力),指的是辨别处于与声束轴线垂直的平面上两个物体的能力。它用声束恰好能够分辨的两个物体的距离来量度。横向分辨力由晶片的形状、发射频率、聚焦及离换能器的距离等因素决定。现代 B 超显像仪,其横向分辨力可优于 2mm。

超声扫描对象图像的清晰度与图像线数、帧数均有关。每一帧图像都是由许多超声图像线组成,一个超声脉冲产生一条图像线,单位面积内的图像线数越多,即线密度越高,图像就越清晰。这就是图像线分辨力。但线密度与帧率和(或)扫描深度必须兼顾,如线密度增加则帧率和(或)扫描深度必须降低或减少,后者又称帧分辨力。

超声仪显示振幅相似,而灰阶细微差别不同的回声的能力,称为对比分辨力。若灰阶细微差别相似,则此种信息将丧失。因此,对此分辨力也可以说是区分不同组织的能力或超声在显示组织结构质地上微细变化的能力。它受仪器有关的动态范围的影响。

分辨细微结构和血流,并显示其正确的解剖学位置的能力,称为空间分辨力。它由画面的像素总数和声束的特性决定。像数总数可达 512×512 个,甚至 1024×1024 个。声束特性包括纵向和横向分辨力等。

超声仪显示小目标的能力或清晰显示目标细节的能力,称为细节分辨力,又称清晰度分辨力。

正确地显现实时血流全部相位的能力,称为瞬时分辨力,如显示肾动脉血流频谱的收缩末期高峰血流和舒张末期血流实时相位的彩色图像即是。

沿超声束的不同深度对某一区域的多普勒信号进行定位探测的能力,称为距离分辨力,又称距离选通。某一区域即为取样容积(sample)。

在超声场内,将声束中的超声能量会聚成一点的方法称为聚焦。它有利于减小声束,提高横向分辨力,又可分为几何(机械)聚焦和电子聚焦。

使声束在整个深度范围内均得到聚焦的方法,称为动态聚焦。一般为三点或四点动态聚焦,取得的焦点越多,成像速度越慢。

连续发射聚焦和连续接收聚焦,在整个图像的全部深度上 512 条显示线中的每一点,即 512 点均连续发射、接收,同时又都连续聚焦而不降低帧频的新技术,称为同焦点聚焦成像。它是通过伴有声聚焦规则系统的全部超声束的参数高速重编程序来实现的。在速度上较传统超声仪快了若干倍,提高了信噪比,从而使图像具有较高的帧率、匀细度、空间分辨力及对比分辨力。

将超声波信号加以放大的方法称为增益。一般取对数放大,增益调节通过射频放大器的放大倍数实现,前提是必须有适当的输出能量。在实时扫描过程中,将所需的图像停留在荧光屏上,得到一幅"静止"的图像称冻结。

使接收系统的增益随时间而改变的方法,称时间增益控制。由于时间对应于声波的传播距离,因而又称为距离增益控制。一般采取近场抑制,远场增强以使整个图像得以清晰逼真地显示。

仪器电路上自动地降低大信号的放大倍数,提高小信号的放大倍数的控制装置,称自动增益控制。它能使强弱不等的回声信号,在显示器上以基本相同的亮度显示出来。

用于调整频谱分析电路(一维或二维多普勒仪)或整个多普勒电路(彩色多普勒仪)中输入信号的强弱的装置,称为多普勒增益。

去除比限幅电压低的弱信号和噪声,以去除干扰,提高图像清晰度的方法,称为抑制。

用来去除脉冲波或连续波多普勒频谱中的低振幅噪声的方法,称为信号抑制。除在高频射流,如严重的主动脉瓣狭窄、小孔室间隔缺损,为显示最大流速应尽量调低外,通常应加大信号抑制,以使频谱清晰。

用于调整压缩多普勒的信号振幅范围,使其最强和最弱信号之间的频谱灰阶差距变小的方法,称范围压缩。灰度(亮度)的等级称为灰阶。一般 B 超仪取 8~16 级灰阶,已可获得层次丰富的图像,目前仪器所取的最大的灰阶是 256 级。

把超声模拟信号转换成数字信号,并送入数字扫描换能器处理运算的过程,称为模数(A/D)转换。

单位时间内成像的幅数(帧数)称为帧率。帧率高则图像闪烁少,便于观察分析活动器官。但帧率受到图像数数、观察器官深度、声束和扫描系统的制约。

快速傅里叶转换是一种将傅里叶转换大为简化的新的计算方法。它是通过微机处理来执行的。对复杂的信号通过计算机处理作出计算,就能鉴别现有信号的各种各样的频移和频移信号的有关流向,快速傅里叶频谱分析是组成双功能检查的重要部分,能筛选和定量处理与红细胞有关的频率资料。

利用数学方法对多普勒信号的频率、振幅及其随时间而变化的过程进行实时分析的技术称为实时频谱分析。由法国数学家傅里叶首先证实:任何一个复杂的波形均可分解为一系列基本的、简单的正弦波。

用于滤去由于心房壁、心室壁、血管壁及瓣膜运动所产生的低频信号的装置,称为壁滤波器。检测静脉系和房室瓣血流可选 200~400Hz,心室和半月瓣血流选 400~800Hz,瓣膜狭窄、分流和心内分流可选 800~1600Hz。

每秒内发射脉冲群的次数称为脉冲重复频率,又称取样频率。超声诊断仪的脉冲重复频率范围为 0.5~4Hz。

B 超彩色显示又称彩色编码显示或伪彩色显示,简称 B 彩或彩阶。它是将超声信号的幅度或黑白图像的各个灰阶值,按照一种线性或非线性函数关系,进行彩色编码,映射成相应的彩色。彩色并不反应目标的真实颜色。但可加强对比度,提高检查者的视觉敏感性,丰富图像信息,补充二维黑白图像的不足。

在超声图像上,不同组织或同一组织由于病变,其传声性能发生改变,表现为回声的强弱不等,一般可分为 6 级,从弱至强具体如下。

无回声区:为病灶或正常组织内不产生回声的区域。

低回声:又称弱回声,为暗淡的点状或团块状回声。

等回声:病灶的回声强度与周围正常组织的回声强度相等或近似。

中等回声:为中等强度的点状或团块状回声。

高回声:回声强度较高,但一般不产生声影,多见于纤维化或钙化的组织。

强回声:超声图像上形成的反光增强的点状或团块状回声,其强度最强,一般有声影,多见于结石与骨骼。

此外,根据回声的多少和形态还有所谓的浓密回声,即图像上密集而明亮的点状回声。而点状回声就是通常所说的"光点"。实性回声则指的是在图像上的某一区域,无后壁和后增强效应,可肯定为实质的回声。

由于障碍物的反射和折射,声波不能到达的区域,亦即强回声后方的无回声区,就是所谓的声影,见于结石、钙化、致密组织回声之后。

中间为强回声,周围为弱回声,整个形态类似肾脏的图像称为假肾征,常见于正常胃亦可见于肠道肿瘤。

由于超声成像系统原理上的不足、技术上的限制、方法上的不全、诊断上的主观臆断等客观条件和人为因素造成的图像畸变或假象,以及检测得到的数据与真实情况有差异的均属伪差,又称伪象、假象、伪影等。它可导致误诊,故须充分了解其原因和特征,以鉴别真伪。

因增益调节不当所致的伪差称为增益调节伪差。增益过低可使目标变小、回声变暗,增益过高可使目标变大、回声增强而造成误诊,如使内部回声增多的小囊肿误诊为实性肿物。

由于声速差异、折射及仪器与探头等各种原因造成的超声成像仪在测量距离时出现的伪差,称为测距伪差。纵向测距伪差,取决于介质声速与软组织平均声速之间的差值大小。横向测距伪差,多由折射造成,与界面间的声速变化也有关,测距伪差还与仪器、探头及目标物是否斜位等有关。超声引导穿刺术中,对深部的细管道进行定位应注意。现今用计算机进行校正,可克服声束所致的伪差。

超声垂直照射到平整的界面而形成声束在探头与界面之间来回反射,出现等距离的多余回声,其回声强度依次减弱,称为多次反射。由多次反射和(或)散射而使回声延续出现的现象称为混响。腹壁回声常出现混响,使膀胱和肾脏浅表囊肿等部位出现假性回声。

多途径反射伪差,当声束非垂直入射到界面,反射波束偏离声束方向,遇到另一个不在声束传播方向上的界面,再次产生反射返回探头时,在示波屏上显示的位置与目标实际所在的位置不一致所致的伪差。在临床上,可通过改变角度与部位,使声束垂直入射到界面来消除这种伪差。

在多普勒基线两侧同时出现对称的频谱假象,称多普勒信号的镜像伪差。它使方向判断发生困难,常见门脉主干与左支,肠系膜上动、静脉,脾动、静脉,胃左静脉,脐静脉子宫动脉及移植肾动脉等。其原因是:多普勒声束的 θ 角近于 90°,导致频差太小;因多普勒增益过高,引起弱信号扩大,噪声加大。防止的方法是减小 θ 角,降低多普勒增益。

在多普勒频谱图上,频带与基线之间的无回声信号区,称空窗区。

在正常血管内,红细胞以相当一致的方向和速度流动,这种血流即为层流。其多普勒频移的增减与大小相似,速度分布剖面图呈中央在前,两侧靠后的抛物线状。频谱呈狭带状,回声密集,Reynold 数小于 1000。彩色多普勒血流图呈单一色彩,中央鲜亮,两侧依次变暗。其可听血流信号呈平顺的乐音。

红细胞运动的方向和速度不一致的血流,称为湍流。其多普勒频移大小不均,正负不一。频谱呈宽带形,回声稀疏,Reynold 数大于 2000。彩色多普勒血流图呈多色混杂状。其可听血流信号呈粗糙的混杂音。湍流又可分为紊流、射流和涡流三种。

紊流频谱形态不规则,单向主频谱充填、流速 40~60cm/s,有低幅负向频谱。彩色多普勒血流图显示彩色明亮,正向血流红中带黄,负向血流蓝中带紫。此型多见于二尖瓣狭窄及各瓣口关闭不全。

射流频谱呈单向波形,有明确的主频谱且部分充填,血流速度 100~200cm/s,甚至更高。加速和减速时间均延长。彩色多普勒血流图显示正向血流呈鲜亮的红色并带黄色,负向血流呈鲜亮的蓝色并带白色。

涡流为经过严重狭窄后扩张的血管腔或心腔所形成的许多小漩涡状离散的血流。其频谱无规则、呈双向、无明确主峰。主频谱全充填,流速 80~140cm/s。彩色多普勒显示五彩镶嵌的血流。可闻血流声嘈杂刺耳响度大。此种血流见于室间隔缺损、瓣口反流及明显的动脉狭窄等病变。

血流进入大的空腔时,其主血流朝前,抵达腔壁后折返,在主血流的侧方形成一反向血流,两股血流方向相反,各占一定范围,较大的漩涡,即所谓漩流。彩色多普勒显示出边界分明的红、蓝两条血流束。在多普勒频谱图上见正、负双向的血流频谱,均为层流,离散度不大。此型血流见于正常人的左心室流入及流出道,部分动脉导管未闭的肺动脉干内及夹层动脉瘤的动脉扩张处。

血液在循环流动过程中会遇到来自血管的阻力,频谱多普勒可以通过测量其血流速度来估测其阻力,常用的血液循环阻力指标如下。

(1)A/B 值(A/B ratio):为血液循环阻力指标之一。其中 A 为收缩期最高(峰值)血流速度,B 为舒张期最低(或峰值)血流速度。

A/B 正常值为 1.2 左右。60 岁以后此值缩小,若 A/B>1.05,80%是正常的;A/B<1.05,则 88%有异常。若 A/B=7.5,血管狭窄<60%;A/B=11,血管狭窄>65%;A/B=18 则血管狭窄>90%。

(2)阻力指数(resistance index,RI):血液循环阻力指标之二。其计算公式为

$$\mathrm{RI}=(\mathrm{Max\ vel}-\mathrm{Min\ vel})/\mathrm{Max\ vel}$$

式中,Max vel 为收缩期最高(峰值)血流速度,Min vel 为舒张期最低(或峰值)血流速度。

正常值为 0.55~0.75。大于 0.75 表示阻力增高;小于 0.55 表示阻力降低。

(3)搏动指数(pulsatility index,PI):血液循环阻力指标之三。其计算公式为

$$\mathrm{PI}=(A-B)/M$$

式中,A 为收缩期最高(峰值)血流速度,B 为舒张期最低血流速度,M 为平均血流速度。PI 对估测血管管腔有否阻塞较有帮助。

(4)阻抗指数(impedance index,ImI):血液循环阻力指标之四。其计算公式为

$$\mathrm{ImI}=A\times M/B^2$$

式中,A 为收缩期最高(峰值)血流速度,B 为舒张期最低血流速度,M 为平均血流速度。在胎儿宫内发育迟缓,其脐动脉的 ImI 明显增高。

第二章 超声的分类及其特点

超声诊断仪的种类繁多,且相互兼容,因而分类复杂,国内外尚未统一。然而,大致可按超声的发射、接收、控制扫查的方式和回声显示四个方面分类。

按超声发射方式可分为连续发射法和脉冲发射法。

按接收超声的方式可分为反射法和透射法。

按控制扫查的方式可分为超声手控式、机械式(又分为慢速扫查和快速扫查)电子式(又分为线阵和相控阵)。

按回声的显示方式可分为超声示波诊断法(A 型诊断法)、超声显像诊断法(B 型诊断法)、超声光点扫描法(M 型诊断法)和超声频移诊断(D 型法)。

按回声显示方式分类是现时最常用的超声诊断的分类方法。按这一分类方法制成并命名的超声诊断仪现已广泛用于临床并为人们所采纳。

B 型诊断法又可分为慢速成像法(包括手控探头扫查法、机械运动探头扫查法和计算机驱动探头扫查法)和快速成像法(包括机械方形扫查法、机械扇形扫查法、电子线阵–方形扫查法、电子相控阵–扇形扫查法)。

属于 B 型诊断范围的还有 P 型、C 型、超声全息法、超声摄像法、超声 CT 和 F 型超声等。

在这里,我们简要介绍以下几种超声(或超声诊断仪)及其特点。

一、A 型超声

A 型(amplitude modulation)超声,为幅度调制型超声,亦即超声示波诊断。它是利用超声波的反射特性来获得人体组织内有关信息,从而诊断疾病。当超声波束在人体组织中传播遇到两层不同阻抗的邻近介质界面时,在该界面上就产生反向回声,每遇到一个界面,产生一个回声,该回声在示波器的屏幕上以波的形式显示。界面两侧介质的声阻抗差愈大,其回声的波幅愈高;反之,界面的声阻抗差愈小,其回声的波幅愈低。若超声波在没有界面的均匀介质中传播,即声阻抗为零时,则呈无回声的平段,根据回声波幅的高低、多少、形状,可对组织状态作出判断。

临床上常用此法测定组织界面的距离、器官的径线,探测肝、胆、脾、肾、子宫等器官的大小和病变范围,也用于眼及颅脑疾病的探查。现时,A 型超声的许多诊断项目已逐渐被 B 型超声所取代。然而,它对眼轴的测量,浆膜腔积液的诊断及穿刺引流定位等,由于其简便易行、价格廉宜仍可能在个别场合使用。

二、M 型超声

M 型超声,是辉度调制型中的一个特殊类型,早期将之称为 M 型超声心动图(M-ultrasound cardiogram & echocardiogram)。主要用于心脏及大血管检查。它是在辉度调制型中加入慢扫描锯齿波,使光点自左向右缓慢扫描。其纵坐标为扫描时间,即超声的传播时间亦即被测结构的深度、位置;横坐标为光点慢速扫描时间,由于探头位置固定,心脏有规律地收缩和舒张,心脏各层组织和探头间的距离便发生节律性的改变。随着水平方向的慢扫描,便把心脏各层组织展开成曲线。所以它所描记的是声束所经过心脏各层组织结构的运动轨迹图。根据瓣膜的形态、厚度、反射强弱、活动速度等改变,它可确诊二尖瓣狭窄、瓣膜赘生物、腱索断裂、心肌肥厚等病变。对心房黏液瘤、附壁血栓及心包积液等诊断较准确。对先天性心脏病、瓣膜脱垂等可提供重要的诊断资料。与心电图及心机械图配合使用可测量多项心功能指标。

与 A 型超声一样,M 型超声是由单晶片发射,单声束进入人体,因而只能获得一条线上的回波信息。较之 B 型超声所获得的一个切面的信息量要少得多。然而,A 型超声能准确地显示人体组织内各部位间的距离,而 M 型超声则可看出各部位间在一定时间内相互的位移关系,即心动状态。

三、B 型超声

B 型(brightness modulation mode)超声,为辉度调制型,其原理基本与 A 型相同,其不同点有三个。

(1)它将回声脉冲电信号放大后送到显示器的阴极,使显示的亮度随信号的大小而变化。

(2)B 型超声发射声束必须进行扫查,加在显示器垂直方向的时基扫描与声束同步,以构成一幅二维切面声像。

(3)医生根据声像所得之人体信息诊断疾病,而不是像 A 型超声那样根据波型所反映的人体信息诊病。

1.B 型超声具有如下特点

B 型超声将从人体反射回来的回波信号以光点形式组成切面图像。此种图像与人体的解剖结构极其相似,故它能直观地显示脏器的大小、形态、内部结构,并可将实质性、液性或含气组织区分开来。

超声的传播速度快,成像速度快,每次扫描产生一帧图像,快速的重复扫描,产生众多的图像,组合起来便构成了实时动态图像。因而能够实时观察心脏的运动功能,胎心搏动以及胃肠蠕动等。

由于人体内组织的密度不同,相邻两种组织的声阻抗也不同,当声阻抗差达千分之一时,两组织界面便会产生回声反射,从而将两组织区分开来。超声对软组织的这种分辨力是 X 线的 100 倍以上。

此外,B 型超声尚具有操作简便、价格低廉、无损伤无痛苦、适用范围广等特点,因而已被广大患者和临床医师接受。

2.B 型超声尚存在下述问题

(1)显示的是二维切面图像,对器官和病灶的空间构形和位置显示不清。

(2)由于切面范围和探查深度有限,尤其扇扫时声窗较小,对病变所在器官或组织的毗邻结构显示不清。

(3)对过度肥胖患者,含气空腔(胃、肠)和含气组织(肺)及骨骼等显示极差,影响显像效果和应用范围。

四、频谱多普勒超声

多普勒超声,就其发射方式可分为脉冲波多普勒和连续波多普勒,而就其显示方式则可分为频谱多普勒和彩色多普勒。脉冲波多普勒和连续波多普勒以及介乎它们两者之间的高脉冲重复频率多普勒,均属频谱多普勒。

(一)脉冲波(PW)多普勒

脉冲多普勒是由同一个(或一组)晶片发射并接收超声波的。它用较少的时间发射,而用更多的时间接收。由于采用深度选通(距离选通)技术,可进行定点血流测定,因而具有很高的距离分辨力,可对定点血流的性质作出准确的分析。由于其最大显示频率受到脉冲重复频率的限制,在检测高速血流时容易出现混叠。如要提高探测速度,则必须降低探测深度(距离)。因而在临床上,对检测二尖瓣狭窄和主动脉瓣狭窄这类血流速度高、探测距离深的血流便发生困难。

(二)连续波(CW)多普勒

连续波多普勒采用两个(或两组)晶片,由其中一组连续地发射超声,而由另一组连续地接收回波。它具有很高的速度分辨力,能够检测到高速(10m/s以上)血流,适用于做血流的定量检测,它将声束轴上的所有信号全部叠加在一起,不具备轴向分辨力,因而不能定点测量血流。

(三)高脉冲重复频率多普勒

高脉冲重复频率多普勒是对脉冲波多普勒的改进。它工作时,探头在发射一组超声脉冲波之后,不等采样部位的回声信号返回探头,又发射出新的超声脉冲群,这样在同一声束上,沿声束的不同深度可有一个以上采样容积。若有三组超声脉冲发出,第二组超声脉冲发射后探头接收的实际上是来自第一组超声脉冲的回波,第三组超声脉冲发射后探头接收的是第二组超声脉冲的回波,依此类推,相当于脉冲重复频率的加倍,检测到的最大频移也就增加了1倍。高脉冲重复频率多普勒超声对血流速度的可测值较脉冲多普勒可扩大3倍。我们举一个实际例子来加以说明吧。例如,探头的超声频率为2.5MHz,探测深度为16cm,脉冲波多普勒最大可测血流速度为129cm/s。若采用高脉冲重复频率多普勒,将采样容积增加到2个,脉冲重复频率增加了1倍,探测深度缩小到8cm,最大可测血流速度为258cm/s。若将采样容积增加到3个,脉冲频率增加2倍,实际探测深度缩小到5.3cm,最大可测血流速度增加到377cm/s。高脉冲重复频率多普勒增加了可测速度,但损失了距离分辨力,它是介乎脉冲波和连续波多普勒之间的技术。

五、彩色多普勒超声

彩色多普勒超声的正规称谓是彩色多普勒血流成像(color Doppler flow imaging,CDFI),又称二维多普勒,简称彩色多普勒。它采用一种运动目标显示器(moving target indicator,MTI)计算出血流的动态信息,包括血细胞的移动方向、速度、分散情况等。把所得到的这些信息经过相位检测,自相关处理,彩色灰阶编码,将平均血流资料以彩色显示,并将其组合,重叠显示在B型灰阶图像上。

绝大多数彩色多普勒血流显像仪都采用国际照明委员会规定的彩色图,即红、绿、蓝三种基本颜色,其他颜色均由这三种颜色混合而成。规定血流的方向用红和蓝表示,朝向探头运动的血流显红色,远离探头运动的血流显蓝色,而湍动血流显绿色。绿色的混合比率与血流的湍动程度成正比,因此正向湍流的颜色接近黄色(红和绿混合),而反向湍流的颜色接近深蓝色(蓝和绿混合)。此外还规定血流的速度与红蓝两种颜色的亮度成正比,正向速度越高,红色亮度越高;反向速度越高,蓝色亮度越高。这样,彩色多普勒就实时地为临床提供了血流的方向、速度及湍动

(分散)程度三个方面的信息。彩色多普勒比较直观地显示血流,对血流在心脏和血管内的分布、流速、流向、性质较频谱多普勒能更快更好显示,但彩色多普勒也有其固有的缺点。

①它所显示的是平均血流速度,而非最大血流流速度,因而不能用于血流速度的定性分析。

②正常较高的血流速度,在频谱多普勒不易出现频率失真,而彩色多普勒可出现彩色逆转,易误为血流紊乱。

③采用零线位移方法,可使尼奎斯特频率极限增大1倍,但只能观察单一方向的血流,而不能同时观察正、反两种方向的血流。

④彩色多普勒以绿色表示湍流,然而这种绿色斑点不仅仅出现在湍流区,而且更常出现于高速射流区,因射流速度明显超过尼奎斯特频率极限,故可引起复合性频率失真。当高速射流区是层流时,此时出现的绿色斑点并不表示湍流的存在,只能说明频率失真的程度。所以,当存在湍流时,定会出现绿色斑点,但绿色斑点的出现却不一定就是湍流存在。

⑤彩色多普勒需要反复数次多点取样,这样造成了庞大的数据,要对庞大的数据进行处理会造成时间延迟,这样就使扫描角度(范围)与成像速率成了矛盾。为了实时显示,就要减小角度,若扩大显示角度,会造成帧率下降,这样就会造成二维图像质量降低。现代高档次的彩超仪,采用多通道多相位同时分别处理,可获得高帧率高质量的二维及彩色血流图像。

六、能量多普勒显像

能量多普勒显像(power Doppler imaging,PDI),简称能量多普勒,是最近发展起来的一项新技术,它还有彩色多普勒能量图(color Doppler energy,CDE)、彩色多普勒能量显像(color Doppler power imaging,CDPI)、彩色多普勒血管造影(color Doppler angiography,CDA)等名称。

能量多普勒与彩色多普勒血流显像一样,也是采用自相关的计算方法,但它得出的是红细胞散射的能量的总积分。而彩色多普勒血流成像是以平均多普勒频移为基础的。因而它们之间有着本质的区别。在能量多普勒中,彩色信号的色彩和亮度代表多普勒能量的大小。此种能量的大小与红细胞的数目有关。它们之间有着一种很复杂的线性关系,受到血流速度、切变率和红细胞比容等因素的影响。

与彩色多普勒血流成像相比,能量多普勒具有如下特点。

(1)能量多普勒以能量作为参数,能量的大小与红细胞的数量有关,其强度取决于红细胞能量的总积分。这与彩色多普勒血流成像以平均频移(或流速)为参数,有着原理上的不同。

(2)在能量多普勒噪声被显示为一幅代表低能量的单一色彩的背景,因而血流信号可以从背景上清楚地显示出来。由于这种噪声显示方式的不同,使能量多普勒获得了额外的10~15dB的动态范围,提高了信噪比,从而提高了仪器显示血流的敏感度。

(3)当平均频率大于1/2脉冲重复频率时,彩色多普勒流成像会发生混叠。而不论信号是否重叠,能量频谱的积分是不变的,因此能量多普勒是不会发生混叠的。

(4)在彩色多普勒血流成像,当声束与血流方向垂直时,速度为零。但此时能量并不是零,能量多普勒能够显示血流。也就是说能量多普勒不受声束与血流方向之夹角的影响。

由于具有上述特点,能量多普勒便有了以下几个优点:①能够准确地显示低速和极低速的血流;②能够显示微小血管和迂曲血管的血流。因而能够显示器官内血管的分布状态;③提高了对肿瘤血供状态显示的敏感性;④对检查者技术熟练程度的要求不再严格。

值得注意的是,能量多普勒并不能够取代彩色多普勒血流成像,因为它存在着它固有的缺点:①不能显示血流周围的灰阶图像;②不能显示血流的方向、速度和性质;③不能对血流作定量检测;④由于它对低速的组织运动比较敏感,因而对运动器官血流较差。

能量多普勒的临床应用主要有以下几方面:①观察肾脏血流灌注,了解有否肾动脉狭窄,指引频谱多普勒取样,鉴别移植肾排斥反应;②用于血管的三维重建,尤其是肾血管树的三维重建。经能量多普勒显像的器官,尤其是血管,其三维重建图像'比单纯的二维图像要清晰得多;③用于小器官、软组织和肿瘤血供状况的评估,如甲状腺、乳腺、卵巢、前列腺、阴囊等;④小儿的肝、肾和脑组织等。

七、彩色多普勒速度能量图

如前所述,彩色多普勒血流成像可以显示血流的方向、速度和性质,但敏感度较低不能显示像能量多普勒那样较低的血流。为了克服它们两者各自的缺点,发挥其优点,晚近新发展了一种叫作彩色多普勒速度能量图(convergent color Doppler,CCD)的新技术。它既具有能量多普勒的敏感度,也具有彩色多普勒血流成像的方向和平均血流速度信息。这样一来,CCD 便获得了广泛的临床应用范围:

①显示血流的起源、走向和时相,判别血流是层流、射流还是湍流;②可判别相伴而行的两条血管哪条是静脉哪条是动脉;③指引频谱多普勒取样,使测值更精确更细;④当组织内存在两条管道时,可鉴别其为血管还是非血管。

八、多普勒组织成像

多普勒组织成像(Doppler tissue imaging,DTI),简称组织多普勒,于1992年由Mcdicken等提出。它所依据的原理与彩色多普勒血流成像基本相同。但它所提取的信息与彩色多普勒血流成像正好相反。它滤去的是高频低幅的血流信号,而提取的是低频高幅的组织运动信号。将所得信号进行自相关处理计算出组织运动的平均速度和方向,并以不同的彩色对其编码,叠加在M型或B型图像上,最终将其显示在荧光屏上。组织多普勒有三种成像显示模式。

1.速度模式　彩色显示取样区内组织运动原平均速度。

2.加速度模式　彩色显示取样区内组织运动速度的变化率。

3.能量模式　彩色显示从组织返回的多普勒信号的能量。

组织多普勒在临床上主要用于分析室壁运动,判断有无节段性室壁运动异常;与声学心腔造影、心肌造影、负荷试验并用,可提高对心肌缺血检出的敏感性。

九、谐波成像

谐波成像(harmonic imaging)是由美国ATL公司首创,紧接着HP公司和Acuson公司相继推出,近些年来得到迅速发展的一项新技术。它所依据的原理是,微泡在声场中发生共振,可产生两倍于基波频率的所谓二次谐波(second harmonic)。这表明,只要往要观察的组织内注入一种具有声学效应的微泡造影剂,并以两倍于发射频率的接收频率接收之,便可获得两倍于基波的高清晰度对比图像。例如,发射频率为3MHz,注入微泡剂,便可接收到6MHz的回波。以6MHz回波形成的声像图较以前以3MHz发射再以3MHz接收的回波所形成的声像图其分辨力和清晰度之高,对比度之好是显而易见的了。这是谐波成像之一种。

超声波在人体组织(弹性介质)传播的过程中,发生波速改变(非线性)或畸变而产生谐波,是所谓自然组织谐波成像(tissue harmonic imaging,THI),这是谐波成像之又一种。

谐波成像改善了对组织的对比分辨力,空间分辨力,消除了近场伪像,提高了图像的清晰度,主要用于原来超声显像较困难的患者或病变区域,它能够:①增强心肌和心内膜边界的显示,增强对细微病变的检出,了解心内血流状态;②增强心腔内声学造影剂的回声信号;③清晰显示血栓的轮廓及腹部血管病变;④清晰显示肾、肝、胰腺等实质器官的局限性占位性病变;⑤清晰显示腹部含液脏器内病变及囊性病变内的回声。

十、介入超声

介入超声(interventional ultrasound),是指在超声引导下,将某种器械插入器官组织内部吸取活组织或注入药物进行诊断和治疗;或者将超声探头置于体腔内或手术中置于体内,直接获得体内信息,用以诊断疾病和指导治疗的一项新技术新方法。1983 年,在丹麦哥本哈根召开的世界介入性超声学术会议上,介入性超声作为现代超声医学的一个分支得到正式确认。属于介入性超声范畴的有:超声引导穿刺、体腔内超声、血管内超声和术中超声等。关于超声引导穿刺,本书第七章将作专门介绍。

(一)体腔内超声

体腔内超声始于 1964 年,由 Watanabe 等首先应用旋转式直肠探头扫查前列腺获得成功后,得到了迅速的发展,各种特制的体腔内探头不断问世。现在除经直肠超声外,又有了膀胱超声、阴道超声、胃镜超声和肠镜超声等。这些体腔内超声的应用,给临床诊治疾病带来了极大的便利:①经食管超声心动图能够更清晰地显示心脏和大血管的影像;能够显示经胸超声不能显示的病变(如左心耳血栓等);能做术中超声监护,具有术中超声的优点且不占手术野;能辅助诊断纵隔病变;以食管超声图像为基础重建的三维超声心动图图像清晰逼真,很具发展前景。②直肠超声的应用,提高了对直肠疾病、前列腺疾病尤其是前列腺癌的检出率。③膀胱超声提高了对膀胱疾病尤其是膀胱癌的检出率。④胃肠内镜超声能够发现胃肠壁内深处的病变,弥补了胃、肠镜的不足。⑤阴道超声的应用,使得盆腔结构图像清晰,对子宫及其附件疾病的诊断更精确;通过超声引导穿刺,可以进行针吸活检或取后穹隆穿刺液做常规和细菌学检查,提高了对妇科肿物的诊断水平;提供了快速、准确、安全的取卵方法,为培养试管婴儿,治疗不育症开辟了新路径。

(二)术中超声

自 1961 年 Schlegel 等最早开展术中超声的研究以来,术中超声已较广泛地应用于心、肝、胆、肾及妇科甚至脊髓等手术中。术中超声所使用的探头一般为特制的、高频率(5~10MHz)、高清晰度探头,也可使用经特殊消毒处理的普通探头,还可应用经食管心动图做术中监测。

与体表超声相比,术中超声具有如下几个优点:①不受肺气、肠气及肥胖等因素的干扰,图像更加清晰;②由于使用高频探头,分辨力高,容易发现细小病灶;③接近病灶,能有新的发现和补充。因而能够带来的益处是:①指导手术直达病灶,减少组织损伤;②根据新的发现和补充,及时修正手术方案,更改手术途径,保证手术成功;③在关胸、关腹之前做超声探查,及时评价手术效果,避免遗漏,免除再次手术给患者带来损伤。

(三)血管内超声

血管内超声(intravascular ultrasound),包括血管内超声显像和超声血管成形术两个方面。

1.血管内超声显像(intravascular ultrasound imaging)　是将超声探头置于血管腔内诊断血管病变的新方法。

现时用于临床的仪器,以美国 Diasonics 公司的 IVUSTM 血管腔内超声显像仪为代表。其超声导管(Sonicath TM 6F)由两个部分组成:①轴心,为直径 1mm,长95cm 的钢丝,顶端装有换能器,频率 20MHz,末端连于仪器上的驱动器,工作时作360。旋转;②鞘,为外径 2mm,长 95cm 的导管,轴心可插入其内。

按心导管检查常规,经股动脉或股静脉插入 7F 指引导管,在 X 线透视引导下送达到需检查部位。然后插入超声导管进行血管内超声显像检查。据我国上海沈学东等报道,血管内超声显像具有下述优点:①对血管壁无损伤,是一项安全的技术;②操作简便、图像清晰、分析便利;③能显示动脉管壁的三层结构;④能显示主动脉各分支的开口及主动脉窦部和主动脉瓣的病变;⑤能显示主动脉内径的变化,对了解血管弹性和血流储备有重要意义;能发现腔静脉内的附壁血栓。

2.超声血管成形术(ultrasonic angioplasty)　是一项治疗闭塞性或狭窄性血管疾病的新技术、新方法。它通过导管将超声能引入血管腔内,使闭塞的血管再通,同时也能使狭窄血管扩张。超声对血管内粥样斑块的清除作用和外科碎石术相似,主要是利用其机械振动和空化效应。空化效应可产生 1~3 个大气压,引起内爆炸,使粥样斑块破碎,再加消融或由导管抽吸去除。

十一、三维超声

三维超声(three dimensional echography)显像的概念于 1961 年由 Baum 和Green Wood 首先提出。超声三维重建与显像技术,是将一组连续切面或断层超声图像输入计算机,经过图像转换和图形学处理,在二维屏幕上显示或者打印出被研究物体的三维形态。也就是说,三维超声显像是从二维超声切面图像,通过计算机三维重建获得的。三维超声成像可分为观察非活动器官的静态三维超声成像和观察心脏形态及其活动的动态三维超声心动图两大类。

国外于20世纪70年代开始三维超声心动图(three dimensional echocardiography)的研究,国内则于80年代末开始仪器开发方面的研究,90年代开始临床应用方面的研究。二维切面超声的三维重建是通过立体几何构成法、表面提取法和体元(voxel)模型法三种方法实现的。立体构成法需要大量的几何原物,因而对解剖学和生理学结构不适应,现已很少应用。表面提取法是在二维空间中用一系列 X、Y 坐标点,连接成若干简单的直线以描绘心脏的轮廓。需以人工或机器对心脏的组织结构勾边,只能重建比较简单的心脏结构。其优点是所需计算机内存量少,计算速度快。缺点是费时且易受操作水平等主观因素的影响。这是目前最常用的三维重建方法。体元模型法是将三维物体划分成若干个依次排列的小立方体,每个小立方体就叫体元。与平面概念相反,体元空间模型表示的是容积概念。此法的优点是,可对心脏所有的组织灰阶信息进行重建,而不是简单的心脏内膜轮廓的勾画。

三维超声心动图在临床上可用于估测左、右心室功能,心肌重量;诊断房、室间隔缺损;测量二尖瓣口面积诊断二尖瓣狭窄;显示左心房血栓、主动脉瓣脱垂、主动脉夹层分离等。由于其图像清晰、立体感强,其应用范围正在日益扩大。

静态三维超声成像(static three-dimensional ultrasound image)的基础研究起于20世纪80年代初期,至80年代末期进入临床应用研究。国内王新房等于90年代初开始对静态三维超声成像的临床应用研究,并于1994年在国内首次报道了他们的研究成果。静态三维超声成像,是以 B 型线阵扫描取得二维切面图像,通过机械移动扫描切面,连续60次以上顺序改变切面位置,形成三维空间扫描。在扫描同时,依次将全部切面的所有信息存入特殊的大容量三维图像存储器中,经计算重建处理后,分别矢状面、冠状面和水平面显示三维图像。静态三维超声,在临床上可用于观察妇科肿瘤、肝内占位病变及血管分布、观察胆囊病变,能清晰显示悬浮于胆汁中的结石及附着于胆囊壁的息肉根蒂,能清晰显示肾结石及肾积水并显示扩大的肾盂的立体形态,显示肾血管的树状分布和肾内占位病变,经腹或经直肠三维超声能清晰显示前列腺的立体结构,能精确定位前列腺内结石和肿瘤的空间位置,能清晰显示正常的呈飞碟状的晶体和球形的玻璃体,能见到玻璃体内视网膜脱入的片状结构,三维超声能显示宫内胎儿的头、脊柱、躯干和肢体的立体形态,可对胎儿发育状况作出评估并发现畸形胎儿。

　　静态三维超声成像技术是一项年轻的技术,需要改进和完善之处很多,相信随着研究的深入,会在不久的将来取得突破性的成果,届时它的临床应用领域会得到更宽的拓展,应用价值将大大提高,它将步入真正的临床实用阶段。

十二、对比超声

　　对比超声即声学造影(acousticcontrast),是指向心、血管腔内、器官内(输尿管、膀胱、子宫、输卵管和胃肠腔内等)及组织内(心肌和肾等)注入某种能产生声学对比效应的物质,借以更清晰地显示组织结构、血流状态和病变等,从而诊断疾病的一种新技术、新方法。有关肾脏声学造影本书将有专章介绍。心血管及其他器官和组织的声学造影,则不是本书所要讨论的内容,在此不赘述。

十三、组织弹性成像(tissue elastography)

　　弹性模量是生物组织的基本力学属性。换句话说,生物组织都具有弹性或硬度这一属性。生物组织的弹性或者硬度取决于组织的分子构成及这些分子构成块在微观、宏观上的组织形式。在某些正常组织中,不同的解剖结构之间存在着细微的弹性差异。例如,在正常乳房中,纤维组织比乳腺组织硬,而乳腺组织又比脂肪组织硬。而在某些正常组织与病理组织之间,存在着较大的弹性差异。例如,乳房腺癌、前列腺癌、甲状腺癌及肝转移癌等恶性病理损害,正常表现为硬的小结。生物组织的这种弹性差异或者变化对于疾病的诊断具有十分重要的价值。然而,在过去或现时多数的 X 线成像、超声成像、磁共振成像和 CT 成像都不能直接提供弹性这一组织的基本力学属性方面的信息。

　　弹性成像(elastography,elasticity imaging)这一概念首先由 Ophir 等于 1991 年提出。所谓组织弹性成像是使人体不同组织受压后发生形变,再把这种形变的差别用不同的彩色显示出来。即将最软的组织以红色显示,中间者显绿色,最硬者显蓝色,其过程是在体表用探头或用压迫板施压,根据压迫前后接受的信号的变化,计算出不同组织的弹性差别,再彩色成像。

　　日立公司推荐了一个硬度分级标准,并以其≥3 级作为恶性病变的诊断标准。

　　1 级:病灶区域整个变形明显。

　　2 级:病灶区域部分扭曲变形。

　　3 级:病灶区域边缘扭曲变形。

　　4 级:病灶区域没有明显变形。

5级:病灶区域及其周边没有明显变形。

日本筑波大学和国内中山大学附属第二医院应用弹性成像鉴别乳腺良恶性肿瘤取得了良好的效果(表2-1)。

表2-1 弹性成像鉴别乳腺良恶性肿瘤

	敏感性	特异性
日本筑波大学	67.9%	91.2%
中山大学附属第二医院	87.5%	97.1%

弹性成像技术现已应用到乳腺、甲状腺、前列腺和血管及肝脏疾病的诊断,并用以做癌症的早期诊断、肿瘤的良恶性鉴别、癌变扩散区域的确定、治疗效果的确认、动脉硬化程度的评估。现时不仅存在了组织弹性超声成像,还有了组织弹性磁共振成像。

十四、剪切波弹性成像(shear wave elasticity imaging,SWEI)

剪切波(shear wave,S波)是传播方向与介质质点的振动方向垂直的波,即横波。它的传播速度远远低于声速的传播,为1~10m/s,传统的超声图像采集技术(50~60Hz)根本无法满足要求,因此只有具有超高速成像技术,才能够获得剪切波超高时间分辨率的图像,就像使用高速摄影机一样记录下剪切波在组织中传播的过程,得到高分辨率的实时剪切波弹性成像。通过采用独特技术设计的探头和MultiWave™多波技术平台,能够精确地控制声波辐射脉冲以超音速的速度,在组织的不同深度连续聚焦,并产生"马赫锥"现象,用以增加剪切波产生,并提高其传播的效率。通过此项专利技术,使得Aixplorer可获得深达14cm的腹部弹性成像,满足了临床诊断的需要。

SONICTOUCH™声波辐射脉冲控制技术以最安全的方式,保证了实时剪切波弹性成像的实现,同时也保证了患者的安全。在检查过程中,不会因为探头过热,冷却降温等问题中断检查,也不会对患者造成潜在的伤害。

凭借与众不同的SonicSoftware™成像平台技术,及MultiWave™超声引擎,SuperSonic革命性地实现了Ultmfast™超高速成像技术。能够实现超声成像速度达到20 000Hz,是目前顶级的传统超声成像系统的200倍!

由于剪切波与传统声波不同,是横波。Ultrafast超高速成像技术也是我们能够得到组织弹性进行杨氏模量定量的必要条件。

十五、超声分子成像

超声分子成像(ultrasonic molecular imaging)，是将目标分子(特异性抗体或配体)连接到声学造影剂构建成靶向声学造影剂，使声学造影剂主动结合到靶区而进行的特异性成像。它标志着超声影像从非特异性显像向特异性靶向分子成像的转变。它使得超声成像从大体形态成像向微观形态成像转变，使单纯的形态成像向生物代谢、基因成像发展。现今，能在造影剂表面或内部载入药物或基因，使之到达病变靶点再释放出来，从而达到治疗目的。这样，超声分子成像不仅能准确、清晰确定病灶部位，而且能够有效治疗疾病。目前，它是超声医学发展的方向，也是学者们研究的热门领域。超声分子成像仅为分子影像学的一个分支，其他的还有荧光成像、生物发光成像、核素成像、磁共振成像、CT成像等。

第三章　眼部疾病

眼为视觉器官,包括眼球、视路和附属器三部分。眼球及眼眶位于人体的表层,声学解剖简单,界面层次清晰;各种结构之间声阻抗差异大,超声对眼内和眼眶的疾病显示率高,尤其当眼内屈光介质浑浊,眼科常规检查方法无法窥清眼内结构时,超声依旧能够穿透眼内各层介质清晰显像,因此,超声检查对眼部疾病诊断具有重要意义。近年来彩色多普勒超声技术及各种眼科专用超声仪器不断开发应用,超声显像质量明显提高。超声可以明确诊断眼内多种病变,对某些病变甚至可以作出组织学判断。为了适应人工晶体植入术及角膜切开术的不断发展,超声眼球结构生物学测量技术的作用也日益明显。

第一节　解剖概要

眼眶为四棱锥状骨腔,左右各一,底向前,尖向后。眼球及其附属器位于眼眶内。眼部超声探测的解剖范围包括眼球、视神经、眼外肌、泪器、眶内筋膜、脂肪体及眶壁和血管等。

1.眼球　位于眼眶前部中央处,近似球形,正常成人眼轴长约 24mm。它借眶筋膜与眶壁联系,前面有眼睑保护,周围及后面有球筋膜和眶脂肪垫,可减少眼球的震动。眼球由眼球壁与眼内容物组成(图 3-1)。

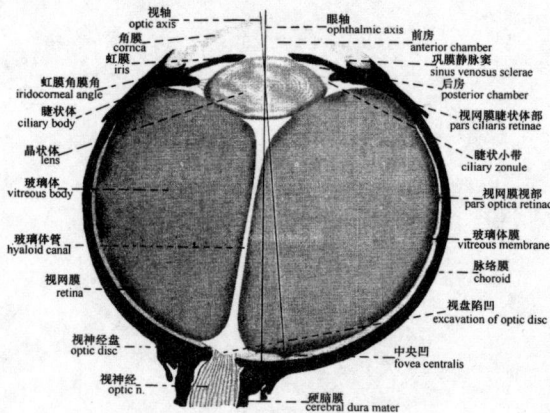

图 3-1　正常人眼球结构示意图

（1）眼球壁分为三层：外层为纤维膜，包括角膜和巩膜；中层为葡萄膜，或称色素膜，包括虹膜、睫状体和脉络膜；内层为视网膜。

1）纤维膜主要由纤维组织构成，是眼球的外膜。前 1/6 为角膜，完全透明，接近圆形，厚度中央最薄，平均厚约 0.5mm，周边部厚约 1.0mm。后 5/6 为巩膜，质地坚韧，不透明，呈瓷白色，外表面由眼球筋膜包裹，前面由球结膜覆盖，巩膜厚度因部位不同而有差别，四条直肌附着处最薄，约 0.3mm，后极部最厚，约 1.0mm。

2）葡萄膜是眼球壁的第二层膜，位于巩膜与视网膜之间，前面有孔为瞳孔，后面有视神经穿过。因该层膜具有许多色素和丰富的血管，所以又叫色素膜或血管膜。葡萄膜自前向后分为虹膜、睫状体和脉络膜三个相连续的部分。

3）视网膜是眼球壁的最内层，为一透明薄膜，起自视乳头周围，向前衬覆在脉络膜内面，其前缘附着于锯齿缘，于睫状体平坦部相连。视网膜仅在视神经穿过处和锯齿缘与其外面的组织紧紧连接。后极部有一浅漏斗状凹，称中央凹；中央凹鼻侧约 3mm 处有一淡红色圆盘即视乳头，是神经节细胞轴突汇聚穿出眼球的部位。

（2）眼内容物：眼球壁之内的结构为眼内容物，包括房水、晶状体和玻璃体。三者均透明而又有一定屈光指数，与角膜一并构成眼的屈光系统。

1）房水充满在晶状体和角膜之间的前、后房内。前房前界为角膜内皮，后界为虹膜前面及晶状体的瞳孔区，周边部的界限为小梁网、睫状体及虹膜周边部。正常人前房深 3.0~3.5mm。后房间隙较小，形状不规则，从睫状体分泌的房水充满后房，经过瞳孔流入前房。

2）晶状体位于虹膜后方，玻璃体的前方，是富有弹性的透明体，形似双凸透镜。晶状体分前后两面，两面相接的边缘为赤道，呈圆形，直径 9~10mm。前后极之间的距离即厚度，为 4~5mm。晶状体借助晶状体悬韧带与睫状体连接以固定其位置。

3）玻璃体为无色透明胶质体，其主要成分为水，约占 99%，充满眼球后 4/5 的空间。前面以晶状体及其悬韧带为界，呈前面扁平的类球形，玻璃体前面的碟形凹面，称为玻璃体凹，也叫髌状凹，用以容纳晶状体。玻璃体的其他部分与睫状体及视网膜相毗邻。玻璃体包括玻璃体皮质、中央玻璃体及中央管三部分。

2.视神经　视网膜神经节细胞发出的纤维汇集成视乳头，直径约 1.5mm，向后穿过巩膜筛板出眼球，形成视神经。视神经自视乳头起到视交叉止，全长 42~47mm，按照部位分为四段：球内段、眶内段、视神经管内段和颅内段。其中前三段可以通过超声显示。

(1)球内段:在巩膜内,长约1.0mm,包括视乳头和筛板。视乳头可以通过检眼镜看见,叫视神经乳头。

(2)眶内段:长25~30mm,略呈"S"形走行于眶脂体内,因为其长度大于眼球到视神经孔的距离,所以转动眼球不受牵制。超声下显示其宽度约3~4mm。

(3)视神经管内段:长4~10mm,位于骨性视神经管内,与之伴行穿过的还有位于其下方的眼动脉。超声检查可以观察到前半部分。

(4)颅内段:长约10mm,与视交叉的前脚相连。常规超声不能显示该节段。

3.眼外肌　眼肌分内外两组,眼内肌在眼球内,包括瞳孔括约肌、瞳孔扩大肌和睫状肌。眼外肌共有六条:四条直肌和两条斜肌(图3-2)。

四条直肌是内直肌、外直肌、上直肌和下直肌,都从眶尖部围绕视神经的纤维环开始,各成一束,向前向外展开,穿过眼球筋膜止于巩膜,围成锥体形,以视神经孔为顶点,眼球为底部,视神经位于其内,故又称肌锥。内直肌最厚,外直肌最薄。直肌平均宽度10mm,厚度1~3mm。

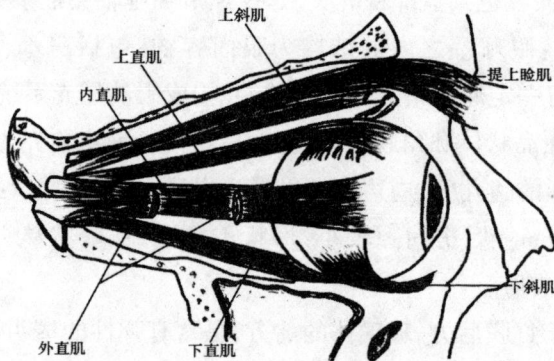

图3-2　眼外肌解剖示意图

两条斜肌是上斜肌和下斜肌,走行较直肌复杂。上斜肌从视神经孔周围的总腱环开始,沿眶内上壁向前通过滑车,滑车为一坚固的纤维环,位于眶内上缘稍后处,肌腱可在其中来回滑动。上斜肌腱穿过滑车后又移行为肌纤维,转向后外侧,穿过眼球筋膜,经上直肌下面做扇形铺开,止于赤道后方的眼球外上部。下斜肌由眼眶壁内下缘后方的骨壁开始,经过下直肌的下面向外上方延伸,在赤道部后方止于眼球后外侧下方。

4.脂肪与筋膜　眶内的重要结构之间填充脂肪体。根据其所在位置分为中央与周边两部分,肌锥内脂肪为中央部分,肌锥与眶壁之间的脂肪为周边部分。眼眶筋膜是联系各结构之间的纤维膜,它把眶内脂肪分隔成若干个间隙。

5.泪器　包括分泌泪液的泪腺和排泄泪液的泪道。

泪腺由细管状腺和导管组成,位于眼眶外上方的泪腺窝内,大小和形态类似杏核,被上睑提肌腱板分隔为较大的眶部和较小的睑部泪腺。泪道包括泪点、泪小管、泪囊和鼻泪管。

6.眼的血液循环　眼球的血液供应来自颈内动脉的眼动脉,眼附属器的血液供给除眼动脉外,还有一部分来自颈外动脉的面动脉系统(面动脉、颞浅动脉及眶下动脉)。

由颈内动脉发出的眼动脉入眶后,走行于视神经颞侧下方,后绕到视神经上方与上直肌之间至眶内上侧,在此处形成眼动脉角及眼动脉弯,从此处分出视网膜中央血管系统和睫状血管系统。

(1)视网膜中央动脉:在视神经孔前方附近,由眼动脉发出。在视神经下面,紧贴硬脑膜,前行到达球后6.4~14mm(平均9.34mm)处穿入视神经硬脑膜及蛛网膜,到达蛛网膜下隙,继续前进,经过短距离,呈直角穿过软脑膜,到达视神经中央,外覆盖软脑膜,伴随视网膜中央静脉向前延伸,穿越筛板,进入眼球内,出现在视乳头的表面,再分为鼻上、鼻下、颞上、颞下四支,分布于视网膜内。毛细血管网分为浅层和深层,浅层粗而稀,分布于神经纤维层内;深层细而密,分布于内颗粒层。在中央凹0.4~0.5mm区域为无毛细血管区。

(2)睫状动脉:包括睫状后短动脉、睫状后长动脉和睫状前动脉。

1)睫状后短动脉:当眼动脉还在视神经下方时,发出鼻侧和颞侧两个主干,然后每个主干各分出2~5个小支,在视神经周围穿过巩膜,进入脉络膜内逐级分支,为脉络膜提供血供。

2)睫状后长动脉:自眼动脉发出,共两支,于视神经的鼻侧和颞侧斜行穿入巩膜,经脉络膜上腔直达睫状体后部,开始发出分支,少数分支返回脉络膜前部,大多数分支前行到睫状体前部,与睫状前动脉吻合形成虹膜动脉大环,由此环发出分支至睫状肌、睫状突及虹膜。

3)睫状前动脉是由四条直肌的肌动脉发出的分支。在眼眶深部,眼动脉发出肌动脉,向前行至四条直肌,上、下、内三条直肌动脉各发出两条睫状前动脉,外直肌动脉发出一条睫状前动脉,沿着巩膜表层组织中向前,行至角膜缘后4mm处发出分支进入巩膜,与睫状后长动脉吻合形成虹膜动脉大环。主要供应角膜、前部球结膜和虹膜睫状体的血液。

(3)静脉系统包括三个回流途径

1)视网膜中央静脉:在视神经内与视网膜中央动脉伴行,常在视网膜中央动脉入视神经处的眼球侧离开视神经,经眼上静脉或直接回流到海绵窦。

2)涡静脉共四条,收集部分虹膜、睫状体和全部脉络膜的血液,约在眼球赤道之后 6mm 斜穿出巩膜。上直肌的两侧有一对,经眼上静脉入海绵窦;下直肌的两侧有一对,经眼下静脉入海绵窦。

3)睫状前静脉收集虹膜、睫状体和巩膜的血液,于角膜缘附近穿出巩膜,经眼上和眼下静脉入海绵窦。

眼静脉共两支,即眼上静脉和眼下静脉。眼上静脉为眶内最大的静脉,是引流眼球及其附属器的主要血管,直接向后引流至海绵窦。眼下静脉在进入海绵窦之前,发出分支汇入眼上静脉,另一支汇入翼状丛。部分血液也向前经内眦静脉入面静脉。

海绵窦为一大静脉腔,位于颅腔内蝶骨体两侧。窦中有许多纤维样小梁,切片下呈海绵状,因此得名。

第二节　探测方法及正常图像

1.检查前准备　眼球常规超声检查前一般无须特殊准备。对不能配合检查的小儿,可用水合氯醛灌肠等方法,使之入睡便可。对眼外伤的患者,检查前须消毒探头,使用无菌耦合剂或使用无菌探头套,操作中动作应轻巧细致,切勿压迫眼球,避免因探头对眼球加压造成眼内容脱出。

2.体位　扫查前患者取平卧位,轻闭双眼。

3.探头频率　选用线阵高频探头,一般频率为 5～12MHz,UBM 的探头频率更高,可达40～100MHz。

4.扫查方法

(1)常规扫查方法:眼睑涂耦合剂,探头成垂直状态放在眼睑上检查,可上下移动探头,观察图像;也可根据需要旋转任意角度观察。应纵横方位全面检查,了解病变性质、位置和范围。

(2)特殊扫查法:在常规探测的基础上,为了更好地观察病灶情况,可做下列特殊检查。

1)后运动检查:主要了解病灶与眼球壁的关系。嘱患者向左右转动眼球,观察玻璃体暗区内的异常回声活动度,然后嘱患者立即停止转动眼球,观察该异常回声是否有后运动(眼球停止转动后其仍有活动为后运动阳性,否则为阴性)。

2)压迫试验:用于了解眼眶内病变的硬度,即发现病灶后,压迫眼球使压力传递到病变区,观察病灶回声形状是否变化。

3)磁性试验:主要用于观察眼球内异物是否有磁性。在发现眼内异物后,用电磁铁自远而近靠近眼球,观察异物有否震颤,如有,则表示磁试验阳性。

5.正常图像及正常值(图3-3、图3-4)　　角膜和前房往往用专用超声生物学测量探头进行细微结构检查,详细见超声生物显微镜章节。正常晶状体内为无回声,高灵敏度的超声检查可以发现晶状体的前后囊呈弧形强回声,后界面可呈碟形光斑。晶状体的后方显示大范围的液暗区为玻璃体腔,正常为无回声。眼球壁的各层结构超声一般难以区分,可显示为近似圆形的强回声光带贴附于球壁,包围上述球内结构。

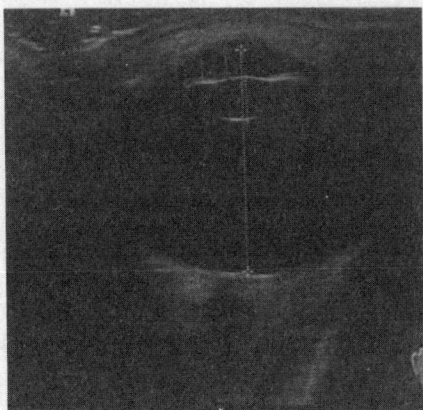

图3-3　正常眼球轴位切面图

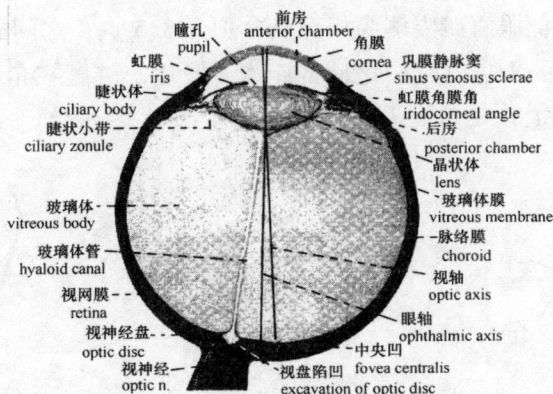

图3-4　正常眼球结构示意图

球后尖端向后的锥形软组织为肌肉圆锥,中央部分为脂肪和筋膜,图像上呈强回声,筋膜在超声图像上不能区分。视神经在球后呈边界清晰的低回声带,略呈"S"形。眼外肌的回声低于脂肪,强于视神经,呈薄带状,位于肌肉圆锥和眶壁之间。眼眶因声束不能穿透,呈后方伴有声影的稍厚强回声区域。泪腺呈境界清晰的杏核样低回声团块,内部回声均匀,位于眼眶外上方。

(1)眼球的测量

1)眼球轴径:从角膜中心表面回声至球后壁外的视神经颞侧缘。

2)角膜的厚度:从角膜中心表面至角膜内侧面与前房交界处。

3)前房深度:从角膜内侧面中心至晶状体前囊表面。

4)晶状体厚度:从晶状体前囊中央表面至晶状体后囊内侧面的垂直距离。

5)玻璃体腔的长度:从晶状体后囊内侧面起至球后壁内侧视神经颞侧缘上。

6)球壁厚度:测量视神经颞侧缘的球壁内侧面到外侧面之间的厚度(包括筋膜囊的筋膜在内)。

(2)眼外肌和视神经的测量

1)眼直肌的厚度:将需要测量的眼直肌显示后冻结图像。在眼球后极做一切线,称之为 A 线,其与眼直肌相交点称之为 B 点,以 B 点向眼直肌做垂直线,与眼直肌内侧缘相交于 C 点,BC 之间的距离,即定为眼直肌的厚度(图 3-5A)。

2)视神经宽度:眶内视神经的宽度。在图像上显示视神经的暗回声带后冻结图像,可在眼球后方 1cm 左右的区域中任意测量暗带的宽度,即球后测量点 A 和球后测量点 B 之间任选一处,测量该处虚线之间的宽度得出(图 3-5B)。

球后软组织间隙的测量:显示清楚球后肌肉圆锥组织后冻结图像,在上宽下窄的球后脂肪强回声中,首先画一条贯穿两侧眼直肌,并与眼球后极相切(切点为 D 点)的直线,它与两侧眼直肌内侧缘相交点分别为 3、5 点。之间的距离为宽度。D 点到视神经在眶内的末端(C 点)之间的距离为长度。等腰三角形 ABC 即球后软组织的面积(图 3-5C)。

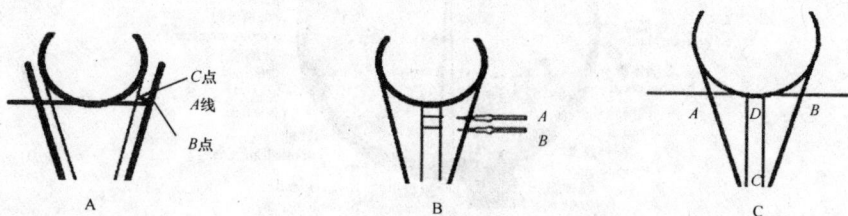

图 3-5　眼外肌和视神经的测量

（3）正常成人、儿童眼球测量值：北京广安门医院用 7.5MHz 探头测量 402 例正常成人的眼球，年龄从 18~55 岁，男性 176 例，女性 224 例，得出下列结果。

球轴径：（23.97±0.29）mm，极限值 23~24mm。

前房深度：（2.58±0.48）mm，极限值 2~3mm。

晶状体厚度：（4.00±0.22）mm，极限值 3.5~5.0mm。

玻璃体腔长度：（16.3±0.26）mm，极限值 16~17mm。

球壁厚度：（2.01±0.17）mm，极限值 2.0~2.2mm。

上述眼球的各项正常值，在性别上无显著差异。而前房深度则可随年龄增长而有逐渐变浅的趋势。晶状体的厚度则随年龄增加而呈逐渐加厚的改变。同时前房深度和玻璃体腔长度与球轴径长度成正相关，晶状体厚度与球轴径无关。前房深度、玻璃体腔长度和球轴径等与各人体表面积之间成正相关及晶状体厚度与之无明显相关。

另外，该院对 276 只儿童正常视眼分成 13 个年龄组进行眼球测量，结果见表 3-1。从表中看到，球轴长度和玻璃体腔长度随年龄逐渐增加而增长。到 8~9 岁后就接近成人组。

表 3-1　276 只儿童正常视眼测值　　　　　单位：mm

年龄	例数	球轴长	前房深度	晶状体厚度	玻璃体腔长度
3	24	20.58±0.83	2.17±0.65	3.17±0.38	12.42±0.78
4	24	20.63±0.49	2.21±0.41	3.46±0.51	12.29±0.75
5	20	21.20±0.57	2.10±0.31	3.10±0.31	12.95±0.51
6	20	21.35±0.75	2.20±0.41	3.25±0.41	13.00±0.75
7	20	21.30±0.66	2.30±0.47	3.40±0.47	13.10±0.62
8	24	22.17±0.64	2.31±0.41	3.96±0.41	13.54±0.83
9	20	22.56±0.76	2.10±0.31	3.55±0.31	13.60±0.68
10	20	22.60±0.82	2.10±0.31	3.50±0.47	13.60±0.61
11	20	22.38±0.59	2.20±0.41	3.40±0.50	13.80±0.59
12	20	22.60±0.62	2.15±0.36	3.60±0.49	13.80±0.85
13	20	22.70±0.44	2.20±0.34	3.60±0.50	13.86±0.35
14	20	22.80±0.56	2.10±0.30	3.80±0.47	13.80±0.76
15	24	22.90±0.82	2.25±0.22	3.85±0.37	13.80±0.61

（4）成人眼直肌正常值：性别之间无差异。

内直肌厚度：（2.38±0.51）mm，极限值 2～4mm

外直肌厚度：（2.00±0.30）mm，极限值 1～3mm。

上直肌厚度：（1.95±0.32）mm，极限值 1～3mm。

下直肌厚度：（2.01±0.34）mm，极限值 1～3mm。

（5）成人眶内段视神经宽度正常值：性别之间无差异。

视神经宽度：（4.02±0.23）mm，极限值 3～5mm。

（6）成人球后软组织回声正常值。

球后软组织厚度：男性 21～32mm，女性 20～30mm。

球后软组织长度：男性 16～27mm，女性 14～24mm。

上述各项值，左右两侧应该一致，如差异超过 2mm，考虑存在异常。

（7）正常眼血管的多普勒表现：彩色多普勒血流显像技术在眼科的应用是超声诊断水平的一大进步，它使得眶壁和眶内的部分血管内血流信息得以揭示，提供了活体眼部血流的生理及病理动力学情况，增加了超声诊断的范围，同时也给一些疾病的治疗效果的观察提供了新的检查方法。

1）眼部动脉彩色多普勒血流图：正常眼动脉血流为层流，血流较均匀，于球后壁 15～25mm 处可以探及横跨视神经的粗大血流信号；在视神经暗区中可以探查到红-蓝相间的视网膜中央动-静脉血流信号，取样点位于球后 2～3mm；视神经两侧可探及多条睫状后短动脉红色血流信号，取样点在球壁后 3～5mm。这些血管直径的范围为 1～2mm。

2）眼部动脉的多普勒频谱形态：尽量调节脉冲多普勒取样容积位于较小的状态。眼动脉频谱较窄，呈三峰二谷型或二峰二谷型，第一峰为心脏收缩期血流，第二、三峰为舒张期血流；视网膜中央动脉频谱图呈类三角形，上升速度大于下降速度，舒张期为平缓的低速血流；睫状后动脉血流频谱图呈较平的三峰二谷型。

3）频谱的血流动力学分析：血流速度为在频谱上能够测出最大血流速度、平均血流速度和流速积分等的参数。正常血流速度参考值如下。

眼动脉最大血流速度：（31.7±10.9）cm/s。

睫状后动脉最大血流速度：（11.3±3.5）cm/s。

视网膜中央动脉最大血流速度：（10.2±3.4）cm/s。

6.眼球的三维成像　自 80 年代以来，人们开始不断地探讨发展医学超声立体成像技术，因为它包含的信息比二维图像更多，能够更直观、更仔细和准确地诊断出病变范围和形状。

（1）检查方法和仪器：目前使用的三维成像仪有两种成像方式：一是仪器本身配置的探头可直接进行二维图像扫描后，实行计算机三维重建，对扫描的图像感兴趣的部分进行正、侧和俯视等方位平面进行削割，并可对图像进行垂直或水平旋转实施观察。扫描过程要求保持流畅，扫描时间尽量短，否则容易造成三维图像的人为放大效应。另一种为准实时三维成像，三维超声探头在动态扫查的过程中，计算机将处理后的三维图像之间动态在显示器上呈现。

（2）正常眼球的三维图像：利用高频探头获得的眼球立体图像，见玻璃体腔呈透明的圆球体，球壁大都光滑，球后壁有小的凹面。晶状体略为模糊，呈一碟状。因玻璃体的通透性好，在旋转观察中，眼球的立体感较逼真。

7.超声生物显微镜（ultrasound biomicroscope，UBM） 是近年来迅速发展起来的超声影像技术。由于其换能器频率高达 40～100MHz，分辨率为微米级（20～60μm），可以获得类似光学显微镜下高分辨率图像而得名。UBM 不受角膜混浊的干扰，弥补了现有眼科专用检查仪器的不足，使许多以往无法看清的眼前段组织具有较强的可视性，通过不同的断层呈现组织内部结构改变，对了解疾病的发生、发展、转归及疗效等方面均有实用性，其应用范围日趋扩大。

（1）检查准备：因检查过程中可能因为眼杯、生理盐水或接触角膜而引起短暂而轻微的刺激症状，检查前需要向患者解释操作过程以取得患者的配合是十分必要的。

患者取仰卧位，角膜表面麻醉，眼杯置于结膜囊内，注入适量蒸馏水。将探头浸入眼杯中，使探头与角膜表面的检查区相垂直。检查过程中观察被检查部位的表面各线均明亮而且清晰，则说明探头与被检查部分已经垂直。

与传统 B 型超声相比，UBM 检查图像与探头的位置关系不同，在 UBM 中，靠近探头的组织影像位于显示屏的上方，可根据显示屏上探头与角膜的距离调节探头的在水浴杯内的深浅，探头上标志线侧的组织影像位于显示屏的左侧。

（2）扫描方法

1）放射状扫描法：自 12 点开始顺时针转动探头一周，注意保持探头与角膜缘垂直。这种检查方法对于眼前段疾病尤其是对前房角及睫状体的疾病观察更具优势。

2）冠状位扫描法：保持探头与角膜缘呈水平扫查，可更详细地了解睫状体疾病。

（3）正常眼的 UBM 表现：UBM 能够显示许多既往手段不能观察到的活体眼部结构，其分辨率与低倍光学显微镜类似，通过拼图还可以得到一副完整的眼前节图形。在分析病理变化之前,熟悉眼部结构的正常 UBM 表现是必要的。

1)角膜:位于眼球的最表面,最适合于超声生物显微镜的应用。组织学上,角膜组织分为 5 层:角膜上皮层、前弹力层(Bowman 层)、基质层、后弹力层(Descemet 层)及内皮层。UBM 探查,在角膜的前表面可以显示两条带状强回声,即角膜上皮层及前弹力层,基质层表现为强度均匀的低回声区,后弹力层及内皮层无明显界限,呈一带状强回声(图 3-6)。

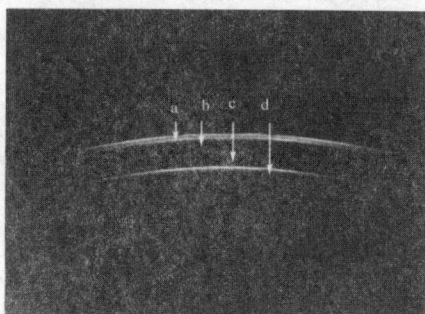

图 3-6　正常角膜的 UBM

a.角膜上皮层;b.前弹力层;c.基质层;d.后弹力层及内皮层

2)巩膜:正常巩膜与角膜相比,回声相对较高,呈强回声。而被覆其上的结膜及结膜下组织和眼外肌则为中强回声。巩膜通常在巩膜突处最厚,回声也最强,常表现为三角形的突起。巩膜突是活体组织测量的重要解剖学标志(图 3-7)。

3)角巩膜结合部:因角膜和巩膜间散射系数有显著的差异,其交界区的角巩膜缘非常容易识别。尽管角巩膜缘不是一个确切的解剖结构,由于它与前房角及眼科手术的密切关系,因此,角巩膜缘的观察对临床具有重要意义(图 3-7)。

4)前房:中央前房位于角膜内皮面与晶状体前囊面之间。中央前房深度的测定可根据两侧虹膜是否对称为标志,使测量位于瞳孔区的中央。

5)房角:房角结构与眼部的许多病理变化密切相关,因此,精确揭示房角结构的形态具有重要的临床意义。房角结构由角巩膜、睫状体和虹膜共同组成,其角度的大小可以通过测量获得(图 3-6)。

6)虹膜:为葡萄膜的最前部分,它由血管、结缔组织及黑色素细胞和色素上皮细胞组成。虹膜舒缩的变化可以引起瞳孔大小的改变。由于正常眼的虹膜前表面有虹膜隐窝的存在,在 UBM 切面下,虹膜前表面呈现为不规则的形态;虹膜基质表现为均匀的低回声区,后表面由于为色素上皮层,形成光滑、连续的高反射层。虹膜根部附着于睫状体上,其后表面与睫状体形成一定夹角,这一点十分重要,因为在观察人工晶状体植入的位置是否合适时,是以祥与这个夹角间的关系来确定的(图3-6)。

7)睫状体:在垂直切面上呈三角形,基底处与巩膜附着,插入到巩膜突内,基底部连接虹膜,尖端指向锯齿缘。睫状体前1/3较肥厚称睫状冠,内表面有70~80个纵行放射状突起称睫状突,后2/3薄而扁平称睫状体平部,平部与脉络膜连接处呈锯齿状称锯齿缘,为睫状体的后界。睫状体与晶状体赤道部之间有纤细的晶状体悬韧带相互连续(图3-6)。

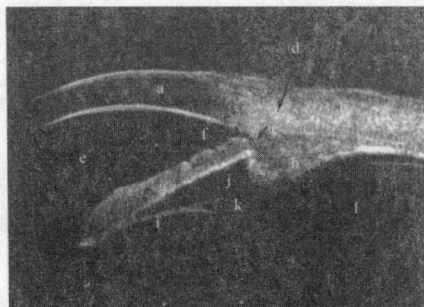

图3-7　正常房角UBM

a.角膜;b.巩膜;c.巩膜突;d.角巩膜结合部;e.前房;f.房角;g.虹膜;

h.睫状体;i.晶状体前囊;j.后房;k.晶状体悬韧带;l.前玻璃体

8)晶状体:为富有弹性的透明体,形似双凸透镜,位于虹膜之后玻璃体之前。由于仪器条件的限制,一般条件下可清晰显示晶状体的前囊、赤道部,表现为强回声光带回声,晶状体皮质和核表现为无回声暗区,而晶状体后囊则无法探查清晰。

9)后房:UBM是目前唯一能够在活体组织中观察到后房的形态和动态变化的仪器。在UBM检查中,后房由虹膜、睫状突、悬韧带和晶状体前表面组成(图3-6)。

10)前玻璃体:正常的前玻璃体为无回声区。

(4)正常人眼前段结构的测量方法:正常人眼前段结构相关参数的测量大多数参照Pavlin设计的方法进行。常用的测量指标包括以下几项内容(图3-8、图3-9、表3-2)。

1)前房深度:取正位或轴位眼前段剖面图,清晰显示角膜、双侧对称的虹膜及晶状体前囊,测量角膜内皮面垂直于瞳孔中央晶状体前囊的距离。

2)房角开放距离(angle opening distance,AOD):在距离巩膜突向上50μm处确定一点,自此点垂直角膜做一直线与虹膜相交,两点间的距离为AOD500。

3)小梁虹膜夹角(θ_1)自巩膜突向上500μm处(A点)引垂线至虹膜(B点),虹膜隐窝顶点(C点)至上述两点各做一连线,连线之间的夹角为小梁虹膜夹角。

4)虹膜厚度(iris thickness,IT):自巩膜突向上500μm处引垂线至虹膜,此处的虹膜厚度为虹膜厚度1(IT1),距虹膜根部2mm处为虹膜厚度2(IT2),近瞳孔缘处为虹膜厚度3(IT3)。

5)小梁睫状体距离及虹膜睫状体距离:自巩膜突向上500pm处向睫状体表面引一垂线,两点间距离为小梁睫状体距离(trabecular ciliary processes distance,TCPD)。该线穿过虹膜处测量虹膜后表面到睫状突的距离为虹膜睫状体距离(iris ciliary process distance,ICPD)。

6)虹膜悬韧带距离(suspensory ligament of the iris distance,IZD):自虹膜后表面至睫状突与悬韧带的接点作垂线,此距离为虹膜悬韧带距离。

7)虹膜晶状体夹角(θ_2)与虹膜晶状体接触距离(iris lens contact distance,IL-CD):虹膜后表面与晶状体前表面相交形成的夹角为虹膜晶状体夹角,夹角的顶点至瞳孔缘的距离为虹膜晶状体接触距离。

8)巩膜虹膜夹角(θ_3)和巩膜睫状突夹角(θ_4):为巩膜外侧面分别与虹膜长轴、睫状体长轴的夹角。

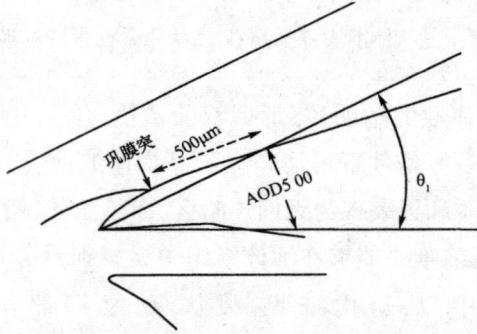

图 3-8　反映房角开放程度的参数测量示意图

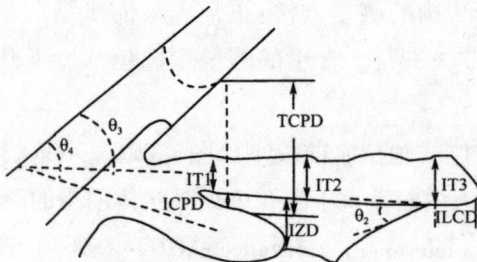

图 3-9　正常眼前段测量方法示意图

表 3-2　正常人眼前段结构的主要参数

测量部位	$\bar{x}\pm s$	测量部位	$\bar{x}\pm s$
眼轴长度/mm	23.52±1.00	虹膜厚度 1/μm	390.88±88.27
前房深度/μm	2926.37±372.24	虹膜厚度 2/μm	481.17±57.70
晶状体厚度/mm	3.89±0.36	虹膜厚度 3/μm	800.42±84.92
小梁睫状体距离/μm	1210.43±233.00	小梁虹膜夹角/(°)	33.43±8.58
虹膜睫状体距离/μm	462.41±134.25	虹膜晶状体夹角/(°)	17.22±5.24
虹膜悬韧带距离/μm	935.95±460.20	虹膜外侧面虹膜长轴夹角/(°)	37.44±5.28
虹膜晶状体接触距离/μm	978.13±207.16	巩膜外侧面睫状突夹角/(°)	71.63±13.86

第三节　角膜及巩膜疾病

1.角膜疾病

（1）角膜水肿：角膜上皮、基质或两者中蓄积了过多的水分称为角膜水肿。角膜水肿发生于外伤、手术、炎症、变性及眼内压显著增高时，临床症状为虹视、眼痛、视物模糊，角膜混浊、厚度增加等，需要及时采取措施进行治疗。角膜水肿按照部位可分为上皮水肿、基质水肿、内皮水肿。

UBM 主要表现：角膜上皮增厚、回声降低，上皮层与前弹力层之间低回声区加深。若病变累计基质层，则基质层增厚，回声增高，各层间界限模糊不清。UBM 可对角膜大泡性病变定位，并可分辨是上皮层与前弹力层分离还是角膜基质层间分离（图 3-10、图 3-11）。

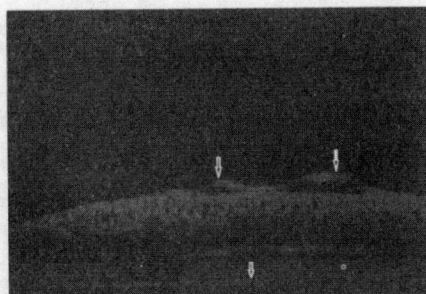

图 3-10　大泡性角膜病变

角膜上皮层与前弹力层分离；后弹力层脱离（箭头所指）

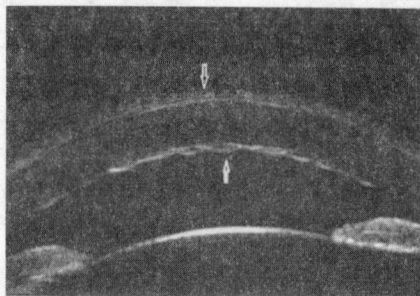

图 3-11　角膜水肿

角膜各层界限模糊,上皮层毛糙增厚,基质层回声增高,后弹力层皱缩(箭头所指)

（2）角膜炎:角膜炎多因个体抵抗力低或外伤后感染病原体所致,目前真菌性角膜炎在化脓性角膜炎中最常见且呈现逐年递增的趋势。角膜炎发病较快,临床表现为畏光、流泪、异物感、视力下降等,若病情未及时得到控制,角膜组织变性坏死、组织脱落形成角膜溃疡甚至穿孔。

UBM 主要表现:超声生物显微镜可准确显示角膜炎性混浊的程度与范围,为手术时机及方式的选择提供帮助。局限性浅表性混浊可表现为角膜前弹力膜光带消失,表面凹凸不平,呈均匀团状中强回声。炎症侵及角膜全层可表现为角膜层次结构消失,全层增厚,回声增高。

（3）圆锥角膜:是一种以角膜扩张为特征,角膜中央变薄,向前圆锥形凸出的疾病,伴有高度不规则散光,视力显著减退。晚期会出现角膜水肿,形成瘢痕。

UBM 主要表现:角膜弯曲度增加,中央角膜变薄,前房加深。出现角膜急性圆锥发作时,基质水肿显著,后弹力层断裂并与基质层分离,形成无回声裂隙（图3-12）。

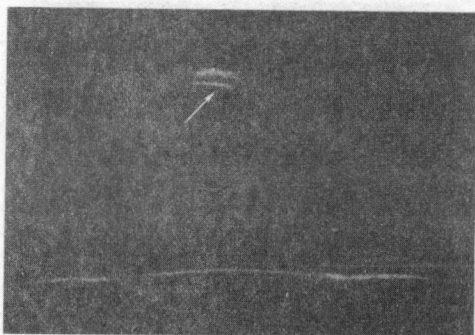

图 3-12　圆锥角膜

中央角膜回声增高,曲度增加(箭头所指),前房加深

(4)角膜移植:UBM 术前用于了解眼前段结构是否正常,术后了解角膜各层厚度以判断术后反应。角膜混浊时,术前了解前房是否存在和前房深度、角膜和虹膜的关系、虹膜和晶状体的相对位置及房角的开放程度,是预后估计、手术设计和手术效果判断的基础,在一定程度上排除了手术的盲目性。在角膜移植术后,可用于观察有无植片与植床间阶梯,有无虹膜前粘连,还可观察角膜的厚度、角膜前后表面的变化有无术后移植排斥反应等情况。

2.巩膜疾病　巩膜是由致密交错的纤维组织构成,其外面被眼球筋膜所包绕,巩膜组织本身只有很少血管,代谢较低,因而病变发生较少,一旦发炎则病程缓慢,对治疗反应也迟钝。

(1)巩膜炎:是巩膜深部组织的炎症,具有持续时间长,易复发,与眼部附近组织和系统性疾病相关联的特点。巩膜炎依部位可分为前巩膜炎及后巩膜炎,前者多见。

1)前巩膜炎:在临床上由于病变累及浅层或深层巩膜组织,将前巩膜炎又分为浅层巩膜炎及深层巩膜炎两种类型,临床上多以浅层巩膜炎多见,患者常有流泪、畏光、微痛等不适症状,具有自限性,病程较短,预后亦佳;深层巩膜炎是累计巩膜实质层的炎症,眼红眼痛较重,反复发作后巩膜形成瘢痕变薄,常伴发角膜和葡萄膜炎症。

UBM 主要表现:表层巩膜炎可见表层巩膜组织呈局限性或弥漫性增厚,表面不整,呈蚕食状(图 3-13A);深层巩膜炎表现为巩膜全层增厚,巩膜实质层见散在虫蚀样低回声区(图 3-13B)。结节性巩膜炎则表现为边界相对清晰的局限性巩膜增厚,回声降低,急性期过后,局部巩膜区轻度变薄,呈凹陷状。

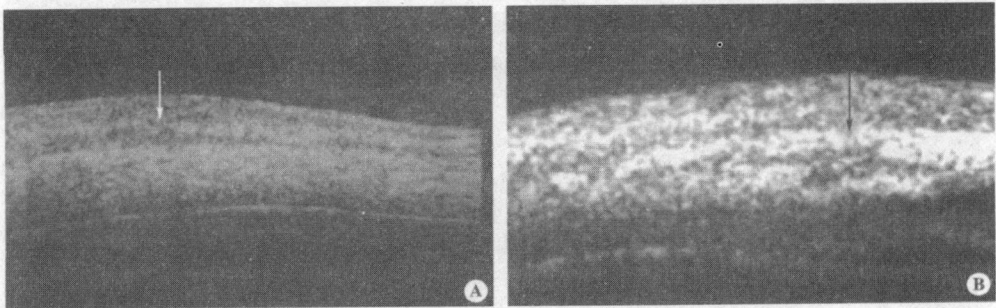

图 3-13　A.表层巩膜炎;B.深层巩膜炎

表层巩膜增厚,回声增高(箭头所指);巩膜全层增厚,层次消失,内见虫蚀样低回声区(箭头所指)

2)后巩膜炎:是临床上少见的一种巩膜炎症,常见于中年人,女性多于男性,多为单眼发病。主要症状为眼痛、头痛、眼红和视力减退,重症患者可出现眼睑水肿、球结膜水肿、眼球突出或复视。

B型超声检查可见巩膜呈弥漫性增厚或结节性增厚,部分患者可见到"T"形征,即炎症刺激后发生 Temon 囊水肿,巩膜与眶内组织间见无回声暗区与视神经相连呈"T"形改变(图 3-14)。

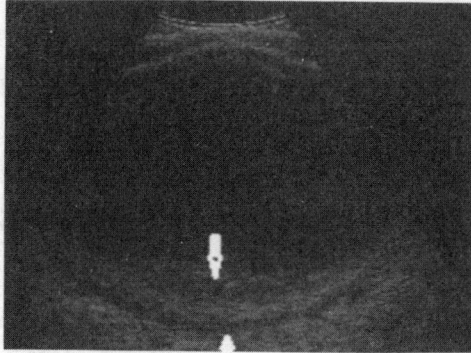

图 3-14　结节性后巩膜炎

后巩膜结节状增厚(向下箭头),同时伴有 Temon 囊下液体积聚(向上箭头)

(2)巩膜葡萄肿:巩膜的先天缺陷或病理损害使其抵抗力降低,张力减弱所致巩膜向外凸出、扩张。如葡萄膜组织融于其中则称为巩膜葡萄肿,若不包含葡萄膜组织则称为巩膜扩张。巩膜葡萄肿在临床上分为前巩膜葡萄肿、赤道部葡萄肿及后巩膜葡萄肿。高度近视眼可在赤道部或视神经周围及后极部形成后巩膜葡萄肿,且后巩膜葡萄肿的发生与眼轴的长度密切相关,有研究统计发现,眼轴长为 26.5~27.4mm 时后巩膜葡萄肿发生率 1.4%,而在眼轴长为33.5~36.6mm时后巩膜葡萄肿发生率高达 71.4%。超声表现如下。

1)前部巩膜葡萄肿可用 UBM 检查:病变部位的巩膜厚度较正常组织明显变薄,巩膜形态呈"驼峰样"向眼球外突出。

2)后巩膜葡萄肿可用 B 型超声检查:表现为后极部巩膜向后突出,眼轴变长,常伴有玻璃体混浊或玻璃体后脱离改变(图 3-15)。

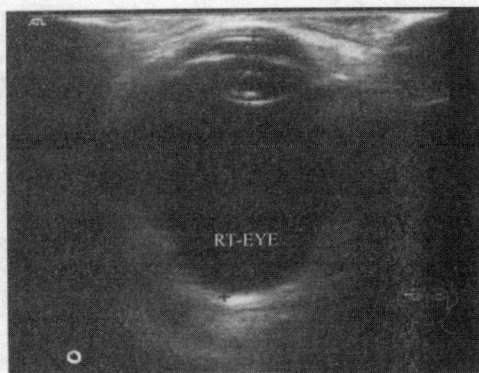

图 3-15　后巩膜葡萄肿
后极部球壁明显后凸,眼轴变长

第四节　葡萄膜疾病

葡萄膜从前到后由虹膜、睫状体、脉络膜组成,具有丰富的血管供应,又称为血管膜。葡萄膜的疾病较为复杂,本节主要对葡萄膜炎症、肿瘤、脉络膜脱离等常见疾病进行阐述。

一、虹膜睫状体疾病

1.虹膜睫状体炎　前部葡萄膜由虹膜和睫状体组成,两者常同时发生炎性病变。多发于 20 岁到 50 岁的人群,男女比例大致相等,单眼或双眼发病,易反复,可发展为全葡萄膜炎,亦可产生严重的并发症后遗症,为常见的致盲眼病之一。其临床特点为眼红眼痛,视物模糊,瞳孔缩小,房水混浊。UBM 可以清楚地观察到虹膜睫状体炎的形态学变化,特别有助于虹膜睫状体炎病变部位的判断,为制订治疗方案提供依据,并可对病程发展变化进行观察。

UBM 主要表现:前房及后房炎性渗出物引起的点状高回声;角膜内皮处可有片状、块状回声;睫状体水肿、体积增大,可出现睫状体上腔积液;虹膜膨隆与角膜前粘连,或虹膜瞳孔缘粘连,瞳孔闭锁,加重虹膜膨隆,前房变浅,房角关闭,导致临床眼压升高(图 3-16)。

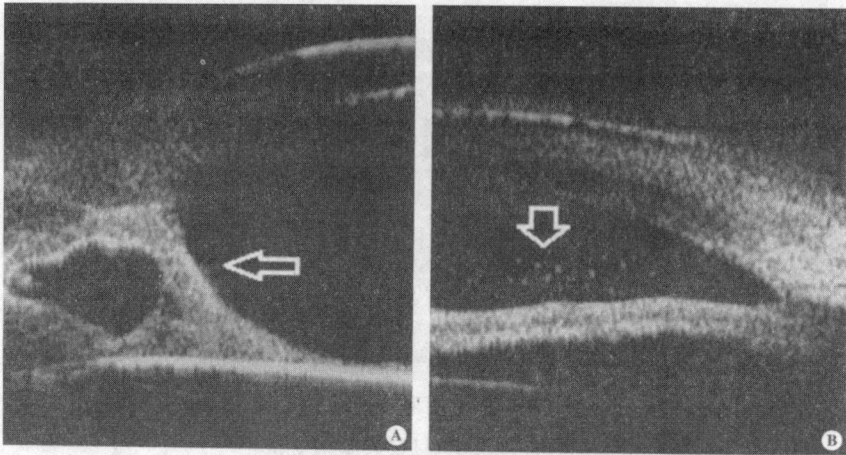

图 3-16　虹膜睫状体炎

虹膜与角膜前粘连(A),前房充满炎性渗出物之点状回声(B)

在急性虹膜睫状体炎时常伴有玻璃体混浊,B 型超声可显示前部玻璃体内有点状弱回声,如波及后部葡萄膜,全玻璃体内可充满片状弱回声,后运动明显。

2.虹膜囊肿　临床上虹膜囊肿按其病因分为原发性与继发性植入性囊肿两种。原发性虹膜囊肿按发生部位分为虹膜色素上皮囊肿和虹膜基质囊肿;继发性植入囊肿多继发于穿破性眼外伤或内眼手术时引起的结膜上皮、角膜上皮或毛囊上皮带入到虹膜而形成。多无明显症状,当囊肿增大到一定程度,可占据前房,阻塞房角,引起眼压升高和继发性青光眼。

UBM 主要表现:虹膜形态异常,局部见囊样隆起物,壁薄,边界清晰,内部呈无回声,部分囊肿内呈"蜂窝状"多囊样分隔改变(图 3-17)。

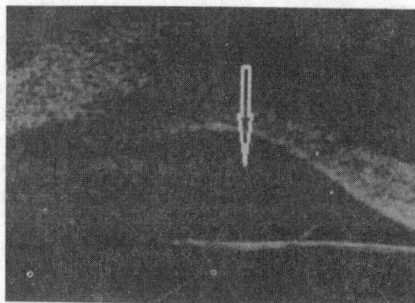

图 3-17　虹膜囊肿 UBM 图像

虹膜后方囊性结构,将虹膜推压向前隆起,囊壁光滑,内透声好(箭头所指)

3.虹膜色素痣　为一种错构性病变,为具有良性细胞学形态的黑色素细胞组成的肿瘤性团块。一般位于虹膜浅基质层,无明显生长倾向。

UBM 主要表现:病变可位于虹膜的各个位置,可在瞳孔缘,虹膜中部或虹膜根部。虹膜可探及局限性实性隆起,前界回声多,后界回声少,声衰减显著,大多数病例的边缘整齐,部分病例的前表面不规则,可伴有凹陷及不规则隆起,称为"火山口"样改变。因病变与周围组织间界限清晰,可准确地测量病变的大小(图3-18)。

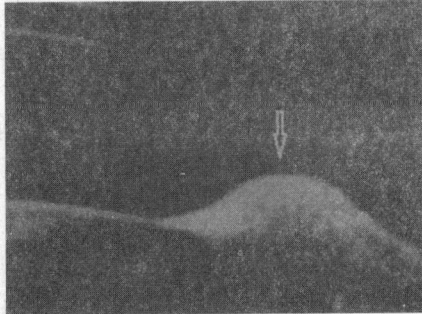

图3-18 虹膜色素痣
虹膜中周部实性团块,前界回声高,后方回声衰减明星(箭头所指)

二、脉络膜疾病

脉络膜位于视网膜与巩膜之间,含丰富的血管和色素,是眼内炎症和成年人肿瘤的好发部位。在眼屈光间质混浊时,超声对该病的诊断和鉴别有特殊意义。

1.脉络膜恶性黑色素瘤(malignant melanoma) 是葡萄膜色素细胞的异常增殖。为成年人最常见的眼内恶性肿瘤,常侵犯单眼,很少累及双眼。

(1)病理概要:脉络膜黑色素瘤的肿瘤组织,分梭形细胞 A 型、梭形细胞 B 型和上皮样细胞型三种。大多有明显色素,但黑色素的多少与预后无关。

(2)临床表现:脉络膜黑色素瘤是常见的眼内肿瘤,发病率仅次于视网膜母细胞瘤,多见于中老年人,青年人发病者少见。根据肿块的生长形式有两种类型:一为局限性肿瘤,向玻璃体腔呈球形隆起;另一种为弥漫扁平型脉络膜黑色素瘤,沿着脉络膜平面发展,形成弥漫性扁平增殖。肿瘤发生于黄斑周围,早期出现视物变形,视力下降。随即有眼压增高、头痛、恶心和呕吐等青光眼症状。可血行转移至肝、肺和骨髓等处。

(3)声像图特征

1)二维超声

A.见由球壁向玻璃体中生长的半球形或蕈状实性物。

B.由于肿瘤周围部血管呈窦状扩张,因而实性物内有声衰减现象,即前部回声较强，向后回声减低，接近球壁区甚至呈暗区表现。

　　C.由于肿瘤在视网膜下隆起，肿瘤与玻璃体间有完整的视网膜，故肿瘤的边缘光滑、锐利。

　　D.肿瘤局部的眼球壁较周围正常的球壁回声低。似有一凹陷形成，故声像图上称之为脉络膜凹陷。这是因为受侵的脉络膜被肿瘤占据，肿瘤内部的声衰减现象导致此现象发生。

　　E.由于肿瘤的回声衰减强，故在较大肿瘤后方的眼眶脂肪强回声中出现声影。

　　F.继发性视网膜剥离。如肿瘤侵犯眶内，在眶内脂肪区中出现弱回声的团块。

　　2)多普勒超声：脉络膜黑色素瘤的彩色血流显示率较高，见红色血流信号大多位于肿瘤基底部，血供丰富。其频谱呈高收缩期和较高的舒张末期流速，阻力指数较低，小于0.7。

　　3)三维图像：能清晰地看到基底部宽，附着于球壁上的半球状肿瘤，同时可见它在眼球壁上具体位置，对肿瘤的组织来源诊断帮助较大，也可帮助鉴别诊断眼球内的其他疾病，如玻璃体出血和机化等。

　　(4)鉴别诊断：脉络膜肿瘤，尚需与其他一些病变进行鉴别诊断。除了根据临床表现和专科检查鉴别其他肿物外，超声能帮助鉴别下列疾病。

　　1)脉络膜血管瘤：球壁隆起的肿物程度低(少有超出5mm者)，内部回声强、均匀，无脉络膜凹陷和声影现象。一般来说，血管瘤的轴径和横径之比小于0.5。彩色多普勒技术对鉴别诊断有一定帮助(图3-19)。

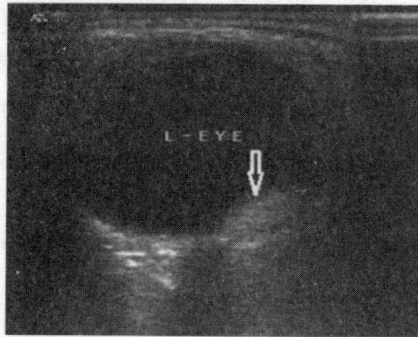

图3-19　脉络膜血管瘤
球壁隆起半球形实性团块(箭头所指)，内呈中强回声，分布均匀，边界清晰

　　2)脉络膜转移瘤：常来自肺癌和乳腺癌。超声见多位于眼后极部，基底宽附着于球壁的不规则回声团，内部回声强弱不一。无脉络膜凹陷及声影现象。

　　3)骨瘤：脉络膜的一种少见的良性肿瘤，青年女性多发。超声见视乳头一侧，球壁上扁平隆起的带状强回声物,后伴声影。

4)脉络膜血肿:多发生于患有血管性疾病的老年人或眼内手术后,声像图早期见球壁上局限性无回声暗区,境界清晰,壁光滑。随诊见其缩小消失。

2.脉络膜脱离　　睫状体和脉络膜与巩膜之间有一潜在间隙,此间隙在眼压突然降低等诱因作用下积存液体称脉络膜脱离(malignant detachment)。由于睫状体前端与巩膜紧密粘连,而眼球赤道部之后有进出眼球的重要结构,故脉络膜脱离多限于眼球赤道部之前。

超声表现为玻璃体暗区前部半环状强回声带,凸面向玻璃体,凹面向眼球壁。其后端位于眼球赤道部,前端可达睫状体前端(此点可与视网膜脱离相鉴别)。严重者绕巩膜内面一周,声像图上可见多个半环状强回声带。脉络膜脱离超声表现往往缺乏后运动现象。

3.色素膜渗漏综合征　　本病是一种自发性浆液性视网膜、脉络膜脱离,占视网膜脱离的4.5%～10%。临床表现为视网膜脱离症状严重,常有眼痛、眼红、房水混浊和眼压甚低等症状。

由于该病易造成屈光间质混浊,故超声检查对诊断有较大的帮助。玻璃体暗区中出现两层强回声带,前一层为视网膜,后一层为脉络膜。从前向后依次是:脱离的视网膜回声带→视网膜下液性暗区→脱离的脉络膜回声带→脉络膜下液暗区→眼球壁。

4.脉络膜炎　　该类疾病包括弥漫性脉络膜炎和交感性眼炎等。超声没有特征性表现,并且需要高频的眼科专用机,才有可能观察到病变。

超声主要是见到脉络膜增厚和继发性视网膜脱离征象,以及视网膜下液内有弱回声点出现。

第五节　视网膜疾病

视网膜为神经组织,损伤后不再生长,仅代以神经胶质,因而功能完全丧失。视网膜病变是常见的眼内病,包括肿瘤、视网膜脱离、炎症、水肿和出血等。通常利用光学仪器如眼底镜、裂隙灯和荧光血管造影等技术可正确诊断。但眼内容物不透明时,则需要超声检查。超声可以清晰显示病变部位、范围及毗邻关系等,对视网膜母细胞瘤和视网膜脱离等病的检查具有重要意义。

一、视网膜母细胞瘤

视网膜母细胞瘤(retinoblastoma)是小儿视网膜恶性肿瘤,2/3 的患者发生于5

岁以前,5 岁以后仍可发病。单侧多发,约 1/4 患者发生于双眼。视网膜母细胞瘤多起源于视网膜内颗粒层,少数起源于节细胞或外颗粒层,为胚胎来源的肿瘤。本病与家族遗传有关,是常染色体显性遗传疾病,目前认为与第 13 号染色体长臂缺失有关。

1.病理概要　　该病是由一些未成熟的视网膜母细胞增长而成。肉眼为白黄色软组织,有时较为坚硬,切开有出血点,或见钙质。显微镜下这些母细胞胞质少而核大,着色深浓,细胞分裂活跃。分化较好的瘤细胞围绕着血管腔聚集为血管周围套,呈玫瑰花环样或假菊花状,此花环越多,肿瘤恶性程度越低。坏死区常远离血管,并见钙化灶。

2.分期　　通常根据肿瘤的生长分为四期:安静期、青光眼期、眼外蔓延期和转移期。实际病情发展并不完全如此。

3.临床表现　　该病多由家长发现患儿瞳孔出现白瞳症,或呈"黑蒙猫眼"及眼球斜视和震颤等症状来就诊。当病变进一步发展,肿瘤导致前房角阻塞,引起继发青光眼时,见结膜充血,测眼压增高。由于肿瘤可沿视神经向眶内和颅内蔓延,也可破坏球壁向眼外生长。最后死于颅内侵犯或血行转移。

4.超声表现

(1)二维超声

1)眼轴正常或稍增长。

2)玻璃体内出现实质性肿物回声,形态呈半圆形或类圆形,可单个病灶,也可多个病灶。肿瘤较大时可占据全玻璃体腔。由于瘤细胞聚合力差,常成块脱落,故肿瘤边界不整齐,呈凹凸状,不光滑。由于肿瘤内部常有坏死和钙质沉着,故内部回声强弱不等,分布不均匀,具体表现为出现液性暗区和钙斑反射。钙斑反射即呈现出强回声光斑后方伴随声影,超声检出率为 70%~80%,是诊断视网膜母细胞瘤的重要声学标志之一。

3)常继发视网膜脱离,玻璃体内除实性肿块外,常伴有视网膜脱离的带状回声。另外,尚有一种少见的外生性视网膜母细胞瘤,病变侵犯脉络膜,早期即导致视网膜脱离和增厚,脱离的视网膜表现为漏斗样带状回声,有明显的增厚区。

(2)彩色多普勒超声表现:视网膜母细胞瘤的彩色血流显示率很高,可见视网膜中央动脉进入肿瘤的红色血流信号及其在肿瘤内的分支。频谱呈高收缩期流速和低舒张末流速,阻力指数高,常大于 0.70。

5.鉴别诊断　　应和有类似婴幼儿白瞳症表现的其他疾病鉴别。临床上白瞳症不是视网膜母细胞瘤的特有体征。

（1）先天性白内障：为双眼晶状体混浊，眼的其他部位声像正常。

（2）玻璃体脓肿：随迁徙性眼内炎，脓性分泌物积存于玻璃体内。临床上有明显的炎性表现。超声见玻璃体暗区内散在弱回声点及斑点，有明显后运动。

（3）外层渗出性视网膜病变：是视网膜外层血管的渗出性病变，由于视网膜下积聚脂性渗出液，因而继发视网膜脱离。超声显示玻璃体腔内有视网膜脱离光带，光带与球壁之间充满弱回声光点，这些弱回声光点是胆固醇结晶的回声。

（4）永存增生原始玻璃体症：90%单眼患病，原本应退化的原始玻璃体在患儿中保存下来，形成纤维血管组织，向前连于睫状体和晶状体，向后缩窄起自视神经乳头，形状呈前宽后窄样。超声表现为：与对侧眼比较，患眼眼轴缩短，玻璃体内见底向前尖端向后的弱回声团，缺乏钙斑反射。

（5）玻璃体后纤维增生症（早产儿视网膜病）：该症为早产儿由于吸氧过度，双眼患病，在玻璃体前部形成血管纤维膜。超声表现为晶状体之后杂乱的、中等强度的点状回声，并有视网膜脱离征象。

超声诊断视网膜母细胞瘤的诊断率在94%以上，如果有钙斑反射出现，则高达100%，目前超声已成为该病的常规检查方法。

二、视网膜脱离

视网膜脱离（retinal detachment）是视网膜的神经上皮层与色素上皮层的分离，并非是视网膜与脉络膜分离。分离后间隙内潴留含蛋白质丰富的液体（视网膜下液）。视网膜脱离分为原发性和继发性两种。

1.病理概要　原发性视网膜脱离者，又称为孔源性视网膜脱离，视网膜裂孔是发生视网膜脱离的主要因素。视网膜周边呈黄斑区囊样变性，玻璃体液化、萎缩。多发生于高度近视性屈光不正。继发性视网膜脱离多无裂孔，根据病因又分为渗出性、牵引性和实体性视网膜脱离，多由于炎症渗出、出血、机化、牵引和肿瘤等原因引起。

1.临床表现　一般脱离之前，患者常有先兆症状，如感到眼前有飞蚊、闪光感觉，似有云雾遮挡等。视网膜突然部分脱离，在脱离对侧的视野有缺损，并逐渐扩大；如脱离发生在黄斑区时，则中心视力大为下降；如果全脱离时，视力减至光感或完全丧失。继发性者除视网膜脱离症状和体征外，尚有原发病引起的症状。

2.超声表现

（1）二维超声

1）原发性视网膜脱离

A.部分视网膜脱离:玻璃体暗区内出现强回声光带,后端与视乳头相连,前端可达周边部(锯齿缘)。该强回声带界面整齐、菲薄。凹面向前,有轻微的后运动现象,它与眼球壁之间为暗区。全方位扫查眼球,见强回声带出现的范围局限。

B.完全性视网膜脱离:指视网膜脱离是除视乳头和锯齿缘之外的全部视网膜层间分离。玻璃体见倒"八"字形强回声带,后运动现象明显,各方位扫查均见玻璃体中的菲薄回声带。凹面向前。回声带与球壁之间呈现无回声的暗区。

C.陈旧性视网膜脱离:指视网膜长期脱离,发生机化和囊样变性。二维声像图尚见倒"八"字形或横状的回声带,厚薄不一,回声更强,有僵硬感。有囊性病变时,回声带上有小暗区出现。后运动现象减弱或消失。严重者可见眼球萎缩现象(图3-20)。

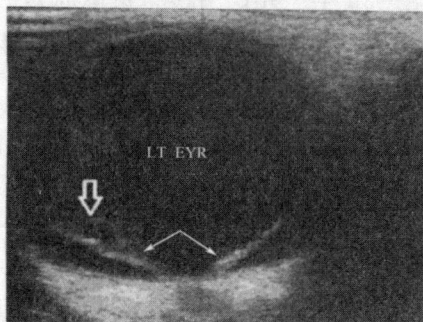

图 3-20　陈旧性视网膜脱离

脱离的视网膜光带(双箭头所指),厚薄不均,并见视网膜囊肿(粗箭头)

2)继发性视网膜脱离:声像图上除了有不同程度的视网膜脱离外,尚见有原发病灶的图像。炎症引起的,视网膜下的暗区内有弱回声点浮现。后运动现象发生时,这些弱回声点也有飘动现象出现。如继发于肿瘤者,还见脱离的回声带与球壁之间有实质性回声的肿物。当是机化物牵引所致的视网膜脱离时,见有不规则的短回声带和脱离的视网膜相连,该机化物的后运动现象不明显。寄生虫引起的视网膜脱离,往往能够显示虫体结构。

(2)多普勒超声:视网膜脱离的强回声带上,彩色多普勒可观察到其内有由视乳头处延伸上来的动、静脉伴行血流信号。动脉频谱呈低阻波形,收缩期峰值速度下降明显,舒张期峰值速度相对增高,无舒张期血流缺如现象。阻力指数也较正常为低,一般小于0.6。陈旧性视网膜脱离,由于血管萎缩,网膜上的血流信号显示不清晰。二维图像结合彩色多普勒,使视网膜脱离的诊断准确性得到提高,正确率达97%。同时对玻璃体内其他病理膜的鉴别诊断,也具有很大应用价值。

　　(3)三维超声:脱离的视网膜似薄纱样"悬挂"在透明的玻璃体中,透过旋转可见它和眼球之间的空隙,并见此"薄纱"较平坦。不完全性脱离时,仅见"薄纱"呈片样;当出现完全性脱离时,则见一倒置圆锥状的结构位于玻璃体中,宽口向前,窄口向后,水平旋转360°观察,脱离的视网膜有良好的直观感,能准确地反映视网膜脱离程度。(图3-21)

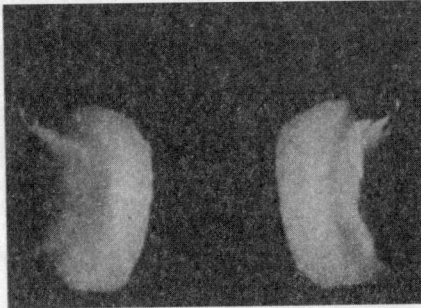

图 3-21　视网膜脱离的三维超声图

从颞侧(图左)和鼻侧(图右)可见大范围视网膜脱离

三、糖尿病视网膜病变

　　糖尿病视网膜病变(diabetic retinopathy,DR)是一种主要的致盲性眼病,分单纯型和增殖型共六期,其中Ⅰ~Ⅲ期为无新生血管形成的单纯型病变,Ⅳ~Ⅵ期为增殖型病变。一般而言,约1/4的糖尿病患者并发视网膜病变,约5%有增殖性糖尿病视网膜病变(proliferalive diabetic retinopathy,PDR)。增生型糖尿病视网膜病变包括视盘新生血管、视网膜新生血管、视网膜前和玻璃体内出血、纤维增生性改变和视网膜脱离(retinal detachment,RD)等糖尿病性眼部改变,严重威胁患者的视力。

　　1.二维超声　一般Ⅰ~Ⅲ期的患者超声检查无异常发现,Ⅳ~Ⅵ可依病程出现相应的改变。

　　(1)PDR眼常因增生组织牵引或收缩引起玻璃体积血,声像图上玻璃体内的点状、絮状等中等强度回声,并不与球壁回声相连;运动与后运动试验阳性。

　　(2)视网膜前玻璃体腔内的条带状回声是玻璃体后界膜和玻璃体机化膜的表现:脱离的玻璃体后界膜一般表现为飘带样弯曲的弱回声细光带,与球壁相连点不定,后运动活跃;机化膜在超声下表现为回声不均匀、厚度不均匀、连续性不佳或有分支的膜状回声,回声有时与视网膜出现点状或片状的粘连。

（3）视网膜病变：严重时机化膜牵引视网膜形成帐篷样隆起,导致牵拉性视网膜脱离,范围广泛时会有全部的视网膜脱离(图3-22)。

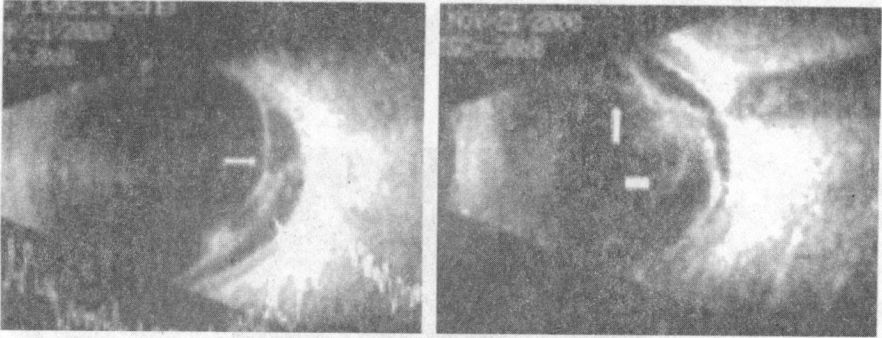

图3-22　局部牵引性视网膜脱离

玻璃体内条带状、丛状回声(箭头所指),为机化物合并视网膜脱离

2.彩色多普勒超声

（1）只有玻璃体中的机化膜,一般无异常血流信号,当机化膜上有新生血管存在时,可能发现异常血流信号,但与视网膜中央动、静脉不延续,频谱特征也不相同;而合并牵拉性视网膜脱离时,在脱离的视网膜回声条带上可以探查到与视网膜中央动、静脉相延续血流信号,频谱特征与视网膜中央动、静脉相同。

（2）糖尿病视网膜病变的严重程度与视网膜中央动脉间有显著的相关性:在各期的视网膜中央动脉血流速度均较正常下降,以增殖期视网膜中央动脉血流速度下降最明显,阻力指数进行性增高。随着病情的进展,视网膜中央静脉的血流速度进行性增高,频谱表现静脉动脉化。

四、coats 病

coats病又称外层渗出性视网膜病变(external exudative retinopathy),多见于青少年男性,单眼发病。病因及发病机制不明,以视网膜毛细血管和微血管的异常扩张,视网膜内黄白色渗出及渗出性视网膜脱离为病理特点。

1.二维超声　coats病引发视网膜脱离后即有特征性表现。

（1）视网膜脱离:玻璃体腔内见弧形带状强回声,后端与视盘相连。

（2）视网膜下间隙见密集均匀点状回声,这是胆固醇结晶引起的反射,后运动明显,呈"落雪征"改变,即眼球停止运动后较长时间后仍像雪花样不停地飘动。此特征可与原发性视网膜脱离鉴别(图3-23)。

（3）高度视网膜脱离者可推动虹膜向前移动,阻塞房角,引起眼压增高,继发青光眼。

2.彩色多普勒超声 弧形光带上可见与CRA相延续的血流信号,而玻璃体内均匀点状回声内无血流信号。

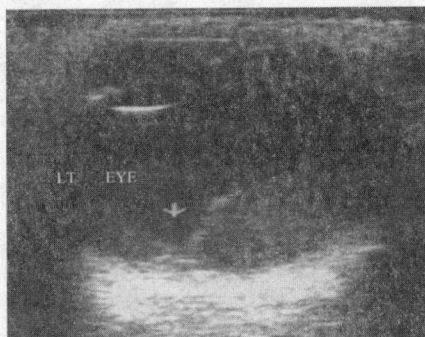

图3-23 外层渗出性视网膜病变

玻璃体内倒"八"字形弧线光带为脱离的视网膜(箭头所指),其下方见密集点状回声

第六节 玻璃体疾病

玻璃体是透明的胶状体,由纤细的胶原结构、亲水的黏多糖和透明质酸组成。正常玻璃体内缺乏血管和神经。玻璃体疾患有先天异常、原发变性,也可继发于视网膜和色素膜等病变。超声检查常见如下玻璃体病变。

1.玻璃体积血 多因眼内疾病引起,因为玻璃体本身没有血管,当视网膜脉络膜的炎症、血管病、肿瘤和外伤等引起出血,血液流入玻璃体内,引起玻璃体积血(vitreous hemorrhage)。由于积血多引起屈光间质混浊,因而超声在诊断上有较大帮助。

玻璃体内少量积血,一般对视力影响不大,患者仅有飞蚊症感觉。大量玻璃体积血时,视力多突然减退甚至仅有光感。

少量的分散性出血,由于血细胞分散,各种血细胞的直径小于超声波长的1/2,故超声波在其表面发生绕射现象,所以难以形成回声界面,二维图像上不能发现。当出血量大,积血凝集成块状物时,可被超声显示。

玻璃体积血的回声物,回声较弱,形状各异,边缘不规整,有明显的后运动现象。当有视网膜脱离时,积血沉积在脱离的视网膜后界上,可随脱离视网膜一起运动。

超声随访可观察积血的吸收和复发情况,对临床治疗有指导意义。如出血一年后仍未见好转者,提示有做玻璃体手术的必要。

2.玻璃体机化物　由于玻璃体积血量多及炎性渗出物在玻璃体内残留,最终他们被机化,形成玻璃体机化物(vitreous organization)并粘连于眼球壁上。这些机化物除造成视力减退外,还可继发视网膜脱离(图 3-24,图 3-25)。

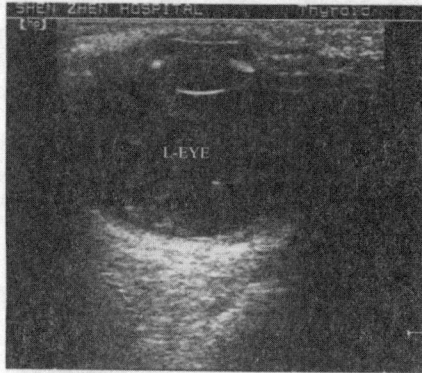

图 3-24　玻璃体机化物

玻璃体内见粗带状回声(机化物)

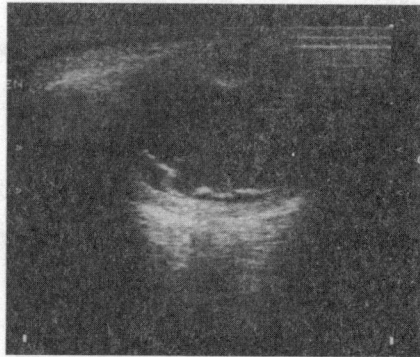

图 3-25 玻璃体机化物继发视网膜脱离

玻璃体内见絮团状回声(机化物),其下方见倒"八"字形光带,为脱离的视网膜(箭头所指)

超声表现:玻璃体暗区内可见环形不规则,粗细不等的带状强回声。常见有条状回声带和丛状回声带,即为单一的强回声带或玻璃体内见多条相互联系的强回声带。由于这些回声带的收缩,可造成眼球形状改变。行后运动试验,均有明显后运动现象。但它的后运动不似视网膜脱离引起的表现,即后运动不和眼球壁垂直而呈无规则的振动。

3.玻璃体内猪囊尾蚴病　该病在我国北方常发现,是一种寄生虫病。误食猪肉绦虫的虫卵后,绦虫钻入肠壁随血循环散布全身,在眼部经脉络膜或视网膜血管进入玻璃体中沉着,形成猪囊尾蚴而发病。故称玻璃体内猪囊尾蚴病(cysticercois cellulosae of vitreous)

临床上患者患眼见虫体变形的蠕动的阴影。专科光学仪器可直接观察到囊尾蚴。可继发视网膜脱离等症状。

超声表现:在玻璃体内或脱离的视网膜下,暗区内观察到薄壁样囊状物,内有强光斑回声,是尾蚴头节的回声,并见虫体的自发摆动(图3-26)。

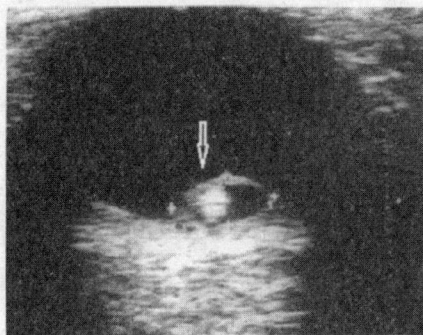

图3-26 玻璃体囊虫
玻璃体内见囊性物,囊内见强光斑回声(箭头所指)

4.玻璃体后脱离(posterior vitrous detachment,PVD) 是指玻璃体的境界层与视网膜的内界膜之间的脱离。以玻璃体基底部为界,分为前部玻璃体脱离和后部玻璃体脱离,临床上以后部玻璃体脱离常见。超声检查可以准确地诊断玻璃体后脱离,为临床诊断和手术治疗提供客观依据。

超声表现:玻璃体后脱离的典型形态学改变表现为玻璃体内连续性弱回声光带,根据其是否与眼球后极部球壁相连分为完全性玻璃体后脱离和不完全性玻璃体后脱离。

完全性玻璃体后脱离不与眼球后极部球壁回声相连,运动时表现为自眼球壁一侧向另一侧的蛇形样的运动;不完全性玻璃体后脱离可与视盘或黄斑及后极部任意一点或多点相固着,运动试验及后运动试验均阳性。玻璃体后脱离在彩色多普勒血流成像检查均无异常血流信号发现(图3-27)。

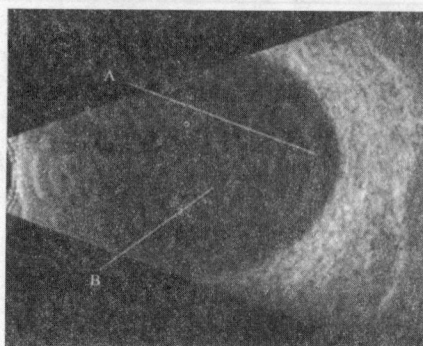

图 3-27　玻璃体后脱离

玻璃体内纤细弧线光带,为玻璃体后脱离(A),另玻璃体内絮条状光带回声,为玻璃体浑浊(B)

5.玻璃体星状变性(asteroid hyalosis)　是一种良性玻璃体疾病,好发于中老年人。玻璃体虽有明显混浊,患者无明显视力障碍,多为体检或其他眼部检查时偶然发现。临床检查当患者眼球转动时,经眼底镜可见混浊物在原位抖动。本病不影响患者视力,一般不需治疗,超声检查主要应与一般的玻璃体混浊相鉴别。

超声表现:玻璃体内充满均匀一致的强回声,前界边界不规则,后界与玻璃体间有明显界限,不与眼底带状强回声相连,玻璃体内回声动度轻,后运动呈弱阳性。

6.永存增生原始玻璃体症　原始玻璃体是由于胚胎早期,玻璃体内充满透明样血管等中胚叶组织。胚胎6周至3个月,原始玻璃体萎缩,逐渐被透明的胶液状继发玻璃体所代替。患儿原始玻璃体保存下来,形成纤维血管组织,连于睫状体和晶状体,向后缩窄,起自视神经乳头,形状呈前宽后窄样。

超声表现:与对侧眼比较,患眼眼轴缩短,玻璃体内见底向前尖端向后的倒三角形弱回声团,倒三角的基底部与晶状体相贴近,尖端与视盘相连。病变的运动及后运动均不明显。彩色多普勒超声检查在此光带内可探查到与 CRA-CRV 相延续的血流信号。

第七节　晶状体疾病

1.白内障　晶状体由于内无血管,其营养主要来自房水。当各种原因引起房水成分和晶状体囊渗透性改变及代谢紊乱时,晶状体有蛋白变性,纤维间出现水裂、空泡、上皮细胞增殖等改变,这时透明的晶状体变混浊,称白内障(cataract)。该病是常见眼病和主要致盲原因之一。

(1)临床表现:白内障的类型较多。按照病因分为老年性白内障、外伤性白内障和先天性白内障等。按照混浊程度又可分为完全性白内障和部分性白内障。

老年性白内障为最常见白内障,多见于50岁以后。它是全身老化,晶状体代谢功能减退的基础上合并其他因素形成的晶状体疾患。有研究发现遗传、紫外线、高血压、糖尿病、动脉硬化和营养状况等因素均与它的发病有关。老年性白内障的发病多为双侧性,但发病顺序可有先后,主要症状为进行性视力减退。它分为皮质性、核性和后囊下三大类,后囊下型常与核性及皮质性白内障同时存在。

1)皮质性白内障是最常见的类型,随着病程的发展可分为四期:即初发期、膨胀期、成熟期和过熟期。一般至成熟期后,患者的视力会明显减退,而过熟期则因晶状体的悬韧带发生退行性变,易引起晶状体的脱位。

2)核性白内障的晶状体混浊多从胚胎核开始,渐向成年核发展。早期由于晶状体周边部仍保持透明,故视力影响不大。这种白内障的病程发展慢,虽然病情发展至相当程度,但仍然保持较好的近视力。

3)后囊下白内障是在晶状体后极部囊下的皮质浅层出现金黄色或白色颗粒,并夹杂着小空泡,整个晶状体后区呈盘状。该类型白内障病程进展较慢,由于视轴区出现混浊,从而视力的影响出现较早。

外伤性白内障是由于眼球的机械性、化学性、电击性核辐射伤引起的晶状体混浊。先天性白内障是在胎儿发育过程中,晶状体发育障碍所致,发病原因有两类:一是遗传因素造成,多属于常染色体显色遗传;二是妊娠期母体或胚胎的全身病变对胚胎晶体造成的损害。

(2)超声表现:①晶状体的轮廓线清晰,回声增强,其完整的梭形显示充分(图3-28)。②晶状体内无回声区中出现斑点样、云雾样的回声。③眼轴正常,玻璃体内呈无回声区。④外伤性白内障除有上述征象外,尚见晶状体囊膜呈不规则的椭圆形或三角形,晶状体局部有回声增厚、增强表现,并可伴有玻璃体内异物及玻璃体内积血的声像图改变。

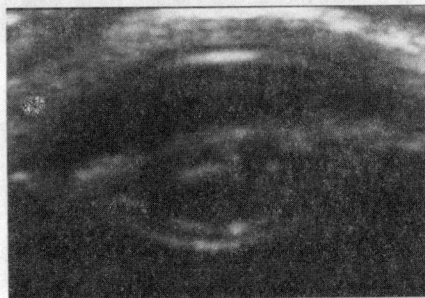

图3-28　白内障
晶状体前后囊增厚,回声增高(+…+之间)

有人将老年性皮质性白内障的四个分期进行声像图分期,具体超声表现如下。

1)初发期:以晶状体的前层壁回声增强为主,晶状体的形态显示完整的梭形,晶状体内无回声或少许点状回声(图3-29)。

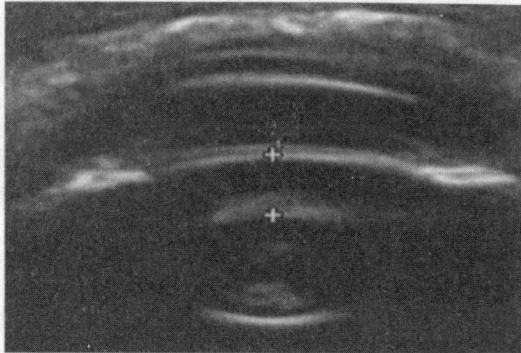

图3-29　白内障初发期

晶状体呈梭形,前后囊壁增厚,回声增高(+…+之间)

2)膨胀期:主要表现在晶状体厚度增宽,甚至最大厚度达10mm,其形态状似球形,晶状体内见点状回声(图3-30)。

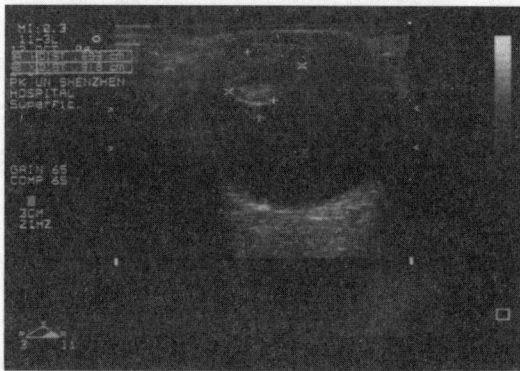

图3-30　白内障膨胀期

晶状体膨胀呈球形,囊壁明显增厚,透声差(箭头所指)

3)成熟期:表现为晶状体的回声增多、增强,甚至以强回声斑充斥其内为主要声学特征(图3-31)。

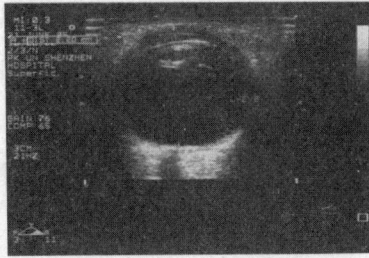

图 3-31　白内障成熟期

晶状体内充满强光斑回声(箭头所指)

4)过熟期:最少见。晶状体的厚度变小,内部回声斑明显。可合并晶状体的半脱位。

二维超声对白内障可获得直观性定性诊断,可为临床诊疗提供重要的信息。如临床选择晶状体囊外摘除及针吸术时则需要事先了解晶状体有无外形异常、后囊膜有否破裂和晶状体周围是否有炎性反应等,否则会造成手术失败。另外,在是否选择植入人工晶体及判定植入晶体的疗效方面,超声检查白内障有着其他仪器无可比拟的优势。所以超声在临床诊断白内障时,可作为首选检查方法。

2.晶状体异位　由于外伤及先天性等因素导致晶状体悬韧带部分或全部断裂、发育不全或松弛无力等原因,造成晶状体脱位或半脱位,称晶状体异位。

(1)晶状体完全脱位可发生三种情况:其脱位入前房;脱位入玻璃体;脱位嵌顿于瞳孔中。超声表现如下。

1)眼轴大致正常,眼球形态无改变。

2)晶状体的梭形回声大多保持完整。

3)晶状体回声的位置改变。位于前房的无回声区消失,内见梭形的回声物;位于玻璃体内中则无回声区内有一梭形回声,并有活动度(图 3-32);嵌顿于瞳孔中则见梭形回声物和睫状体之间的连线不成水平,之间有角度形成。

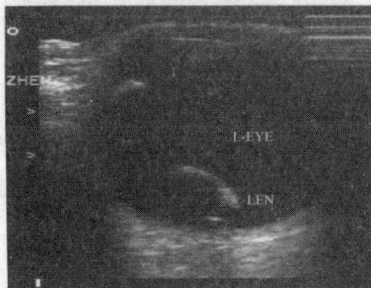

图 3-32　晶状体异位到玻璃体

正常晶状体位置未见晶状体,玻璃体内见梭形囊状物,为异位的晶状体

（2）晶状体不全脱位：一般通过测量眼球各方向的晶状体赤道部到睫状突的距离进行判断，距离相等则无晶状体脱位，距离不等则有晶状体不全脱位，一般晶状体向距离缩短的一方移位。

3.眼内人工晶状体　近年来白内障囊外摘除联合人工晶状体植入手术的开展已经越来越普及，UBM可以对位于虹膜前、后的人工晶状体进行检查，表现出重要的诊断价值。

（1）前房型人工晶状体：人工晶状体位于瞳孔区及虹膜表面，呈纺锤状边界清晰的强回声光环，内为无回声区，在房角周边部可见晶状体袢回声，在断面上呈斑点状强回声伴声影，利用UBM可以详尽的观察袢与房角及虹膜间的位置关系，了解其是否会阻塞房角而导致继发性青光眼（图3-33A、B）。

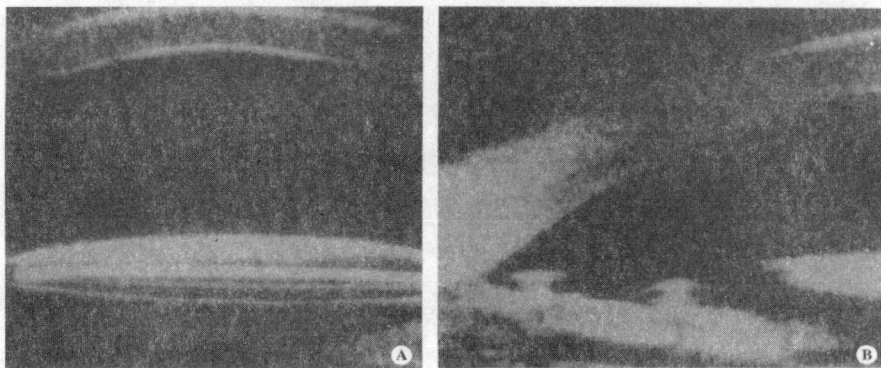

图3-33　A.前房型人工晶状体光学部；B.前房型人工晶状体袢

（2）后房型人工晶状体：声学性质与前房型类似，但袢的形态不同，仅见袢的切面呈强回声点状结构，但可以据此判断袢在囊袋内或睫状沟内，以及晶状体位置是否异常。有研究报道囊袋内为后房型人工晶状体植入的理想位置，可保证人工晶状体的良好位置，避免人工晶状体袢对色素膜组织的干扰及对血-房水屏障的损伤，从而减少并发症的发生。

（3）有晶状体眼后房型人工晶状体：植入物位于晶状体前囊与虹膜之间，声学性质同前房型。袢位于睫状突前下方，与其并不接触。有研究表明，有晶状体眼后房型人工晶状体植入手术，术后患者视觉质量全面提高，是在高度近视患者中值得广泛推广的手术方式。

第八节 青光眼

青光眼(glaucoma)是一组以特征性视神经萎缩和视野缺损为共同特征的眼病,病理性眼压升高是其主要危险因素之一,也是主要的致盲原因。

眼压是指眼内容物对眼球壁的压力。正常的房水循环途径为:房水由睫状突上皮细胞产生进入后房,经瞳孔流入前房,然后经前房角的小梁网抵达 schlemm 管、集合管和房水静脉,最后流入巩膜表层睫状前静脉。眼压的高低主要取决于房水循坏中的三个因素:睫状突生成房水的速率、房水通过小梁网流出的阻力和上巩膜静脉压。如果房水生成量不变,房水循环途径中任何一个环节发生阻碍房水不能顺利流通,眼压即可升高。大多数青光眼眼压升高的原因多为房水外流的阻力增高所致。

青光眼有多种分类方法,根据病因学、发病机制及发病年龄等,临床上通常将青光眼分为原发性、继发性和先天性三大类。原发性青光眼是青光眼的主要类型,多为双眼患病,但两眼的发病先后及病理损害程度可以不同,根据眼压升高时前房角的状态是关闭或是开放,又分为闭角型青光眼和开角型青光眼。据统计,我国以闭角型青光眼居多,而欧美以开角型青光眼多见。

1.原发性闭角性青光眼 是由于周边虹膜阻塞小梁网或与小梁网产生永久性粘连,造成前房角关闭、房水流出受阻,引起眼压升高的青光眼。

(1)急性闭角型青光眼:是一种以眼压急剧升高并伴有相应症状和眼前段组织改变为特征的眼病,是老年人常见致盲眼疾病之一,特别多见于 50 岁以上的妇女,男女发病率之比约为 1:4。

病因与发病机制:病因尚未充分阐明。

1)解剖因素:目前认为是主要的发病因素。其表现为:前房浅、房角窄,晶状体较厚、位置相对靠前,使瞳孔缘与晶状体前表面接触紧密,房水通过瞳孔时阻力增加,后房压力相对高于前房,推挤虹膜向前膨隆,前房更浅,房角进一步变窄,形成了生理性瞳孔阻滞,导致虹膜向前膨隆,一旦周边虹膜与小梁网发生接触,房角即告关闭,眼压急剧升局,引起急性闭角型青光眼急性发作。

2)诱因:情绪激动、精神创伤、过度疲劳、气候突变、暗处停留时间过久、暴饮暴食、使用散瞳剂等为本病的诱因。

3)临床表现及分期:按临床过程可分六期。①临床前期:多无明显自觉症状,但具有前房浅、前房角窄的解剖特点。②先兆期:一过性或多次反复的小发作,常因劳累或不适后在晚间发病,休息后可自行缓解或消失,一般不留下永久性损害。③急性发作期:在一定的诱因作用下急骤发病。症状:剧烈偏头痛、眼胀痛、视力迅速下降到眼前指数或光感,伴有恶心、呕吐等全身症状。体征有眼睑水肿,球结膜混合性充血;角膜水肿呈雾状混浊;前房极浅,如眼压持续增高,可致前房角大部分甚至全部关闭;房水浑浊,甚至出现絮状渗出物;眼底多因角膜水肿而看不清,眼压明显增高达50~80mmHg(6.65~10.6kPa);局眼压缓解后眼前段常留下永久性损伤。角膜色素沉着、虹膜扇形萎缩、晶状体前囊下有青光眼斑,诊断为急性闭角型青光眼急性发作期的三联征。④间歇期:症状可缓解或消失,但具有前房浅、房角窄的特点。⑤慢性期:房角产生广泛粘连,小梁网功能已遭受严重损害,眼底可见视盘呈杯状凹陷,称青光眼杯;视神经萎缩,并有相应视野缺损。⑥绝对期:眼压持续性增高,造成眼组织,特别是视神经严重破坏,视力可完全丧失。

4)UBM表现:急性闭角型青光眼多因瞳孔阻滞因素所致,临床前期可发现与青光眼有关的参数异常,如晶状体位置靠前,虹膜晶状体接触距离增大,中央前房深度变浅,虹膜膨隆,小梁虹膜夹角变小,房角开放距离变短等。前驱期可见前房浅、房角明显狭窄或部分关闭,用缩瞳药或周边虹膜切除后,前房角尚能开放。急性发作期可见角膜上皮水肿,前房极浅,房角大部分或全部关闭,部分病例可合并睫状体脉络膜脱离。眼压控制后前房角可能恢复,但往往遗留部分粘连(图3-34A、B)。

5)彩色多普勒超声:可探及患者眼动脉、睫状后动脉和视网膜中央动脉血流收缩期最大血流速度、舒张末期速度和平均流速均显著下降,阻力指数升高,说明眼局部血液循环障碍,视网膜微小血管的血流量减少,且这种病理改变与闭角型青光眼眼压的升高呈正相关。

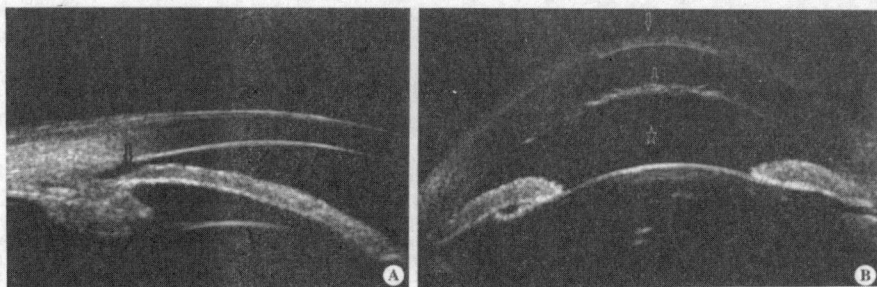

图3-34 A.急性闭角性青光眼;B.急性闭角性青光眼
虹膜晶状体接触距离增大、虹膜膨隆、房角裂隙样狭窄(箭头所指);
前房浅(☆)、房角关闭、角膜水肿(箭头所指)

（2）慢性闭角型青光眼：慢性闭角型青光眼房角闭塞是由于虹膜与小梁网接触后，逐渐发生粘连，使小梁功能渐进性受损，眼压逐渐升高，房角粘连的范围与眼压升高的程度成正比。

1）临床表现：为慢性过程，早期发作时仅有轻度眼胀、头痛、视物模糊。但因眼压逐渐升高，眼底及视野是进行性损害，病情隐匿，晚期可出现视盘凹陷、萎缩，视野损害，视力下降或完全丧失。根据虹膜状态分为虹膜隆起型和虹膜高褶型两种类型，前者多见。

2）UBM表现：虹膜膨隆型慢性闭角性青光眼常为多种因素所致的房角关闭，可同时具有浅前房、晶状体虹膜膈前移及虹膜膨隆、虹膜肥厚及睫状体位置前移、房角关闭特点等；高褶型慢性闭角性青光眼的特点是虹膜平坦，而周边虹膜增厚向前隆起，呈拥挤状，周边前房浅，中央前房稍浅或接近正常，同时伴有睫状沟的近似关闭或完全关闭（图3-35）。

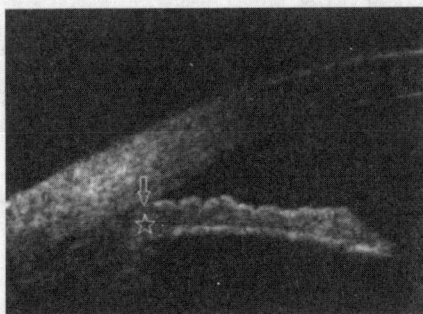

图3-35　慢性闭角型青光眼

周边虹膜肥厚（☆），虹膜根部附着位置靠前，房角关闭（箭头所指）

3）彩色多普勒超声：眼动脉和视网膜中央动脉收缩期血流最大速度和舒张末期血流速度均较正常眼明显降低，阻力指数明显增高，且这种改变与闭角型青光眼的病程密切相关，随病情进展，变化越显著。

（3）UBM在青光眼治疗中的作用：手术是原发性闭角型青光眼治疗的有效手段，超声生物显微镜检查可实现对房角等眼前段各种组织的形态学观察和定量测量，从而在手术前有利于明确闭角型青光眼的发病机制，如单纯性瞳孔阻滞型和非瞳孔阻滞型及多种机制并存型等，从而确定手术方案；手术后可通过UBM观察房角开放情况、虹膜周边切除孔、滤过通道及其内外口、巩膜瓣和滤过泡的形态及可能出现的睫状体脱离、脉络膜脱离、迟发性脉络膜上腔出血等术后并发症，从而指导治疗及随访。

2.原发性开角性青光眼　是由于眼压升高引起视盘凹陷萎缩、视野缺损,最后导致失明的疾病,其特点为:眼压虽高,房角始终开放。原发性开角型青光眼的眼压升高是由于房水排出通道的病变,使房水排出的阻力增加所致。病变部位主要在小梁网和 schlemm 管,其发病机制尚不明了,可能与遗传有关。

1)临床表现:①症状发病隐匿,大多患者无明显自觉症状,常到晚期,视功能遭严重损害时才发现;②眼压早期表现不稳定,随病程的进展,眼压逐渐增高。③眼底检查可见青光眼视盘凹陷。④典型视野缺损表现为:早期呈孤立的旁中心暗点、弓形暗点和鼻侧阶梯。随着病情进展形成典型的弓形暗点及鼻侧阶梯,晚期仅存管状视野和颞侧视野。原发性开角型青光眼诊断的三项诊断指标为:①眼压升高;②青光眼性视盘损害;③青光眼性视野缺损。在这三项诊断指标中有两项为阳性,同时前房角检查为开角,则原发性开角型青光眼的诊断成立。

2)UBM 表现:一般情况下多无阳性发现,房角开发,虹膜平坦。

3)B 型超声:一般无异常,晚期视盘凹陷。

4)彩色多普勒超声:文献报道开角型青光眼眼动脉、视网膜中央动脉、睫状后动脉血流速度减低,尤其以舒张末期减慢明显,阻力指数增高。

3.继发性青光眼

(1)眼外伤性青光眼

1)前房积血:眼球钝挫伤可引起前房大量积血,可发生溶血性青光眼或血影细胞性青光眼:①溶血性青光眼,是由于红细胞的破坏产物和吞噬血红蛋白的巨噬细胞阻塞小梁网而引起。②血影细胞性青光眼,是由于蜕变的红细胞阻塞小梁网而引起。

2)房角后退:眼球钝挫伤后,可发生房角后退性青光眼。表现与原发性开角型青光眼相似,其诊断要依靠外伤史,房角镜检查可见房角异常增宽。

3)眼异物伤眼异物伤后异物存留,可由于炎症、铜锈、铁锈的沉积,使小梁网发生阻塞引起眼压升高。

UBM 表现:血影细胞性青光眼时前房内许多高回声的血影细胞颗粒;房角后退性青光眼可见巩膜突至房角隐窝的距离加大,房角开放距离及开放度数增加;眼外伤后异物残留,可清晰显示异物位置及相应炎性改变。

(2)虹膜睫状体炎继发性青光眼:继发性青光眼是虹膜睫状体炎常见的并发症,产生的主要原因是虹膜后粘连引起的瞳孔闭锁及膜闭。由于瞳孔阻塞,后房压力高于前房,而发生虹膜膨隆,周边前粘连,以致眼压升高,引发继发性青光眼。

UBM 表现:可见睫状体水肿,且其水肿增大的程度与炎症的严重程度密切相关;虹膜后粘连,虹膜膨隆,虹膜周边前粘连。

（3）晶状体相关性青光眼

1）晶状体膨胀继发青光眼:在白内障的病程中,晶状体膨胀,推挤虹膜前移可使前房变浅房角关闭,引起类似急性闭角型青光眼的眼压升高改变。UBM 检查可见晶状体皮质水肿膨胀前移,内呈片状强反射回声,同时可见晶状体赤道部增厚;虹膜晶状体接触距离加大,前房变浅,房角关闭(图 3-36)。

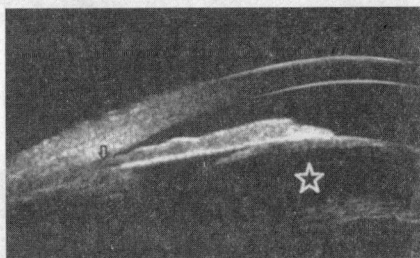

图 3-36　晶状体膨胀继发青光眼

晶状体皮质水肿增厚(☆),推挤虹膜前移,前房变浅,房角关闭(箭头所指)

2）晶状体皮质溶解性青光眼:见于过熟期白内障,变性的皮质可经晶状体前囊扩散到前房内,引发巨噬细胞反应,大巨噬细胞颗粒及变性的皮质阻塞房水排出通道,引起眼压升高。BUM 可见患眼前房加深,房角开放,前房角有大颗粒物存在,晶状体皮质呈不均匀强回声。

4.恶性青光眼　又称睫状环阻塞性青光眼,是一种严重的青光眼类型,较少见,多见于抗青光眼滤过性手术后。发病机制尚不明确,可能由于晶状体或玻璃体与水肿的睫状体相贴,后房房水不能流入前房而逆流至晶状体和玻璃体后方进入玻璃体腔,将晶状体-虹膜隔向前推,使前房变浅甚至消失,眼压升高。此类青光眼患者常具有小眼球、小角膜、前房浅、睫状环小、晶状体厚和眼轴短等解剖因素。大部分恶性青光眼可以通过玻璃体抽吸加前房重建术或白内障摘除术这样的常规手术恢复正常,个别病例需通过前部玻璃体切割等手术恢复前房和眼压。

UBM 表现:晶状体虹膜隔前移,前房部分或完全消失,睫状突肿胀且向前转位,晶状体赤道部与睫状突间的距离缩短,后房基本消失,部分病例伴有睫状体上腔无回声区-睫状体上腔渗漏(图 3-37、图 3-38)。

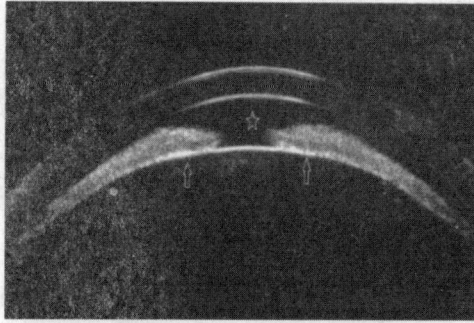

图 3-37　恶性青光眼

晶状体虹膜隔明显前移(箭头所指),前房极浅(☆)

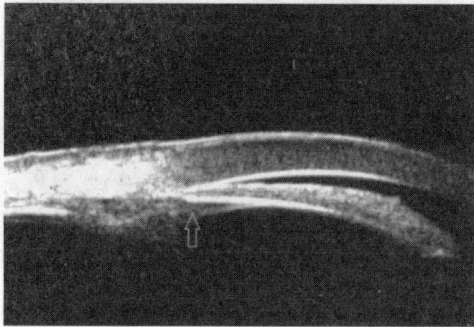

图 3-38　恶性青光眼

睫状突与晶状体相贴,后房基本消失(箭头所指)

5.先天性青光眼　是最主要的儿童致盲性眼病之一,多为胚胎时期房角组织发育异常,导致房水排出障碍引发的眼病,分为原发性婴幼儿型青光眼、青少年型青光眼和合并其他先天异常的青光眼 3 个类型,其中以原发性婴幼儿型青光眼最为多见。

1)临床表现:症状畏光、流泪、眼睑痉挛是常见症状;角膜扩张水肿,呈雾状混浊;瞳孔散大,对光反应迟钝;眼压升高及青光眼性视盘凹陷视力减退乃至失明。

2)UBM 表现:角膜前后面强光带边界模糊,呈水肿表现,前房深,巩膜薄,巩膜突解剖结构不清且相对位置发生变化,3/4 患眼的巩膜突位于房角顶点外侧或后外方,1/4 与虹膜相贴,虹膜薄而平坦,睫状突长度和厚度均大于同龄正常儿童,睫状突位置前移前旋向虹膜背侧,提示巩膜突发育不良或虹膜附着靠前是发病的病理基础(图 3-39、图 3-40)。

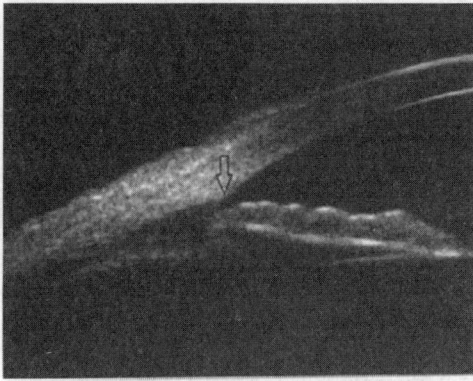

图 3-39　正常眼房角 UBM 图

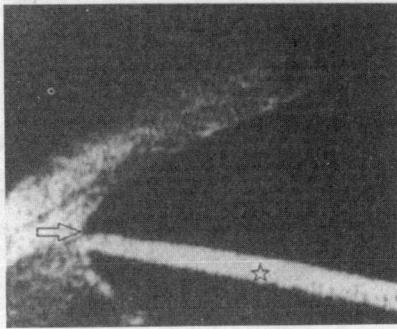

图 3-40　先天性青光眼房角 UBM 图

巩膜突位于虹膜根部附着处(箭头所指),虹膜薄而平坦(☆)

3)B 型超声:眼球增大,当屈光间质不清时有助于发现视盘病理性凹陷。

第九节　眼外伤

眼外伤为眼科的常见病,是由于眼球及其附属器直接受到外来的机械性、物理性或化学性伤害而造成眼的结构和功能损害所引起各种病理性改变,是致盲的主要原因之一。超声检查的无创性为眼外伤的诊断提供了新的帮助。

1.眼内异物(intra-ocular forein body)　是眼外伤中危害视力较严重的一种损伤。高速的异物击中眼球,穿透眼球壁而进入眼内,甚至可通过眼球进入眼眶内。

当眼球发生穿通伤后,进行必要的临床处理后,因及早对眼内各种异物进行确诊和定位,以便更好地采取妥当、安全的手术方法,有效地防止并发症和后遗症,最大限度地恢复视力。

　　由于许多异物通过检眼镜和 X 线等技术手段,无法观察和显示出来,尤其是屈光介质混浊时。而超声则可利用异物与周围组织之间声阻差而显示,特别在鉴别异物是位于眼球内,还是在眶内或镶在球壁上,传送探查有独到之处,并可同时发现并发症。此外超声通过磁性试验等辅助方法,能确定异物是否有磁性。因而超声诊断技术在眼内异物的早期发现方面,为临床提供了一种简便、迅速而又无创的检查手段。

　　(1)玻璃体内异物(foreignbody in vitreous):异物的物理性质不同,在超声表现上各异。

　　1)金属或砂石等异物呈斑块或点状强回声,后方伴声影(图 3-41)。

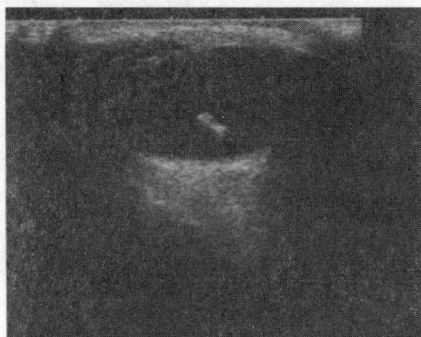

图 3-41　玻璃体内金属异物
玻璃体内见斑块状强回声

　　2)塑料、玻璃和竹木等异物,呈斑块或点状强或弱回声(回声低于金属、砂石),并多无声影存在(图 3-42)。

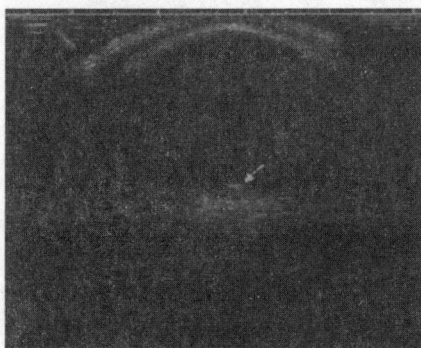

图 3-42　玻璃体内非金属异物(箭头所指)

　　上述异物,随眼球运动而移位。确定之后,用四体位法定位,具体过程如下:即分别在患者仰卧位、左侧卧位和坐位头低位时找到异物,测量异物与球壁间的距离。判断异物有否磁性,在图像上确定异物后,固定探头,嘱患者眼球勿动,而后持磁铁在近距离指向眼球靠近磁性物此时如有移动现象,则为试验阳性。

3)有些异物的强回声后方或两侧见强回声斑向外反射,称星状回声。当异物形状规则、表面整齐时,声束垂直入射到反射界面后,会在其后形成一层层距离相等的回声,越往后则回声越弱,直至消失,这种伪影称尾随回声。

(2)眼球壁异物(foreignbody at eyeballwall):如异物在视网膜下,异物回声与球壁回声紧贴,其表面有菲薄的、光滑整齐的强回声带,为视网膜回声。若异物镶入巩膜层,由于周围早期就出现出血、水肿,故除见异物回声与球壁回声紧贴外,尚见异物回声周围有低回声区环绕。眼球壁异物的后运动试验通常呈阴性。

(3)眶内异物(intra-orbital foreign body):因为眼眶内有神经、血管、肌肉及脂肪等组织,所以异物回声显示不如玻璃体内。随着仪器的不断更新进步,高分辨率的探头在这方面的应用会越来越多,对眶内异物的诊断水平会不断提高。

2.前房积血(hyphema)　见于眼球钝挫伤、眼前节手术或肿瘤性病变等,前者多见。临床表现与出血量关系密切,小量出血患者多无明显症状,积血量大时可遮盖瞳孔,导致视力下降或丧失。前房积血多在1周内吸收,形成血凝块者需要更长时间。UBM不仅可以观察前房出血及吸收状况,还能查找伴同的眼外伤情况,如引起出血的虹膜断裂、睫状体分离、房角后退等情况。前房出血主要表现:①少量出血前房内可仅见数个漂浮的点状回声;②中量出血多形成带状液平面,悬浮于房水中段,光点充满前房角;③多量出血前房内充满均匀的中强点状回声(图3-43)。

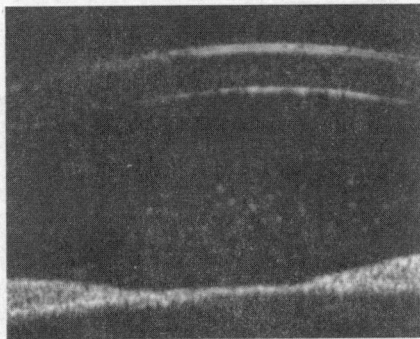

图3-43　前房积血
前房内见弱光点回声漂浮

3.虹膜根部离断(iridodialysis)　是指虹膜根部与睫状体连接处分离。正常虹膜厚薄不一,根部最薄,眼球顿挫伤时虹膜根部断裂比较多见。虹膜离断轻者可休息观察,重者可做虹膜缝合。

UBM可观察到虹膜根部连续性中断,与睫状体分离,呈无回声暗区。离断的虹膜可保持在原位,亦可移位远离睫状体及晶状体表面,甚至贴附于角膜后壁(图3-44)。

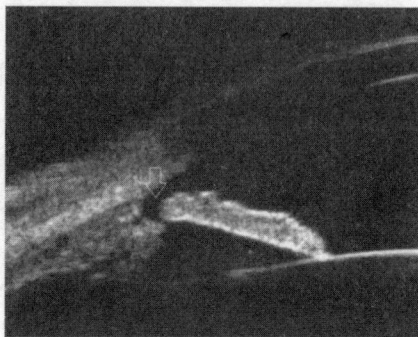

图3-44　虹膜根部离断
虹膜根部与睫状体分离(箭头所指),前房与后房交通

4.房角后退(angle-recession)　是以睫状体损伤为主的房角器质性改变,因虹膜根部和睫状体内侧环形肌撕裂向后移位导致房角加宽变形,是眼钝挫伤常见的并发症,文献报道其发病率达45%~94%,房角后退引起继发性青光眼占7%。

既往诊断房角后退的唯一方法是前房角镜检查,而UBM不受屈光介质影响,可以精确地测量房角后退的程度,在角膜混浊及前房积血的情况下尤为适用。UBM主要表现为:睫状肌内部出现裂隙状无回声区,较严重者睫状体底部与巩膜突完全分离,巩膜突暴露,小梁虹膜夹角增大,房角后退呈圆钝状(图3-45)。

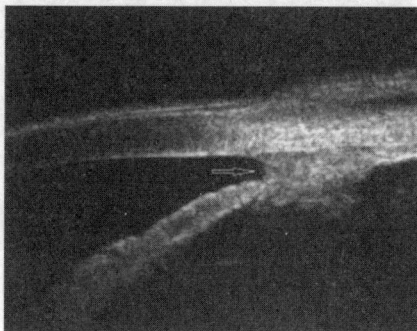

图3-45　房角后退
后退的房角呈圆钝状,睫状体与巩膜突完全分离

5.睫状体脱离(ciliary body dialysis)正常睫状体后连脉络膜,与巩膜之间仅为疏松连接,在解剖上存在着脱离的潜在因素。临床上常因外伤或手术的冲击,导致睫状体与巩膜附着处分离,房水自分离处进入睫状体-脉络膜上腔,导致持续性低眼压。如不及时治疗,可对患者视功能造成严重损害。UBM主要表现如下。

(1)所有睫状体脱离患者均表现为360°全周脱离,而非某一象限的脱离。这是由于睫状体上腔内无瓣膜,一旦有液体存留即可遍布整个睫状体上腔(图3-46)。

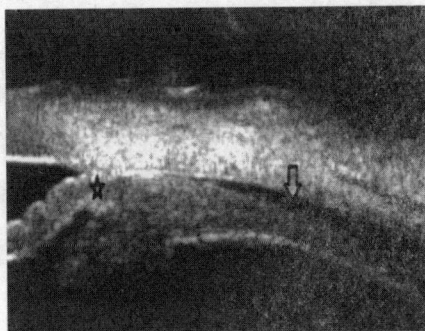

图 3-46　睫状体脱离

睫状体与巩膜间可探及无回声暗区(箭头所指),虹膜根部与巩膜仍相连(☆)

(2)巩膜与睫状体-脉络膜间存在无回声区,部分病例可扫查到虹膜、睫状体与巩膜突完全脱离,前房与睫状体上腔之间形成完全沟通的瘘口(即睫状体离断)。

(3)前房不同程度变浅。

6.巩膜裂伤　为外力或锐器刺破巩膜所致。常导致葡萄膜、晶状体、玻璃体损伤,亦可致眼内组织脱出,最终眼球萎缩。因此早期明确地诊断对挽救患者的视功能有极大的帮助。

声像图:巩膜连续性带状强回声消失,代之以不规则无回声区,延续至眶内软组织,部分病例伴有玻璃体积血、视网膜、脉络膜脱离。

第十节　视盘疾病

视盘是视神经眼内段的前表面结构,通常通过检眼镜、裂隙灯、荧光素眼底血管造影及视野检查进行诊断和鉴别诊断。超声检查作为辅助诊断手段,但对于屈光间质不清或某些特殊视盘疾病,超声检查可提供有价值的诊断依据。

1.视盘隆起性病变

1)视盘水肿:又称为视乳头水肿,它不是一个独立的疾病,而是一种典型的体征。由全身或局部的多种因素引起的视盘非炎症性、阻塞性水肿,临床上颅高压所致多见,多发生于双眼。

A.临床表现:视盘水肿早期视力不受影响,可伴发颅高压症状,如头痛、呕吐等;视盘水肿的晚期可继发视神经萎缩,出现周边视野向心性缩小的表现。

B.超声表现:视盘水肿的诊断主要依据检眼镜,而超声可准确测量视盘的隆起度,对于鉴别诊断有一定意义。

早期多表现为视盘前界面呈短线状强回声突起,其后为一透声裂隙,随水肿加重,视盘隆起突向玻璃体腔,两侧视网膜随之前移,但短距离后即逐渐平复。颅高压可引起视神经周围的蛛网膜下隙增宽,超声显示视神经轻度增粗。

C.彩色多普勒超声:可见视网膜中央动、静脉进入向前隆起的视盘内。一般以视网膜中央动脉的收缩期、舒张期血流速度下降为主要特点。

2)视盘炎:为邻近眼球的视神经的一种急性炎症,发病急,视力损害严重,多累及双眼,好发于年轻健康的青年人。

A.临床表现:多数患者双眼突发视物模糊,在1~2日内视力严重障碍,甚至无光感,可有眼球转动痛,少数人尚有头痛、头昏,但多无恶心、呕吐。视野改变主要是巨大的中心暗点,周边视野一般变化不大,炎症严重时也可有明显的向心性缩窄。视盘炎的病程,不论治疗与否,病后2周开始视力逐渐好转,1个月后常恢复到病前或略降低,但不论视力恢复多少,1~2个月后视盘必定会出现萎缩。

B.超声表现:多显示视盘稍隆起,边缘清晰。彩色多普勒检查视网膜的血供无明显增加。本病超声表现及眼底改变容易与早期视盘水肿混淆,多依靠临床表现及视力进行鉴别。

3)前部缺血性视神经病变:是以突发无痛性视力丧失、视乳头水肿、视野缺损为特征的综合症状的疾病,是中老年人群中常见的急性致盲性视神经病变。国内外诸多学者研究认为睫状后动脉低灌注是其重要发病机制。

超声表现:如合并视盘水肿,超声可见视盘回声隆起,隆起度与病变严重程度相关。彩色多普勒超声可提供有价值的诊断依据:视网膜中央动脉、睫状后短动脉收缩期峰值速度及舒张末期速度明显降低,阻力指数明显增加。

4)假性视盘水肿:是一种常见的视盘先天异常,多见于眼球较小的远视眼。由于视神经纤维通过较小的巩膜孔,神经纤维较拥挤,因而表现视盘边界不清和生理凹陷缺如。视盘可有轻微隆起,但一般不超过2D。

　　假性视盘水肿的眼底表现终身不变,无出血、渗出。视力及视野正常患者多有远视及散光。眼底荧光血管造影无异常,这对与其他疾病鉴别有重要价值。

　　超声表现:视盘表面短带状回声轻度向前移位,其中间部分微微向前突起。而早期视盘水肿的短带状回声中间断裂或凹陷,可与假性视盘水肿鉴别。

　　5)埋藏性视盘玻璃膜疣:又称为视盘透明体,是由视神经纤维退变轴质凝聚形成的玻璃疣状物,病因不明。多无明显临床症状,如果引起供血障碍可出现视力减退。

　　超声表现:可见视盘处的不规则扁平隆起病灶,呈不规则的类圆形强回声。目前认为 B 超检查是本病检出率最高的诊断方法。对于伴有近视的青年人,出现视盘周围脉络膜出血时,应高度怀疑本病,采用眼底荧光血管造影结合 B 超检查可大大提高本病的检出率(图 3-47)。

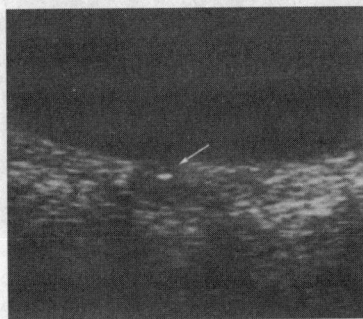

图 3-47　埋藏性视盘玻璃膜疣

(箭头所指强回声光斑)

2.视盘凹陷性病变

　　1)青光眼性视乳头凹陷:长期高眼压导致视乳头生理杯扩大,凹陷加深,当生理凹陷扩大时,视神经前端球壁局限性向后凹陷。

　　超声表现:凹陷区仅限于正常视盘范围,不超过视盘边缘,多位于视乳头颞下侧,凹陷程度较牵牛花综合征为浅(图 3-48)。

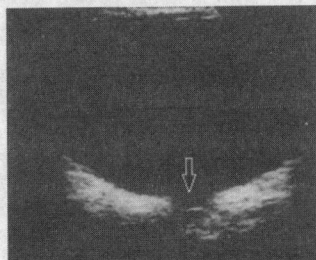

图 3-48　青光眼性视乳头凹陷

局限于视盘范围内的球后凹陷(箭头所指)

2)牵牛花综合征:是一种少见的先天性视盘异常,常单眼发病,视力不同程度减退,视乳头缺损合并视网膜血管异常。眼底镜检查可见特征性改变视乳头增大有白色中心,漏斗形凹陷,其周围有脉络膜视网膜色素萎缩环,粗细不等的血管自边缘爬出,形似牵牛花。

超声表现:视乳头向后呈梯形凹陷,边界清,底部平坦,呈无回声暗区与玻璃体腔无回声区相连续,在视神经弱回声区的衬托下,底部光带回声强,后方光带渐短,回声弱,似"彗星征"。由于凹陷内有胶质组织的存在,与玻璃体相延续的暗区内可有不规则低回声,但不伸入玻璃体腔,这是本病与视盘其他先天异常的主要区别。有1/3的患者伴有视网膜脱离带状回声(图3-49)。

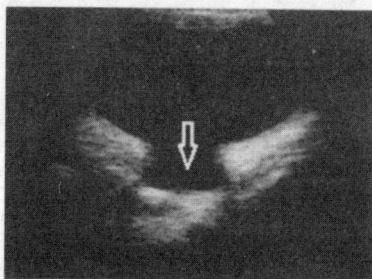

图3-49　牵牛花综合征
视盘向后呈"梯形"凹陷,暗区与玻璃体腔相通(箭头所指)

3)先天性视盘缺损:为胚裂近端的原始结构发育不全,视力明显低下,生理盲点扩大,一般是包括脉络膜缺损在内的视乳头缺损,缺损区较正常视乳头大数倍,凹陷较深,不见筛板。

超声表现:眼环完整,向后凹陷呈锥形,边界清晰,与视神经相连处球壁向后局限性膨凸,底尖,且回声强,向后逐渐减弱,似彗星征(图3-50)。

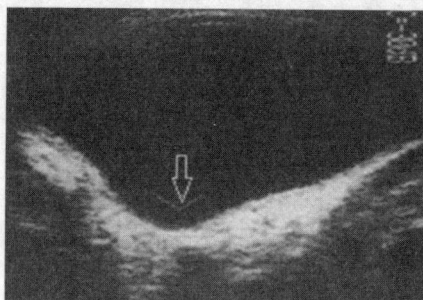

图3-50　先天性视乳头缺损
后极部球壁向后凹陷区较大,边界清晰(箭头所指)

上述视盘凹陷性疾病应与眼球后极部巩膜葡萄肿、先天性脉络膜缺损鉴别。

A.后极部巩膜葡萄肿:多见于高度近视,后巩膜扩张,声像图上表现为眼球前后径延长,后极部球壁向后膨出,视盘和视神经无异常。

B.先天性脉络膜缺损:为胚胎早期眼泡的胚裂闭合不全所致,缺损部位的巩膜较薄,在眼内压的作用下向后凸出。声像图上表现为视盘下缘向下的球壁局限性向后膨出,边缘陡峭,与视盘不相连,视盘正常。

第十一节　眼眶肿瘤

眼眶肿瘤(orbital tumor)可原发于眶内,或继发于眶周围结构和转移性肿瘤。良性多于恶性。眼眶肿瘤与眶内脂肪相比属于低回声物。眶内病变超声显示非常清楚,显示符合率高达95%以上。

眼眶内肿瘤的超声定位,尤其要注意它和视神经的关系,因为这对于临床治疗方法和手术进路有着重要意义。超声定性诊断,应根据肿瘤的位置、形状、境界、声学特征和压缩性而定。

1.海绵状血管瘤(cavernous angiorma)　是成人最常见的眶内肿瘤,多发于20~50岁,我国男性患者略多。因瘤体呈海绵状而得名。

(1)病理概要:海绵状血管瘤呈类圆形,具有厚薄不一的包膜,并由包膜向内伸展出分隔,将血管瘤分成许多不规则的腔,有的大腔内见部分或完全的血栓形成。海绵状血管瘤的供养通道很小,叫血管瘤门。

(2)临床表现:发病和进程缓慢,往往由他人先发现症状。主要是患眼轴性眼球突出,通常无疼痛和视力减退现象。但肿瘤发生在眶尖或体积发展到较大时,可有视力减退,视乳头萎缩或水肿及眼球运动障碍等,如发生暴露性角膜炎或眶内神经受压迫时,有疼痛出现。

(3)超声表现

1)多发于肌肉圆锥内,视神经的外侧上下方处。

2)圆形或椭圆形占位病灶。

3)边界清晰、圆滑完整。

4)内部回声强(与其他眶内肿瘤比较),回声分布均匀。

5)有一定程度的声衰减现象,但后界回声可见。

6)压迫眼球会使肿瘤出现压迫现象。

7)彩色多普勒超声显示肿瘤内缺乏血流信号,常测不到频移。

2.泪腺混合瘤(mixed tumor of lacrimal gland)　是泪腺腺泡和腺管细胞形成的良性肿瘤,因其含有中胚叶成分,和来自二层腺管上皮的组织结构,故称"混合瘤"。

本病多发生于成年人,病程长,发展慢。患眼眼球前突,向内下发移位。在眶外上方可触及硬性肿物,无压痛,不能推动。如肿块突然增长较快,提示可能发生恶变。超声扫描可有如下发现(图 3-51)。

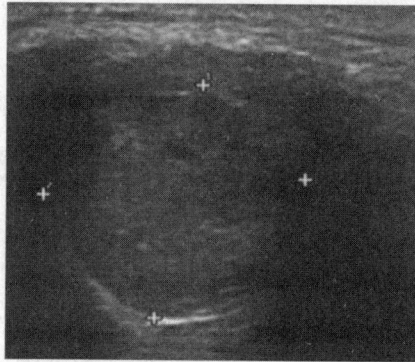

图 3-51　泪腺混合瘤
泪腺区实性团块,圆形,边界清晰,内部呈中等回声

(1)眼眶外上方椭圆形占位病变。

(2)境界清楚,锐利而圆滑。

(3)内部回声中等,回声分布尚均匀。

(4)肿块组织声衰减少,后界回声清楚。

(5)探头施加压力,肿瘤无压缩性。

(6)可引起眼球明显压迫变形。

(7)恶性混合瘤常显示边界不清晰,向周边侵犯等改变。

3.眶皮样囊肿(dermoid cyst the orbit)　为眶先天性肿瘤的一种,多见于出生后至十余岁间,偶可见于成人。它可发生于眶上缘,位于皮下可触及,也可发生于眶内,但是位于较深的骨膜之外。

(1)病理概要:皮样囊肿是面骨形成时,由于从外胚叶游离出一些表皮成分,在胚胎骨裂闭合时嵌入上皮残屑之故。镜下见囊壁有典型的马氏上皮皮脂腺和汗腺,囊液呈液浆样、脂汁或全为液体,混杂脱落的上皮残屑,也能发现脂肪酸结晶和钙化点。囊壁上如有致密的结缔组织形成,表示有严重的炎症发生。

(2)临床表现:眼球突出为主要病症之一。通常无疼痛和眼球运动障碍现象。视力长期保持正常,或可引起屈光改变。

（3）超声表现:见眶内有圆形、半圆形占位病灶,范围可超出眶内界线。境界清楚,但内部回声强弱不等。囊性结构的液性暗区中有实性物的回声,如囊液内有上皮脱离物和毛发等,则肿物回声呈多回声性,回声增强,这点需与海绵状血管瘤相鉴别,后者内部回声均匀,肿瘤位于肌肉圆锥内。皮样囊肿有明显的压缩性。

4.泪腺恶性肿瘤　该病多见于老年人,约占泪腺肿瘤的1/4。组织学上该肿瘤由未分化的瘤细胞构成,并被大小不等,含有黏液物质的囊样间隔分隔,故又称囊腺瘤。

（1）临床表现:病程发展迅速,很早出现复视和疼痛症状。眼球向内下方突出,眼球运动障碍。肿瘤除向眶内浸润生长外,尚发生远处转移。

（2）超声表现

1）早期在眶的外上方出现病灶,病程晚期侵犯全眼眶,甚至超出眶壁界限。

2）肿瘤境界不规整,形态不规则。

3）内部回声弱,声衰减明显,后界往往显示不清楚。

4）加压探头时眼眶疼痛,肿瘤不变形。

5.眼横纹肌肉瘤(rhabdomyosarcoma of the orbit)　亦称横纹肌母细胞瘤,是儿童时期最常见的眶内恶性肿瘤,由将来分化为横纹肌的未成熟间叶细胞发生,在成人中极罕见。

（1）病理概要:眼横纹肌肉瘤组织学上分胚胎型、腺泡型和多形性三种。其中以胚胎型最多见,而腺泡型的恶性程度最高。

（2）临床表现:按肿瘤发生的部位可分为眶部、眶睑部和睑部横纹肌肉瘤三种,以眶部最为常见。

本病发病急,进程快,发病1~2周即见单侧眼球突出,眼球向前下方突出,伴有疼痛和流泪现象,严重者出现眼球运动障碍及视力减退现象。眶缘处可触及相当硬度的肿物。有时肿块突然增大,有波动感,可能因肿瘤组织坏死出血等所致。往往红、肿、疼痛,结膜充血、水肿,眼球运动明显受限,易误诊为眶蜂窝织炎。易出现颅内、口腔和鼻腔的转移,或很快死于肝、肺的早期转移。

（3）超声表现

1）肿瘤发生的部位较多,一般常见于眼眶的外上方。

2）由于肿瘤发展迅速,膨胀向外,常有不完整的假包膜形成,故肿瘤的境界清楚。

3）肿瘤内部呈弱回声,回声分布不均匀,可有坏死液化腔的暗区出现。

4）肿瘤内部声衰减弱。

5)肿瘤大多没有压缩性。

6)可见眼球筋膜囊积液现象,即在眼球外有一弧形的暗区。

6.神经鞘瘤(schwannoma)　是周围神经鞘细胞形成的良性肿瘤,在眶内可发生于第三、四、六颅神经,眼神经和自主神经的神经干和分支。

早期为渐进性眼球突出,类似海绵状血管瘤症状。眼神经分支受压迫者可有自发性疼痛和触痛。

超声见眼眶内有圆形或椭圆形占位病变,如神经干较粗者,尚见与之相连的神经干带状暗区。肿瘤边界清晰、光滑,可有压缩性。内呈低回声,此可与呈高回声的海绵状血管瘤鉴别。

7.视神经鞘脑膜瘤(menimgioma of vaginaenervi optici)　起源于视神经的脑膜,分原发于眶内和继发于颅内两种。可发生在任何年龄,以中年女性为多发。

该病在眶内并不多见。早期临床表现为视力减退,视乳头水肿和眼球突出。所谓视神经鞘脑膜瘤四联征,即为视力丧失,慢性视乳头水肿性萎缩,眼球突出和视神经睫状静脉扩张。

超声见眶内肌肉圆锥中视神经回声增粗,并有块状占位病变。肿瘤边界清楚,整齐,内部回声弱,声衰减现象明显。

8.视神经胶质瘤(optic glioma)　是视神经胶质细胞(星形细胞)增生形成的良性肿瘤。临床上最常见于儿童,80%的患者年龄在10岁以下,视力减退、视乳头水肿和视神经萎缩等症状早期即可出现,之后会有眼球突出症状,有向颅内蔓延倾向。

超声扫描见肿瘤位于肌肉圆锥中央处,边界清楚,内部回声随扫描平面的不同而异,这是由于视神经内反射界面与声束入射角不同的缘故。当轴位扫描时,因扫描声束和肿瘤界面平行,而肿瘤内回声较弱;横切肿瘤时,肿瘤内回声较强。肿瘤内部声衰减适中。

眶内肿瘤的彩色血流显示率偏低。有人曾将此类肿瘤的彩色多普勒图像分内部供血丰富、供血不丰富、内部为静脉血流及内部无血流四种。恶性肿瘤大都显示其内有丰富血流信号,管径较粗,分支多,频谱呈现高流速的动脉血流。良性肿瘤则相反,瘤内血流信号稀疏,频谱上见血流速度低。并且大部分良性肿瘤均无血流型,如脂肪瘤、良性泪腺瘤、视神经胶质瘤和皮样囊肿等。少数静脉性肿瘤内见瘤内呈静脉血流信号,频谱呈示低速静脉血流。

使用高频率探头,在二维图像上能清晰显示眶内的肿瘤,并可在实时下观察肿瘤和邻近重要结构的关系;随时改变声束扫描方向,确定肿瘤的空间位置,为临床治疗方案提供重要信息,同时又可结合 X 线、CT 和 MIR 检查结果,了解眶内肿瘤和颅骨及颅内之间的关系,动静结合,取长补短,丰富了影像学对这方面疾病诊断的内容。另外,由于超声检查具有简捷、无创、经济和可重复性检查等优点,可帮助临床随诊进行治疗效果的观察。相信随着超声引导下介入技术的不断发展,该领域中的应用也会有很大的发展前途。

第四章　乳腺疾病

第一节　解剖概要

女性乳腺位于第 2~6 肋间浅筋膜的浅深两层之间,自胸骨旁线向外可达腋中线,贴附于胸大肌和部分前锯肌表面。乳腺组织由 15~20 个腺叶构成,每个腺叶又可分为若干小叶,每一腺叶发出一输乳管,末端开口于乳头。乳腺腺叶与输乳管都以乳头为中心,呈放射状排列,脂肪与结缔组织充填于乳腺腺叶、输乳管之间。乳腺由浅至深依次为:皮肤、皮下脂肪、浅筋膜浅层、腺体层、浅筋膜深层、胸大肌、肋骨。乳腺腺叶间结缔组织中有许多与皮肤垂直的纤维束,一端连于皮肤和浅筋膜浅层,一端连于浅筋膜深层,称乳腺悬韧带或库柏韧带(cooper ligament)。

乳腺由主质和间质共同构成。主质包括乳腺导管系统和小叶;间质由脂肪、纤维结缔组织、血管、淋巴管、神经等构成。乳腺小叶是构成乳腺的基本单位,由小叶内末梢导管、腺泡和小叶内间质组成。由末梢导管和小叶共同构成末梢导管小叶单位(terminal ductal-lobular unit),此处是各种乳腺增生性病变及乳腺癌的主要发生部位。

乳腺结构随着年龄、激素水平、生理情况变化而有所不同,在妊娠、哺乳期时乳腺小叶和导管高度增殖,而在绝经后腺体组织逐渐萎缩,代之以结缔组织。

第二节　探测方法及正常声像图

1.检查前准备　无特殊准备。

2.体位　一般取仰卧位,双手上举至头上,充分暴露乳腺及腋窝等部位。检查乳腺外侧象限时,可调整为面向对侧的半侧卧位;检查乳腺下部时若乳腺较大,需用手向上托起腺体。

3.探头频率　选用 7.5~12MHz 的高频线阵探头。

4.扫查方法　由于乳腺腺体范围较大,每位检查者应按固定程序进行扫查以免遗漏。一般先右后左,对于每一侧乳腺,有以下两种方法:①按顺时针或逆时针顺序,以乳头为中心向外做辐射状扫查;②按先横切后纵切的顺序,从上到下、从左到右逐一切面扫查。无论采用何种扫查方法,内侧必须扫查至出现胸骨声影,外侧必须扫查至腋前线,乳腺结构完全消失,上界和下界也须至乳腺结构完全消失,每次扫查范围应有重叠,不留空隙。最后还应探查双侧腋窝处是否有副乳组织及淋巴结。

　　超声标准断面及测量:经乳腺腺体最厚处的纵、横断面,通常于乳腺外上象限处取得。在此断面上测量乳腺最大前后径即厚度;乳头下方主导管长轴断面,测量乳头下方主导管宽度。

　　如果超声检查发现了乳腺病灶,应对其位置进行准确、标准的描述,描述内容包括:左侧/右侧;时钟方向显示肿块所在方向;肿块距乳头的距离。例如,右乳外上象限 10 点钟距乳头 3cm 处。

　　超声检查注意事项:探查乳腺时探头应轻放于皮肤上,不宜加压,以免改变肿块形态、位置等,特别是探查肿块内血流时,加压会使小血管不显示。探查乳腺腺体组织的同时,应观察前后筋膜层、库柏韧带等的形态,注意是否有病变。

　　5.正常乳腺图像及正常值　正常乳腺由浅至深:皮肤呈一增强光滑的弧形光带,正常厚度<2mm。皮下脂肪层位于皮肤与乳腺腺体层之间,脂肪小叶为低回声,浅筋膜为薄而细的光带,插进脂肪组织及乳腺组织内。库柏韧带在皮下脂肪层中显示最清晰,表现为中等回声的条索状结构与皮肤相连。乳腺腺体层,在皮下脂肪层下方,回声比皮下脂肪层强,声像图表现因其内分布的乳腺小叶和导管,以及脂肪、纤维组织的量不同而变化。乳腺小叶和导管呈低回声,乳腺导管从乳晕呈放射状进入腺体层,宽度一般<3mm,哺乳期增宽。乳腺腺体后脂肪层通常比皮下脂肪层薄,浅筋膜深层位于其间呈带状回声,该层后方为胸大肌。部分腺体后脂肪突入腺体层内,会造成类似肿块的假象,应仔细加以鉴别(图 4-1)。

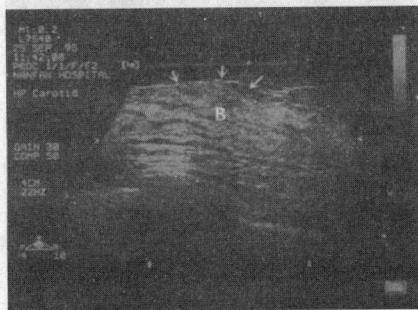

图 4-1　正常乳腺声像图

箭头所指为乳腺腺体组织，B 为乳腺

在皮下脂肪层内常可见乳腺血管与库柏韧带的走行方向平行。在乳头附近的血流信号最丰富。

乳腺的大小差异较大，尚无统一的正常值标准。在超声检查时应根据被检查者的年龄、所处的生理期，如青春期、性成熟期、妊娠期、哺乳期及绝经期，加以判断。同时应双侧对比，以便判断是否有异常。

第三节　乳腺增生症

乳腺增生症是最常见的乳腺疾患，好发年龄为 30~50 岁。本病的发生与内分泌紊乱，尤其是雌激素增高有关。临床症状表现为双侧乳腺周期性胀痛，月经前 3~4 日疼痛加剧，月经来潮后症状减轻。乳腺组织内可触及多个大小不等的质韧结节，呈圆形或条索状。

1 病理概要　乳腺增生症是一组乳腺主质和间质不同程度增生的病变，表现为乳腺小导管增生、扩张形成囊腔，导管及腺泡周围纤维组织增生。

2.超声表现

（1）乳腺腺体结构紊乱，低回声的小叶结构增大。

（2）乳腺腺体内可见多个大小不等无回声区，边界清，后方回声增强（图 4-2）。

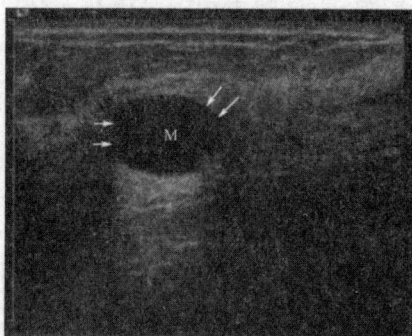

图 4-2　乳腺增生症

乳腺腺体组织内见无回声液性暗区（箭头所指），M:液性暗区

（3）乳腺腺体内可见大小不等的中等回声或低回声实性结节，圆形或椭圆形，边界清，呈瘤样改变，彩色多普勒检查常无血流信号。

3.鉴别诊断　乳腺瘤样增生，需与乳腺癌、乳腺纤维腺瘤相鉴别。鉴别困难时,应定期随访或超声引导下穿刺活检。

第四节　乳腺炎

乳腺炎(mastitis)多发生于哺乳期妇女,尤其是初产妇,近年来非哺乳期乳腺炎发生率增高,可见于其他各年龄层妇女。临床表现有不同程度发热、患处乳腺红肿、疼痛、乳腺肿块及患侧腋下淋巴结肿大。

1.病理概要　细菌通过伤口或乳头裂缝进入乳腺导管,乳腺导管阻塞是一个主要的易感因素,若治疗不当,可形成慢性乳腺炎。

2.超声表现

(1)乳腺炎初期,受累局部出现界限不清的强弱不等回声,病变与周围正常组织无明显分界。

(2)脓肿形成早期,液化不完全,肿块呈囊实性,壁厚,不规则,内部透声差,见细密点状回声。探头加压可见脓液流动。脓肿完全液化后,内部为无回声,边界相对清晰(图4-3)。

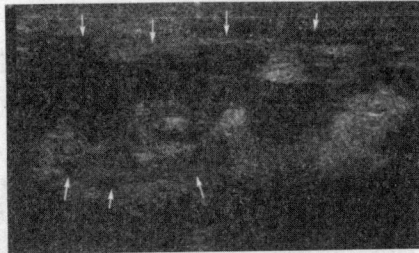

图4-3　乳腺炎脓肿形成
形态不规则,边界欠清,内部透声差,见细密点状回声(箭头所指)

(3)病变所在处的皮肤增厚、水肿。

(4)炎症期彩色多普勒超声可见脓肿周边、脓肿内未完全液化的部分有较丰富的血流信号,血流速度增快。

3.鉴别诊断　乳腺炎不同阶段声像图表现可与乳腺血肿、乳腺囊肿、乳腺癌等类似。乳腺炎有红肿热痛感染症状,乳腺血肿常有外伤或假体植入手术史。乳腺囊肿边界光滑整齐,壁薄,液性暗区透声好,而乳腺炎脓肿形成时脓肿边界不清,壁厚,液性暗区透声差。乳腺炎反复发作病程迁延伴病灶纤维化时声像图回声杂乱,与乳腺癌表现相似,鉴别困难时需要穿刺活检明确诊断。

第五节　乳腺肿瘤

一、乳腺纤维腺瘤

纤维腺瘤(breast fibroadenoma)是最常见的乳腺良性肿瘤,发生与雌激素刺激有关,常见于生育年龄的妇女。通常表现为无痛、实性、边界清楚的结节,光滑,活动度好,与皮肤无粘连,部分呈多发。

1.病理概要　肿瘤呈实性,可呈分叶状,有完整包膜,由增生的结缔组织及导管和腺泡构成。腺体成分较多者,质地软,呈浅红色;纤维成分较多者,质地硬。病程长的纤维腺瘤可发生玻璃样变、黏液变性和钙化。

2.超声表现

(1)肿块呈圆形、椭圆形或分叶状。

(2)边界清晰,包膜完整,有侧方声影,可后壁回声增强。

(3)内部回声均匀,与乳腺实质相比为低回声,后方无衰减。

(4)与周围组织无粘连,加压时,可被轻度压缩。较小的纤维腺瘤往往无彩色血流信号,较大的肿瘤周边及内部可见彩色血流信号,内部甚至可出现较丰富血流信号(图4-4)。

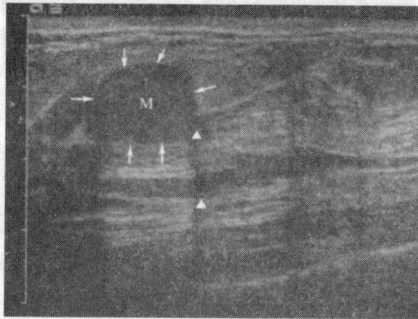

图4-4　乳腺纤维腺瘤

肿块呈圆形,边界清晰,包膜完整(箭头所指),后方无衰减,有侧方声影(如 A 所指)

3.鉴别诊断　多数纤维腺瘤有典型的超声声像图表现,结合患者年龄,可明确作出诊断。但是部分纤维腺瘤由于组织构成不同,声像图表现可出现变性和钙化,此时需与乳腺癌鉴别。乳腺癌多呈浸润性生长,形态不规则,无包膜,边缘呈毛刺状,肿块纵径大于横径,团块内常出现微钙化灶堆积,团块后方伴声衰减。

二、乳腺导管内乳头状瘤

乳腺导管内乳头状瘤(breast intraductal papil-loma)可分为位于乳晕区的中央型(大导管)乳头状瘤及起源于末梢导管小叶单位的外周型乳头状瘤。中央型乳头状瘤可发生于任何年龄,但大多见于40～50岁,单侧乳头溢液,特别是血性溢液是最常见的临床症状,少数病例可在乳晕区触及肿块。外周型乳头状瘤常无明显的临床症状。

1.病理概要　　基本病理改变是导管上皮和间质增生,形成有纤维脉管束的乳头状结构。

2.超声表现

(1)典型的表现为病变导管囊状扩张呈无回声,内可见乳头状低回声或中等回声实性小结节(图4-5)。

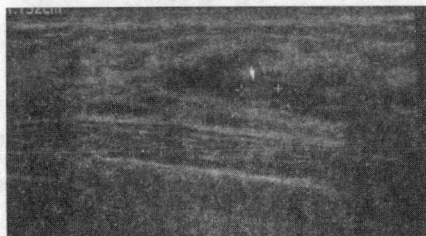

图4-5　乳腺导管内乳头状瘤
扩张的乳腺导管内见实性结节(箭头所指)

(2)部分导管内乳头状瘤声像图表现与乳腺其他良性肿瘤相同,表现为腺体组织内低回声的实性结节,尤其是外周型导管内乳头状瘤。彩色多普勒超声在部分导管内乳头状瘤中,可见较丰富血流信号,部分导管内乳头状瘤彩色多普勒血流成像无特异性。

3.鉴别诊断　　导管内乳头状瘤应与乳腺增生症相鉴别,后者也可见导管扩张,但通常导管内无乳头状实性回声。导管内乳头状瘤与导管内乳头状癌临床上都常出现血性溢液,超声图像难以鉴别时可行纤维乳管镜活检确诊。

三、乳腺癌

乳腺癌(breast carcinoma)已成为我国妇女发病率最高的恶性肿瘤。乳腺癌早期无症状,常为偶然触及,表现为一侧乳房无痛性肿块,质硬,以后随着肿块增大侵及筋膜、库柏韧带及堵塞淋巴管,肿块处皮肤凹陷,乳头下陷并出现橘皮样改变。

乳腺癌和乳腺良性病变的发病率在不同年龄组的分布有差异,良性病变常见于年轻女性,恶性病变多见于老年妇女。

1.病理概要　起源于乳腺上皮的恶性肿瘤,最常见的是起源于末梢导管-小叶单位的上皮细胞。

2.超声表现

(1)肿块形态不规则(图4-6):形态不规则是乳腺癌最为常见的表现,是诊断乳腺癌敏感性最高的超声征象。

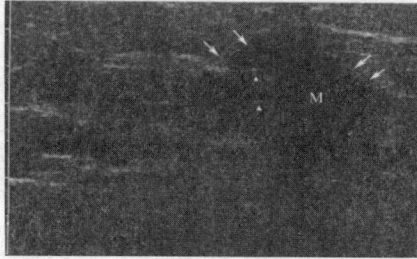

图4-6　乳腺癌

形态不规则,内见簇状分布微钙化(箭头所指),M:肿块,△:微钙化

(2)边界不清与毛刺状边缘:肿块周围形成薄厚不均的强回声晕或边缘呈毛刺状(图4-7),强回声晕及周边毛刺征是乳腺癌向周围组织浸润生长的典型特征。

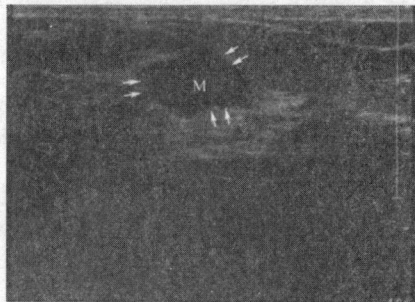

图4-7　乳腺癌

肿块周围厚薄不均强回声晕,边缘呈毛刺状(箭头所指),M:肿块

(3)肿块纵横比>1:指肿块生长不平行或垂直于乳腺腺体轴向,即高大于宽。该征象尤其常见于小乳腺癌(图4-8)。

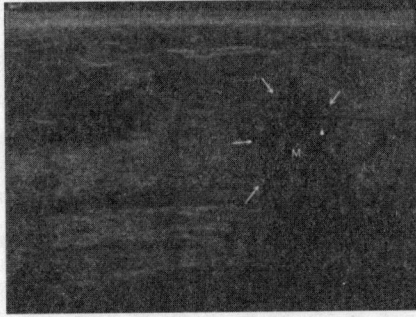

图4-8 乳腺癌

肿块(M)呈纵向生长,后方可见声衰减,内见微钙化(箭头所指),A:微钙化

(4)肿块内部回声与乳腺腺体、脂肪组织相比,多呈明显的低回声,病灶后方常见回声衰减。小乳腺癌常呈均匀低回声,而较大癌肿可能因内部出血、坏死而出现囊性成分。

(5)微小钙化:肿块内部常伴有微小钙化,多为簇状分布(图4-6、图4-8),是在组织坏死的基础上产生的钙盐沉积。

(6)间接征象:包括库柏韧带连续性中断、皮肤水肿增厚和腋窝淋巴结肿大形态失常(图4-9)。

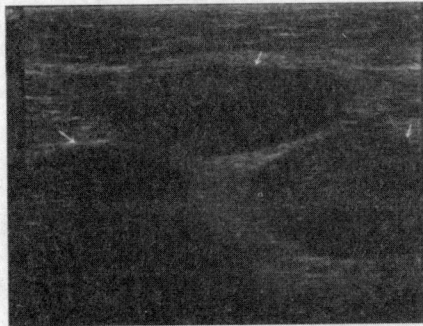

图4-9 乳腺癌腋窝淋巴结转移

腋窝淋巴结肿大呈类圆形,相互融合,淋巴结门消失,部分淋巴结内见细点状钙化灶(如箭头所指)

(7)彩色多普勒乳腺癌常表现为血流信号丰富,肿瘤越大、分化越差,血流越丰富。乳腺癌频谱多普勒常表现为高速、高阻的频谱特点,肿瘤中心与周围部位的频谱形态有差异。但是,良恶性病变在动脉频谱峰值流速、阻力指数、搏动指数等方面有一定程度的重叠,仅凭频谱多普勒结果难以鉴别良恶性。

3.鉴别诊断 首先,要注意患者的年龄、症状和体征,考虑不同年龄的患者发生乳腺癌的危险性。乳腺肿块的超声声像图鉴别诊断,应该从肿块的形态、边界、边缘、内部回声、是否伴有钙化等多个方面仔细分析,寻找病变有无恶性征象;如果病变没有任何的恶性征象,同时病变的形态为圆形或椭圆形,边界清晰或有完整的包膜,则考虑病变为良性可能性大,可随访。值得注意的是,乳腺良、恶性肿瘤超声声像图表现有重叠,乳腺癌的诊断不能单凭其中任何一种征象,必须综合考虑。

近年来超声检查技术有了较大的发展,三维超声影像技术逐渐成熟,可获得二维超声难以获得的乳腺冠状面图像,从而更好地观察肿瘤的边界、浸润及整个瘤体的血管分布情况,提供更多的诊断信息(图 4-10)。超声弹性成像技术发展迅速,为判断乳腺病灶的硬度及性质提供了一种新的有价值的方法,具有较好的临床应用前景。

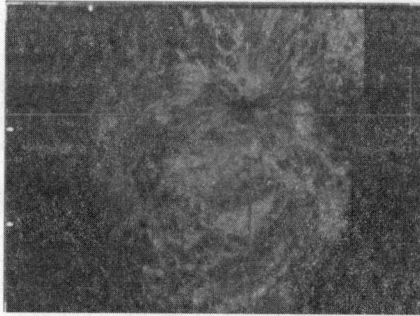

图 4-10　三维超声显示乳腺癌冠状面

第五章　正常超声心动图

作为一项无创伤心脏疾病诊断新技术,超声心动图(echocardiography)自20世纪50年代问世以来,已取得了迅速的发展。如今不仅有了当初的M型超声心动图,还有了二维(或称B型)超声心动图、对比(或称心脏声学造影)超声心动图、频谱多普勒及彩色多普勒超声心动图、经食管超声心动图和最近发展起来的三维超声心动图,这一系列新技术、新方法的临床应用,推进了现代心脏病学的发展。为了正确地理解和掌握这些新技术的原理和方法,我们有必要对心脏的解剖作一简要复习。

第一节　解剖概要

心脏(heart)是中空的肌性器官。由于它的节律性的收缩而驱使血液流动。

一、心脏的外形及位置

心脏类似一个倒置的圆锥体,约相当于其本人的拳头大小。其尖端钝圆叫心尖,指向左前下方;其底宽阔叫心底,朝向右后上方,有大血管相连。其中肺动脉位于左前,主动脉位于右后;上腔静脉位于右上,而下腔静脉位于右下;心底部的后下方有左右两对肺静脉连于左心房。心脏的纵轴是斜向的,与身体的正中线约成45°角。其前面略隆起,靠近前胸壁,称胸肋面;其后下面较平缓,与膈相邻,称膈面。两相交处形成两缘,右缘较锐朝向右下方向,左缘钝厚朝向左上方。

心脏表面有三条浅沟:在心底附近有环形的冠状沟,它将心脏分为前、后两个部分,前部较大称心室,后部较小为心房;心室的前、后面各有一纵向的沟,分别叫作前室间沟和后室间沟,它们是左、右心室的表面分界标志。左、右心房各有一个称为心耳的三角形突向前方。

心脏位于前纵隔的下部,膈肌中心腱的上方,其前方为胸骨体和第2—6肋软骨,后方与食管及主动脉邻接。整个心脏约2/3在正中线左侧,1/3在右侧。从前面观察心脏可看到右心房和右心室的大部分,而左心房和左心室只能见到小部分。

心脏前方大部分被肺和胸膜遮盖,只有胸骨左缘 3~5 肋间突出,此处为超声心动图检查的"声窗"(图 5-1)。

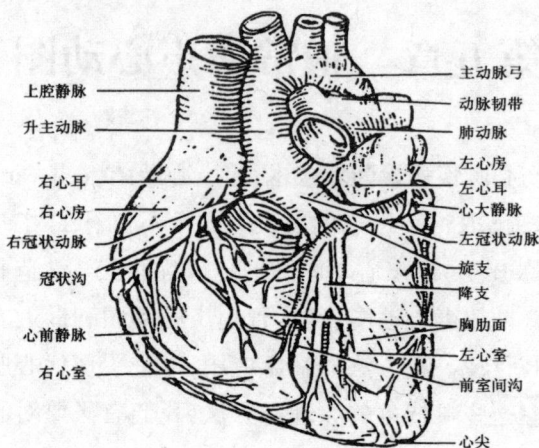

图 5-1　心的外形和血管(前面)

二、心内结构

心脏内有一纵行的中隔,将心腔分为互不相通的左、右两半。在与冠状沟相应的位置,每半各有一房室口,口之后称心房,口之前为心室。这样,心脏的内腔便被分为右心房、右心室、左心房和左心室四个部分。位于左、右心房之间的隔称房间隔;左、右心室之间的隔称室间隔,室间隔与前、后室间沟位置相对应。

(一)右心房

右心房内面后壁光滑,前壁及外侧壁近心耳处,有许多称为梳状肌的并行的肌肉隆起,而心耳内面的梳状肌交错成网。右心房上壁有上腔静脉口,下壁有下腔静脉口。下腔静脉口的左前方有右心房室口,它们之间有冠状窦口。房间隔有一称之为卵圆窝的卵圆形凹陷。整个右心房呈一不规则的卵圆形腔,其大部分在胸骨后方,超声较难探及。

(二)右心室

右心室位于胸骨和左侧第四、五肋软骨后方,呈三角形,底为房室口,尖指向左下前方。右心室壁的内面有许多称为肉柱的相互交叉的肌性小梁,其中有三个(组)叫作乳头肌的特别粗大的圆锥形突起。在右心房室口的前、后及内侧缘有三叶叫作三尖瓣的三角形瓣膜。连接瓣膜与乳头肌的细纤维束叫作腱索,它的功能是防止右心室收缩时三尖瓣翻入右心房。右心室的左上方借肺动脉口连接肺动脉。肺动脉口的前、左、右缘有三个半月形的瓣膜,即肺动脉瓣,它的作用是防止肺动脉内的血液反流入右心室。右心室内腔通向肺动脉的部位,向上逐渐变窄,呈倒置的漏斗形,叫漏斗部或称肺动脉圆锥。右心室内膜面有密集的肌小梁,其中最大者为调节束,位于右心室的右前方。

(三)左心房

左心房为一薄壁腔,位于左心室的后上方和升主动脉的后方。其后壁两侧各有两个肺静脉口,在房室之间有左心房室口。左心房内面的左心耳部有梳状肌,较粗糙。

(四)左心室

左心室位于右心室的左后方。左心内面密布肉柱,较粗壮。通常有两个乳头肌。在左心房室口的前、后缘各有一叶瓣膜,称为二尖瓣或左心房室瓣。

瓣膜借腱索与乳头肌相连,其功能与三尖瓣相同。左心室的右前上方有主动脉口与主动脉相通,口的左、右、后缘有三片称作主动脉瓣的半月形瓣膜,其结构和功能与肺动脉瓣相同(图5-2)。

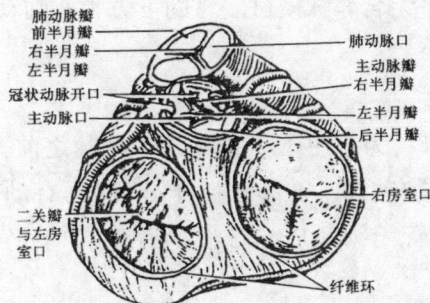

图5-2　心的瓣膜(心房除去,上面观)

三、心壁结构

心壁由心内膜、心肌和心外膜构成。

心内膜是心壁的内层,是一层光滑的薄膜。它与血管的内膜相延续。由于它在房室口及动脉口的折叠而形成了二尖瓣、三尖瓣、主动脉瓣和肺动脉瓣。

心肌是心壁的中层,为心壁的主要部分,由肌纤维构成。心肌各部厚薄不一,左心室壁最厚,右心室壁次之,心房壁最薄。心房与心室的肌层彼此不相连续,在房室口的周围有由结缔组织构成的纤维环隔开。因此,心房肌的兴奋不能直接传到心室肌,所以心房肌和心室肌可以不在同一时间内收缩。

心外膜是紧贴心肌和大血管根部外面的一层光滑的浆膜,即心包膜的脏层。分布到心脏的血管、神经都潜行于其深面。

四、与心脏相连的大血管

(一)主动脉

主动脉可分为升主动脉、主动脉弓及降主动脉段。降主动脉又分为胸主动脉和腹主动脉。

升主动脉长约5cm。起于主动脉口,向右前方上升,至右侧第二胸肋关节的后方移行为主动脉弓。在升主动脉的起始部,与瓣膜相应的动脉壁向外膨出,使瓣膜与动脉壁之间出现袋状内腔,称主动脉窦,又称瓦氏窦。左、右冠状动脉分别开口于左、右主动脉窦。

主动脉弓是升主动脉的直接延续,在胸骨柄后方呈弓形向左方弯曲,绕过左支气管的上方,到第四胸椎体的左侧移行为胸主动脉。在主动脉弓的凸侧由右向左依次发出无名动脉(头臂干)、左颈总动脉和左锁骨下动脉。在这三条动脉根部前方,紧贴弓的前上缘有左无名静脉横过。弓的下方为右肺动脉。

(二)肺动脉

肺动脉起于肺动脉口,为一短干。它在升主动脉之前,向左上后方斜行,至主动脉弓下方,分为左、右肺动脉。在肺动脉干分叉处,有动脉韧带与主动脉相连。它是胚胎时期的动脉导管闭锁而成。若出生后1~2年仍未闭锁,则为动脉导管未闭。

(三)肺静脉

肺静脉的属支起于肺内毛细血管,逐级汇成较大的静脉,出肺后左、右侧各汇集成两条肺静脉,于后方开口于左心房。

(四)腔静脉

上腔静脉为一短粗的静脉干,由左、右头臂静脉合成后,沿升主动脉右缘垂直下降,在平右侧第三胸肋关节下缘处注入右心房。

下腔静脉由左、右髂总静脉汇合形成后,沿腹主动脉右侧上行,经肝的腔静脉窝,并穿过横膈的腔静脉裂孔到达胸腔,于心脏右下方进入右心房。

五、心脏的血管

(一)冠状动脉

左冠状动脉起自左主动脉窦,经肺动脉起始部和左心耳之间,向前外行分成两支:一支沿前室间沟下降,多数绕过心切迹达后室间沟下部,称前降支或前室间支,分布于附近的左、右心室壁,并发出多数隔支至室间隔的前三分之二。另一支沿冠状沟向左,绕过心脏的左缘进入膈面。分布于左心室的前、后面,称为旋支。

右冠状动脉发自右主动脉窦,经肺动脉起始部和右心耳之间,沿冠状沟向右,绕过心脏的右缘进入膈面,继续沿后室间沟下降,行至心尖,与前室前间支吻合。它的经过后室间沟的一段叫作后室间支或后降支。右冠状动脉沿途发出许多分支分布到右心房、右心室的大部分、左心室后壁的一部分、房间隔及室间隔的后三分之一。

(二)静脉

心脏的静脉多数与动脉伴行,大部分汇入位于冠状沟后部长约 5 厘米的冠状静脉窦内。冠状静脉窦是心静脉的膨大部分,开口于右心房。少数静脉直接注入右心房(图 5-3)。

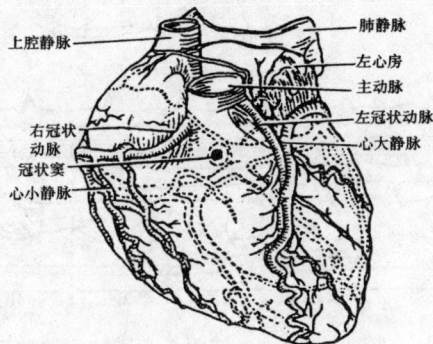

图 5-3 心的血管

第二节　M型超声心动图

一、基本波群

1.心室波群(2a区)　探头置于胸骨左缘第三、四肋间,略向左下倾斜,声束顺序通过胸壁(CW)、右心室前壁(RVAW)、右心室(RV)、室间隔(IVS)、左心室(LV)、腱索(CT)和左心室后壁(LVPW),显示出心室波群。此波群用以测量左心室内径、左心室后壁和室间隔的厚度与搏动幅度,并观察其有无异常的搏动,图5-4、图5-5。

2.二尖瓣前、后叶波群(2b区)　探头置于胸骨左缘第三、四肋间,垂直于前胸壁并略微指向心尖,声束顺序通过胸壁、右心室前壁、右心室、室间隔、左心室、二尖瓣前叶(AML)、后叶(PML)和左心室后壁,显示二尖瓣前、后叶图形。在舒张期二尖瓣前叶曲线呈"M"形,而后叶曲线与其方向相反,幅度较小,略呈"W"形。此波群用以测量右心室内径、右心室前壁厚度及室间隔至E峰距离(EPSS),观察二尖瓣前、后叶及室间隔的异常改变,图5-4、图5-6。

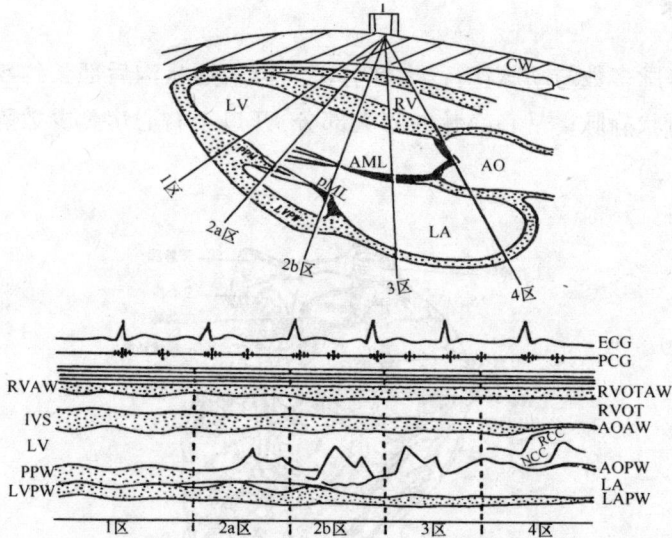

图5-4　M型超声各波群与心脏结构的关系

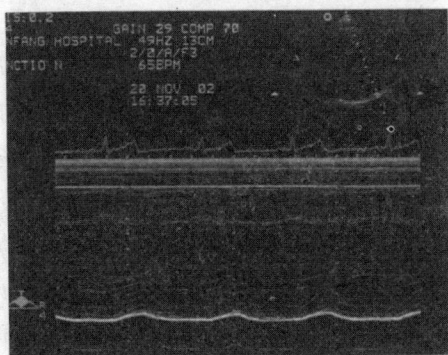

图 5-5　心室波群

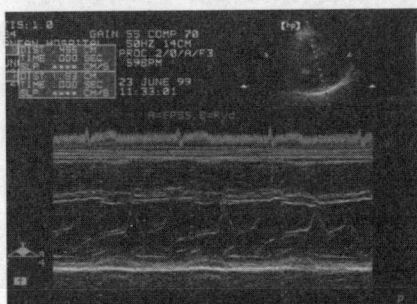

图 5-6　二尖瓣前、后叶波群

3.二尖瓣前叶波群(3 区)　　探头置于胸骨左缘第三、四肋间,与皮肤垂直,声束顺序通过胸壁、右心室前壁、右心室、室间隔、左心室流出道(LVOT)、二尖瓣前叶、左心房(LA)和左心房后壁(LAPW)的房室环区,显示二尖瓣前叶曲线呈"M"(或双峰)形。此波群用以测量左心室流出道宽度、二尖瓣前叶曲线的速度和幅度;观察左心室流出道及左心房内有无血栓、肿瘤及二尖瓣前叶的情况,图 5-4、图5-7。

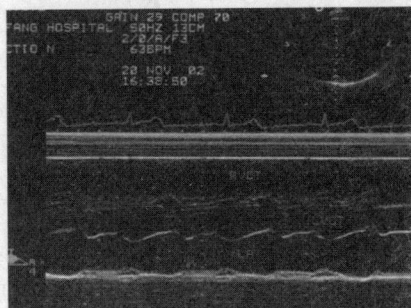

图 5-7　二尖瓣前叶波群

4.心底波群(4区)　探头置于胸骨左缘第二、三肋间,并朝向患者右肩,声束顺序通过胸壁、右心室流出道前壁(RVOTAW)、右心室流出道(RVOT)、主动脉(AO)及其瓣膜、左心房和左心房后壁,图形中心区显示两条较粗的、回声较强的、平行前移的曲线,它们分别代表主动脉根部前壁与后壁。此波群用以测量主动脉根部、右心室流出道及左心房的内径,主动脉瓣的开放幅度及主动脉的搏幅等;观察右心室流出道、左心房、主动脉及其瓣膜之间的关系及有无异常回声等,图5-4、图5-8。

5.三尖瓣波群(5区)　探头置于胸骨左缘第三、四肋间,朝内下倾斜,声束顺序通过胸壁、右心室前壁、右心室、三尖瓣前叶(ATL)、右心房、房间隔(IAS)、左心房和左心房后壁,显示出一组形态像二尖瓣曲线的、活动幅度较大的双峰曲线,即三尖瓣前叶曲线,此波群即三尖瓣波群。以此可观察房间隔和三尖瓣的病变,如房间隔缺损和三尖瓣下移等,图5-9。

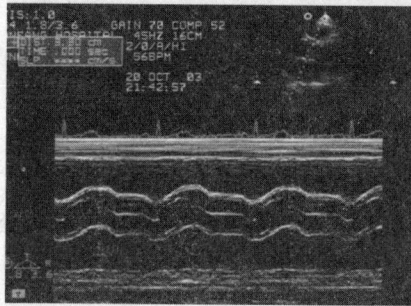

图5-8　心底波群

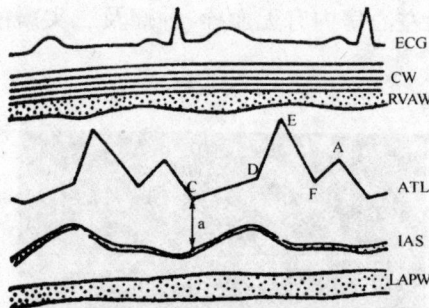

图5-9　三尖瓣波群的测量

a:右心房内径

6.肺动脉瓣波群(6区)　探头置于胸骨左缘第二、三肋间,并略向左外偏斜,声束顺序通过胸壁、右心室流出道前壁、右心室流出道、肺动脉瓣后叶(LC)、肺动脉干、肺动脉后壁(PAPW)、左心房和左心房后壁,中心部显不一向下凹陷的肺动脉瓣后叶曲线,此波群用以测量 A 波深度、EF 斜率;观察 CD 段有无早期关闭,借以估测有无肺动脉高压及肺动脉瓣狭窄,图5-10、图5-11。

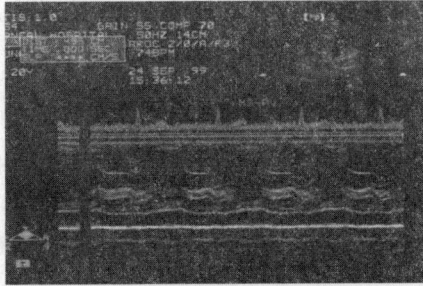

图 5-10　肺动脉瓣波群

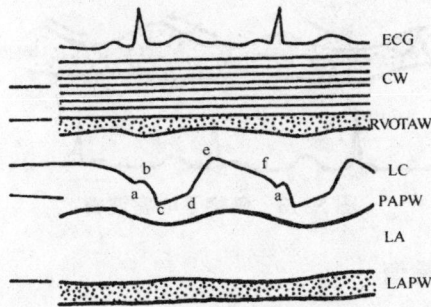

图 5-11　肺动脉瓣波群

7.剑突下右心波群　探头置于剑突下正中线处,使其指向右后上方,声束顺序通过腹壁(ABW)、右心室前壁、右心室、三尖瓣环、右心房和右心房壁(RAW),于画面中心显示出一条圆钝的双波曲线,此即三尖瓣环部曲线,此区为剑突下右心波群。用以观察右心房和右心室内有无血栓及肿瘤等,图5-12。

8.剑突下心室波群　探头置于剑突下正中线略偏左处,指向后上,声束顺序通过腹壁、右心室前壁、右心室、室间隔、左心室和左心室后壁,并可见左心室后壁之前有断续的二尖瓣腱索回声,此区称为剑突下心室波群。用以观察两心室的大小和心腔内情况及室间隔厚度等,图5-13。

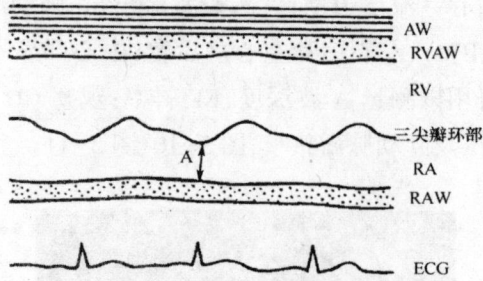

图 5-12　剑突下右心波群

A:右心房内径

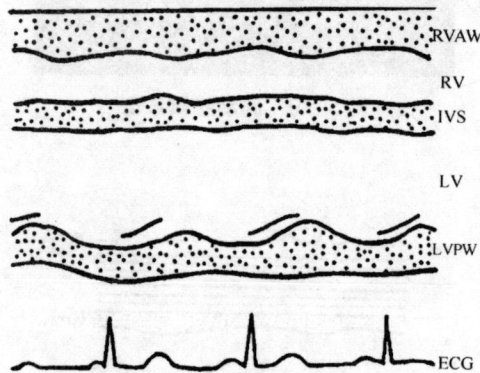

图 5-13　剑突下心室波群

二、测量方法及正常值

1.心室波群　左心室舒张末内径:在心电图 QRS 波始点处,测量室间隔左心室面下缘至左心室后壁内膜面上缘的垂直距离。正常值:男 45～55mm,女 35～55mm。

左心室收缩末内径:在心电图 T 波末点处测量室间隔左心室下面下缘至左心室后壁内膜面上缘的距离。正常值:男 25～37mm,女 20～35mm。

室间隔舒张末厚度:在心电图 QRS 波始点处测量室间隔右心室面上缘至左心室面下缘的垂直距离。正常值:男 9.3～10.4mm,女 6.9～11.7mm,图 5-14、图 5-15。

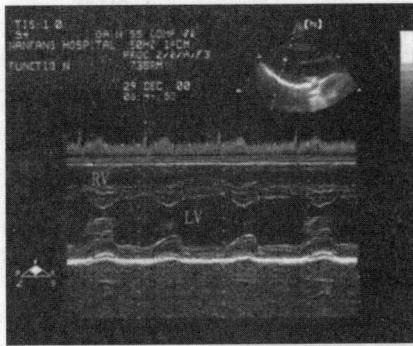

图 5-14　心室波群

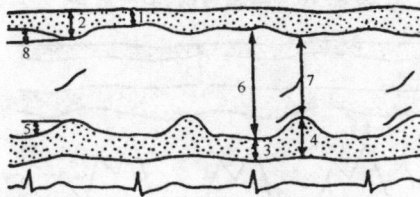

图 5-15　心室波群的测量

1:室间隔舒张期厚度;2:室间隔收缩末厚度;3:左心室后壁舒张末厚度;4:左心室后壁收缩末厚度;
5:左心室后壁搏幅;6:左心室舒张末内径;7:左心室收缩末内径;8:室间隔搏幅

室间隔收缩末厚度:在心电图 T 波末点处,测量室间隔右心室面上缘至左心室面下缘的垂直距离。

室间隔搏幅:在心电图 QRS 波起始处,测量室间隔左心室面下缘至后移波幅底点下缘的垂直距离。正常值:男 8~10mm,女 5~15mm。

左心室后壁舒张末厚度:测量舒张末期左心室后壁心内膜上缘至外膜面下缘的垂直距离。正常值:男 8~12mm,女 7~11mm。

左心室后壁收缩末厚度:测量收缩期末左心室后壁心内膜上缘至心外膜下缘的垂直距离。正常值:男 11~19mm,女 7~17mm。

左心室后壁搏幅:测量左心室后壁心内膜面上缘舒张末至收缩末的垂直距离。正常值:男 10~20mm,女 7~12mm,图 5-9。

2.二尖瓣前、后叶波群　右心室前壁厚度:在心室舒张末期(QRS 波始点)测量脏层心包上缘至心内膜下缘的垂直距离。正常值:男 4.0~5.5mm,女 3.0~5.5mm。

右心室内径(RVIDd):在舒张末期测量右心室前壁内膜下缘至室间隔右心室面上缘的垂直距离。正常值:男、女均为 10~20mm。

E 峰至室间隔距离(EPSS):二尖瓣 E 点至室间隔左心室面的垂直距离。正常值:男女均<7mm,图 5-16、图 5-17。

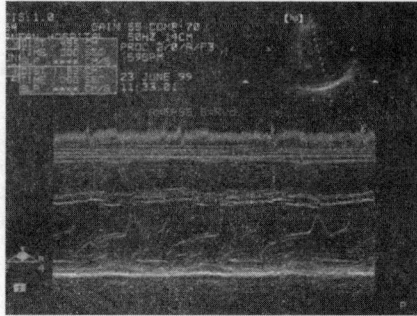

图 5-16　二尖瓣前、后叶波群

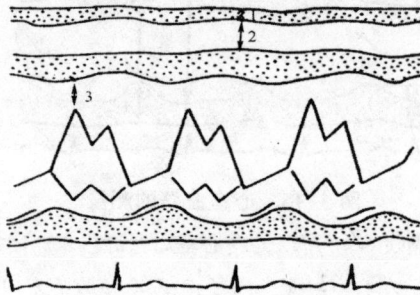

图 5-17　二尖瓣前后叶波群的测量

1:七心室前壁厚度;2:右心室腔内径;3:E 峰至室间隔距离(EPSS)

　　3.二尖瓣前叶波群　左心室流出道宽度:二尖瓣前叶曲线 C 点上缘至室间隔左心室面下缘的距离。正常值:男 21~38mm,女 21~32mm。二尖瓣前叶快速充盈期下降速度(EF 斜率):自二尖瓣前叶曲线 E 点至 F 点作一连线,用测量速度的方法测得 EF 斜率值。正常值:男70~160mm/s,女 70~80mm/s,图 5-18、图 5-19。

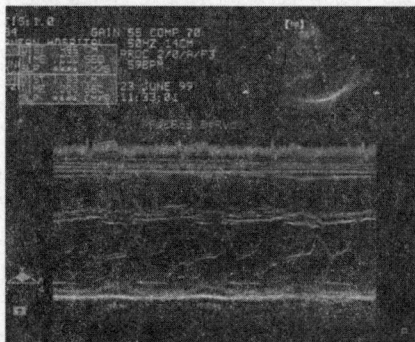

图 5-18　二尖瓣前叶波群

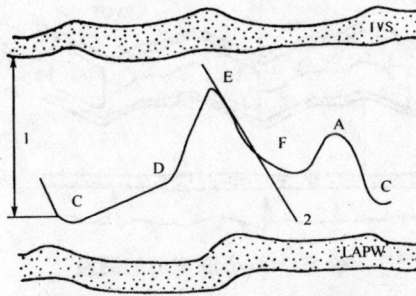

图5-19　二尖瓣前叶波群的测量

1:左心室流出道宽度;2:EF斜率

4.心底波群　主动脉根部内径:在心电图QRS起始处,测量主动脉前壁下缘至主动脉后壁上缘的垂直距离。正常值:男23~36mm,女21~29mm。

主动脉瓣开放幅度:测量右冠状瓣下缘至无冠瓣上缘的垂直距离。正常值:男女均为16~26mm。

右心室流出道内径:在心室舒张期末(U点),测量右心室流出道前壁内膜面下缘至主动脉前壁上缘的垂直距离。正常值:男21~33mm,女23~32mm。

左心房内径:在心室收缩期末(V点),测量主动脉根部后壁曲线下缘至左心房后壁上缘的垂直距离。正常值:男19~33mm,女21~30mm,图5-20、图5-21。

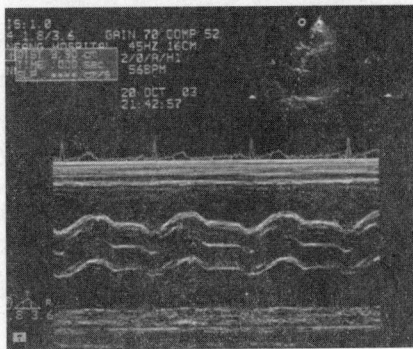

图5-20　心底波群

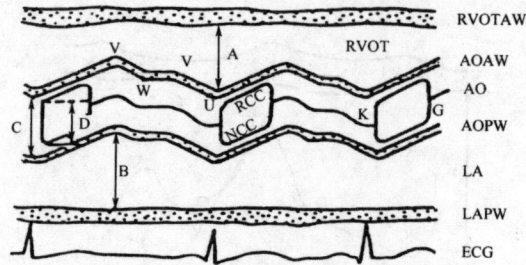

图 5-21 心底波群的测量

A:右心室流出道内径;B:左心房内径;C:主动脉根部内径;D:主动脉瓣开放幅度

5.肺动脉瓣波群 a 波幅度:测量 a 波起始点的上缘至 a 波最低点上缘的垂直距离。正常值:男女均为(4.4±0.46)mm,图 5-22、图 5-23。

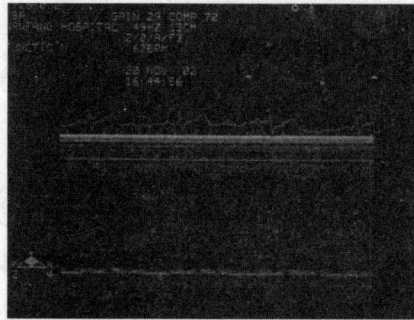

图 5-22 肺动脉瓣波群

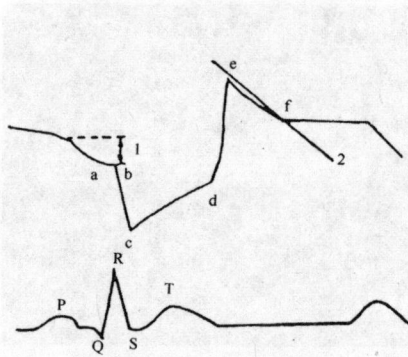

图 5-23 肺动脉瓣后叶波群

1:a 波深度;2:ef 斜率

第三节 B型超声心动图

一、常用切面

心脏及大血管切面图像多达数十个,为篇幅见,此处介绍最常用的十二个。

1.室长轴切面 探头置于胸骨左缘第三、四肋间,超声扫查平面与心脏长轴平行,可清晰显示右心室(RV)、室间隔(IVS)、主动脉(AO)、左心房(LA)、左心室(LV)、主动脉右冠瓣(RCC)、无冠瓣(NCC)、二尖瓣前叶(AML)和后叶(PML)等心脏结构,观察主动脉、心腔及室间隔和瓣膜的结构和活动情况,图5-24、图5-25。

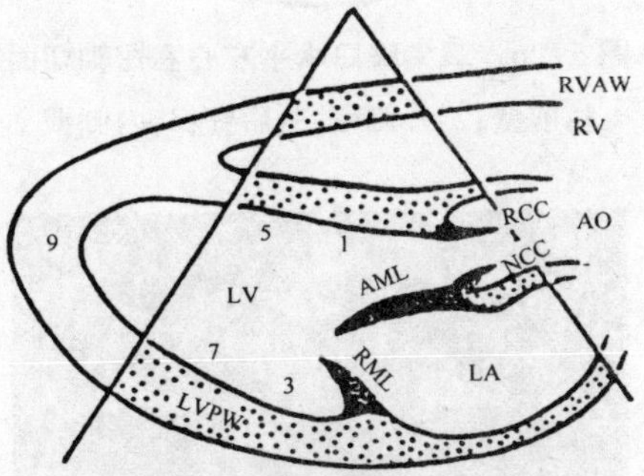

图5-24 左心房长轴切面
1、5:前壁;3、7:后壁;9:心尖部

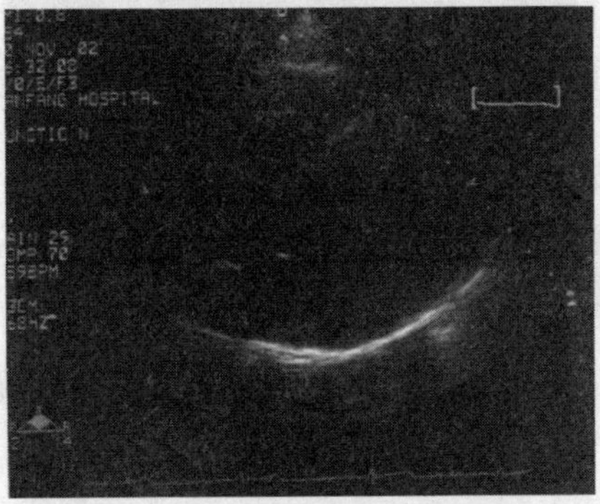

图5-25 左心室长轴切面图
RVOT:右心室流出道;AO:主动脉;LV:左心室

2.尖瓣口水平左心室短轴切面 探头置于胸骨左缘第三、四肋间,声束扫查平面大致与心脏长轴垂直,可显示右心室、室间隔和二尖瓣口(MO)观察二尖瓣口的左右径和前后径大小、室间隔与左心室后壁活动及二尖瓣口形态等,图 5-26、图 5-27。

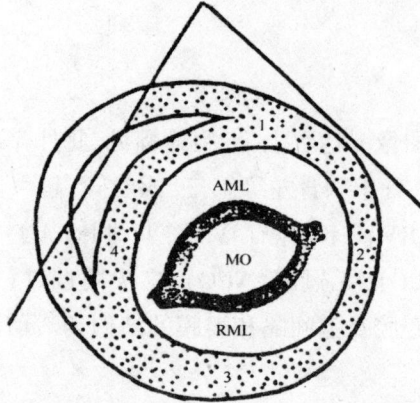

图 5-26　二尖瓣口水平左心室短轴切面
1:前壁;2:外侧壁;3:后壁;4:内侧壁

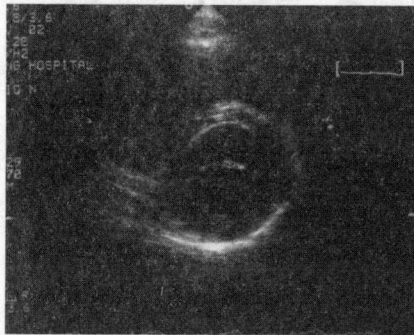

图 5-27　二尖瓣口水平左心室短轴切面
RV:右心室;MVO:二尖瓣口;LA:左心房

3.头肌水平左心室短轴切面　探头置于胸骨左缘第四肋间,声束扫查平面垂直于心脏长轴,可显示左、右心室,室间隔及前外侧(APM)和后内侧(PPM)乳头肌,观察左、右心室大小、室壁运动和乳头肌状态,图 5-28、8-29。

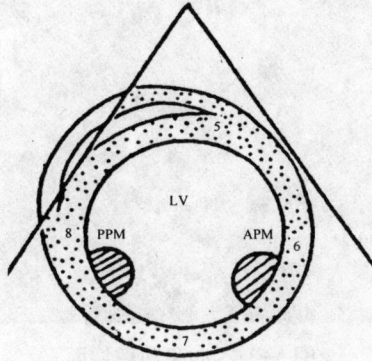

图 5-28　乳头肌水平左心室短轴切面

5:前壁;6:外侧壁;7:后壁;8:内侧壁

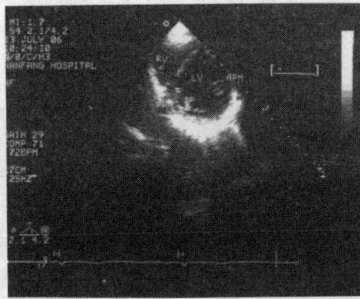

图 5-29　乳头肌水平左心室短轴切面

　　4.尖四腔切面　探头置于心尖搏动处,声束指向患者右肩做左右扫查,可显示左心室、左心房、右心室、右心房(RA)、二尖瓣、三尖瓣隔叶(STL)和前叶(ATL)、室间隔、房间隔(IAS)、上腔静脉(SVC)及肺静脉(PVE)入口,可观测左右房室大小、房室瓣形态与活动,房室间隔连续状态等,图 5-30、图 5-31。

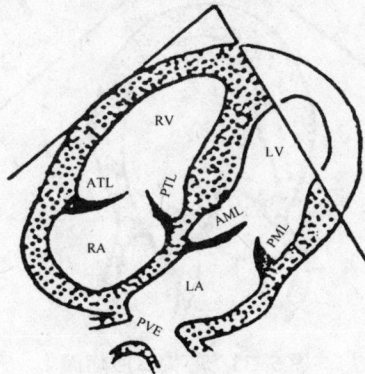

图 5-30　心尖四腔切面

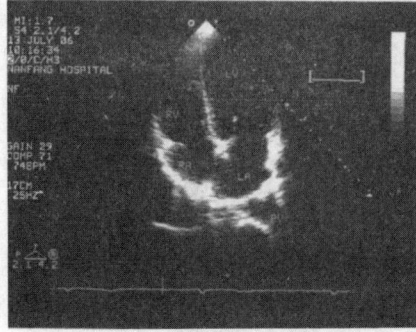

图 5-31　心尖四腔切面

5.尖二腔切面　探头位置同四腔切面,逆向转动 90°,沿左心长轴取纵切面,重点显示左心室、左心房,可观察左心室后壁与心尖部活动情况,测量左心室长轴长度,计算左心室排血量,图 5-32、图 5-33。

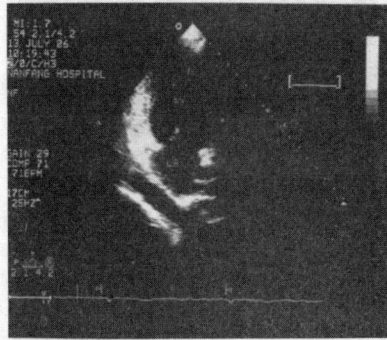

图 5-32　心尖二腔切面

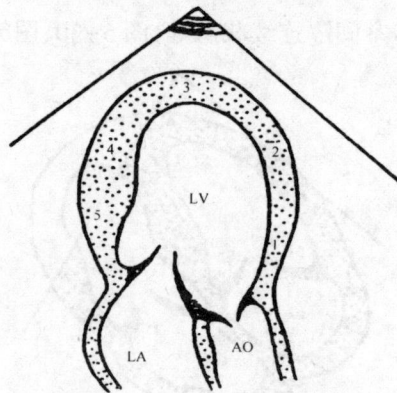

图 5-33　心尖二腔切面

1:左心室侧壁基底部;2:前侧壁;3:心尖;4:下壁(膈面);5:后壁基底部

6.尖五腔切面　探头在四腔切面位置稍上翘并略作侧动,便可获得带有主动脉根部的四腔切面(即五腔切面),可于左、右心房室瓣及心房与室间隔连接处观察主动脉根部和主动脉瓣,图5-34、图5-35。

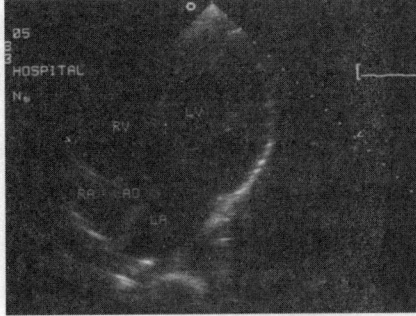

图 5-34　心尖五腔切面

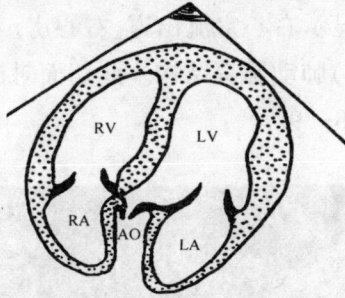

图 5-35　心尖五腔切面

7.主动脉根部短轴切面　探头置于胸骨左缘第二、三肋间,使声束切面大致与心脏长轴垂直,可显示主动脉根部横断面及其瓣叶、左心房、右心房、三尖瓣隔叶(STV)、主肺动脉(MPA)、肺动脉瓣(PV)、房肺沟(APD)、左冠状动脉主干(LCA),有时可见右冠状动脉(RCA),图5-36、图5-37。

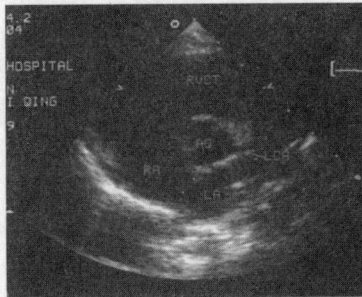

图 5-36　主动脉根部短轴切面

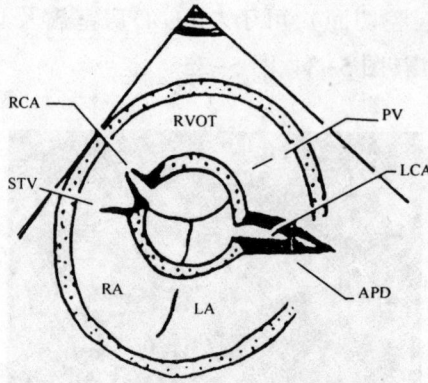

图 5-37　主动脉根部短轴切面

8.肺动脉长轴切面　探头置于胸骨左缘第二、三肋间,声束切面大致与心脏长轴垂直,探头略微上翘,可显示右心室流出道、右心房。三尖瓣隔叶、主肺动脉、肺动脉瓣、左(LPA)、右(RPA)肺动脉等结构。此切面对诊断动脉导管未闭、肺动脉口狭窄等有用,图 5-38、图8-39。

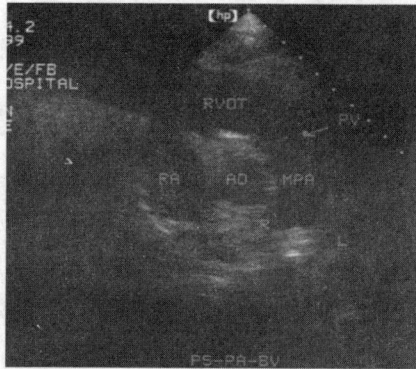

图 5-38　肺动脉长轴切面

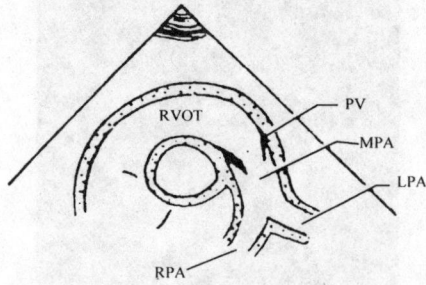

图 5-39　肺动脉长轴切面

9.剑突下四腔切面 探头置于剑突下,声束指向左上后,对心脏作冠状切面,由于声束与房间隔垂直,可显示完整的房间回声并可见卵圆窝(FO),同时可显示右心房、室,左心房、室和室间隔等。此切面最重要的用途是观察有无房间隔缺损,并对其作定位和分型,图5-40、图5-41。

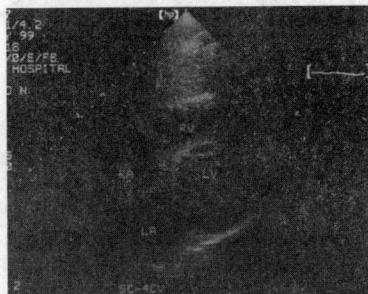

图 5-40　剑突下四腔切面

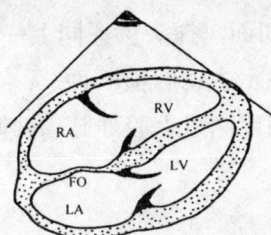

图 5-41　剑突下四腔切面

10.胸骨上窝主动脉弓长轴切面 患者仰卧位,背部垫枕。探头置于胸骨上窝,并使声束切面与胸壁倾斜略呈60°,与主动脉弓大致平行。可显示升主动脉(AAO)、主动脉弓(Arch)、降主动脉(DAO)、无名动脉(BCA)、左颈总动脉(LCA)、左锁骨下动脉(LSCA)、右肺动脉和左心房等。此切面对诊断主动脉弓动脉瘤及夹层动瘤有用,图5-42、图5-43。

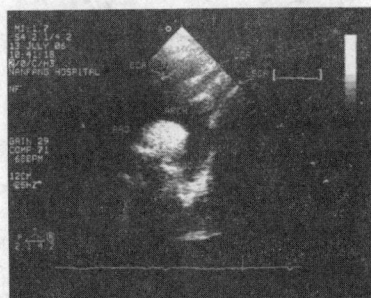

图 5-42　胸骨上窝主动脉弓长轴切面

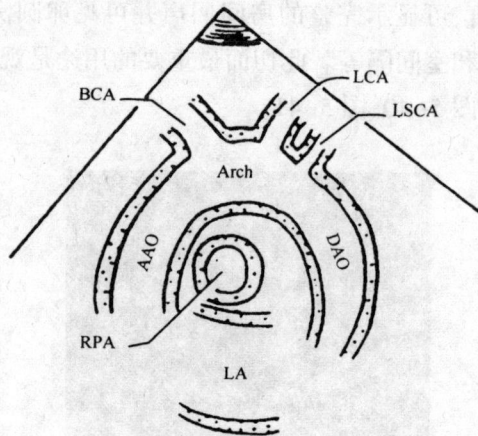

图 5-43 胸骨上窝主动脉弓长轴切面

11.胸骨上窝主动脉短轴切面　探头位置同上一切面并作顺钟向转动,使声束平面平行于受检者额面。可显示主动脉横断面、无名静脉(IV)、上腔静脉(SVC)、右肺动脉和左心房。此切面用以测量上腔静脉、右肺动脉及肺动脉干大小,观察其有无异常,图 5-44。

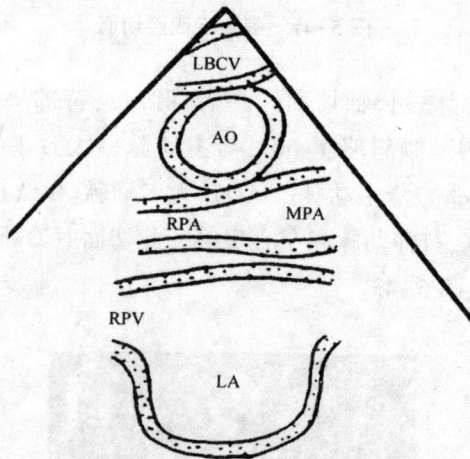

图 5-44　胸骨上窝主动脉短轴

12.下腔静脉长轴切面　探头置于剑突下正中线偏右并作矢状切面,超声束垂直通过下腔静脉(IVC),它的前方是肝脏,自身为粗大的管状无回声结构,可见肝静脉汇入。声束略向上指,可显示其与之相连的右心房。此切面用以观察有否下腔静脉阻塞或扩张及它与右心房相连的情况。据武汉协和医院报道，正常人呼气时下腔静脉径为（18.8±3.9）mm，吸气时为（11.3±4.9）mm，心脏收缩与舒张对下腔静脉内径影响不大，图5-45、图5-46。

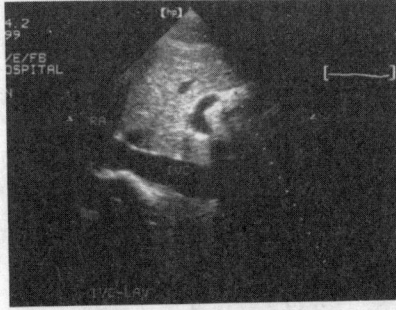

图5-45　下腔静脉长轴切面

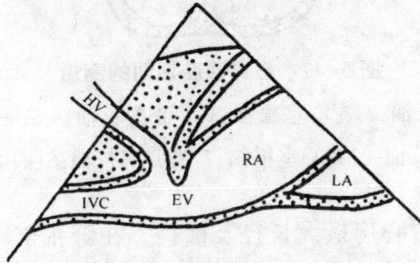

图5-46　下腔静脉长轴切面

二、切面图像的测量

介绍最为简便实用的心尖四腔切面的测量，图5-47、表5-1。

表8-1　心尖四腔切面所测正常值　　　　　　　　　单位：mm

	左心室		右心室		左心房		右心房	
	男	女	男	女	男	女	男	女
横D	47.0±3.6	41.0±6.3	27.9±5.4	21.6±6.1	25.8±6.4	23.1±5.0	33.9±5.8	29.9±4.6
径S	36.5±3.7	32.4±5.0	22.0±5.6	16.9±5.1	31.7±3.6	30.5±5.1	35.8±5.7	31.9±6.9
长D	70~84（男、女）		66.2±10.4	62.9±8.3	33.4±8.8	32.1±8.6	34.7±5.9	30.6±4.4
径S	46~64（男、女）		50.2±9.1	46.1±7.5	44.0±9.1	43.0±6.3	46.4±4.9	43.5±4.7

注：D舒张末期；S收缩末期。

1.右心室　　长径：从心尖至三尖瓣与室间隔的连接处。横径：最大横径，从三尖瓣室间隔附着处至右心室游离壁,在最宽处测量,和长径测量线垂直。

2.右心房　　长径:从三尖瓣与室间隔连接点至右(图5-47)心房顶点。横径:从房间隔内缘至游离壁之间的最大距离。

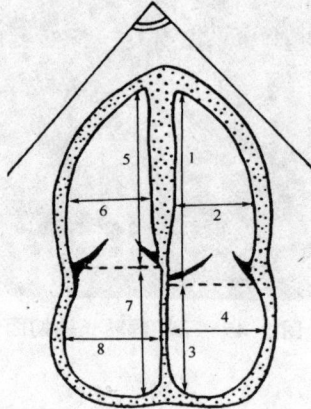

图5-47　心尖四腔切面的测量
1:左心室长轴;2:左心室横轴;3:左心房长轴;4:左心房横轴;
5:右心室长轴;6:右心室横轴;7:右心房长轴;8:右心房横轴

在收缩末期可测得右心房最大长径及横径。在舒张末期可测得右心室最大长径及横径。

左心房、室的测量方法与右心房、室相同。

第四节　多普勒超声心动图

多普勒超声,就其发射方式可分为脉冲多普勒和连续多普勒,而就其显示方式则可分为频谱多普勒和彩色多普勒。脉冲多普勒和连续多普勒同属频谱多普勒。连续多普勒对心内血流的测量基本波形与脉冲多普勒大致相同;只是因其连续发射连续取样,频带宽且充填,由于其不受脉冲重复频率限制而能测得高速血流。因而,此处只介绍脉冲多普勒和彩色多普勒。

一、脉冲多普勒

1.左心房血流　　取心尖四腔切面或心尖二腔切面,多普勒取样容积置于二尖瓣环上,声束与室间隔平行,可获得出现于舒张期的正向的窄频带双峰波。第一峰较高,出现于舒张早期,称为E波。E波是由于左心室舒张使左心室压力低于左心房,左心一室充盈血流加速所致。第二峰较低,出现于心房收缩期,称为 A 波。A 波是由于左心房收缩使左心房压力高于左心室,左心室充盈血流再次加速所致。左心房血流异常见于各类左向右分流的心脏病、心房水平右向左分流、三房心、二尖瓣反流及肺静脉病变等。正常值:最大血流速度成人大于 0.5m/s;儿童为 0.4~0.8m/s,图 5-48、图 5-49。

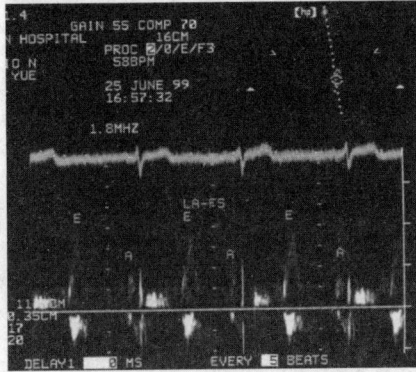

图 5-48　左心房血流频谱

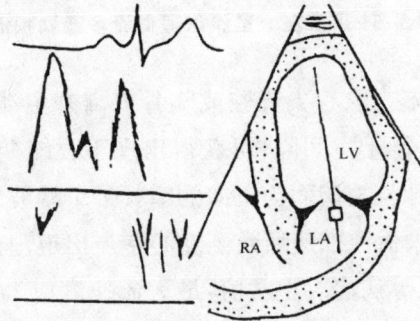

图 5-49　正常左心房血流多普勒频谱

2.左心室流入道血流　取心尖四腔或二腔切面,取样容积置于二尖瓣尖下,声束与室间隔平行,可获得出现于舒张期的、正向的窄频带双峰波。第一峰较高,发生于舒张早期,称为 E 波。E 波是由于左心室的舒张使左心室压力低于左心房,心室快速充盈所致。第二峰较低,发生于左心房收缩期,称为 A 波。A 波是由于左心房收缩使左心房压力高于左心室,左心室充盈再度加速所致。左心室流入道血流异常见于室间隔缺损、动脉导管未闭、重度二尖瓣反流、二尖瓣狭窄等病症。正常值:最大流速成人为 0.60~1.30m/s;儿童为 0.80~1.30m/s,图 5-50、图 5-51。

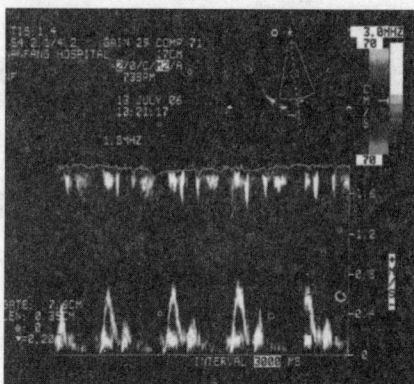

图 5-50　左心室流入道血流频谱

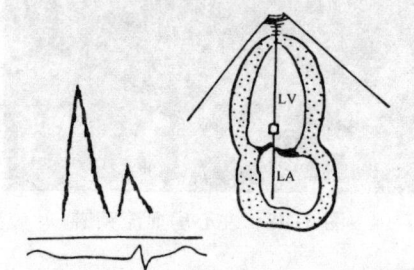

图 5-51 正常左心室流入道血流多普勒频谱

　　3.左心室流出道血流　取心尖五腔或胸骨上窝升主动脉长轴切面,取样容积置于主动脉瓣下,声束平行于室间隔,可获得出现于收缩期的、在心尖五腔切面为负向而胸骨上窝升主动脉长轴切面为正向的窄频带单峰波。它是由于收缩期左心室射血使左心室流出道内血流加速所致。左心室流出道内血流异常多见于左心室流出道梗阻、主动脉反流等病症。正常值:最大流速度成人为 0.70~1.10m/s;儿童为 0.70~1.20m/s,图 5-52、图 5-53。

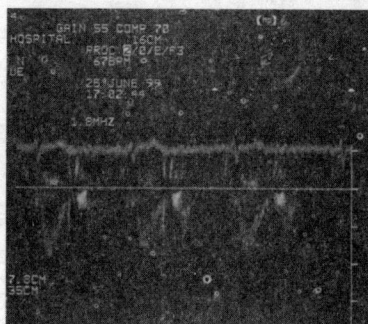

图 5-52　左心室流出道血流频谱

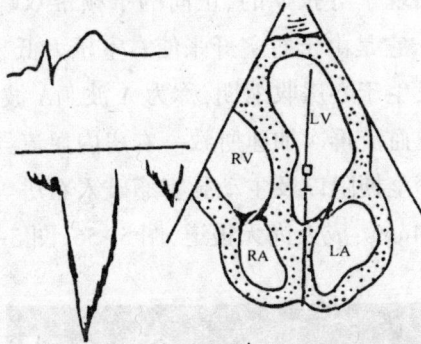

图 5-53　正常左心室流出道多普勒血流频谱

　　4.升主动脉血流　取胸骨上窝升主动脉长轴切面、心尖五腔切面或心尖长轴切面,取样容积置于主动脉瓣上,声束与升主动脉平行,可获得出现于收缩期的、胸骨上窝探查为正向而心尖部为负向的窄频带单峰波。它是由于收缩期左心室压力高于升主动脉,使升主动脉血流加速所致。升主动脉血流异常见于左心室流出道梗阻、孤立性主动脉瓣下狭窄、主动脉瓣及瓣上狭窄、重度主动脉瓣反流、夹层动脉瘤等病症。正常值:最大血流速度成人为 1.00~1.70m/s;儿童为 1.20~1.80m/s,图5-54、图 5-55。

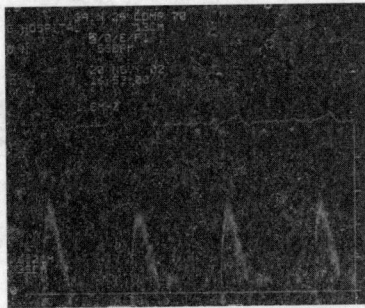

图 5-54　升主动脉血流频谱

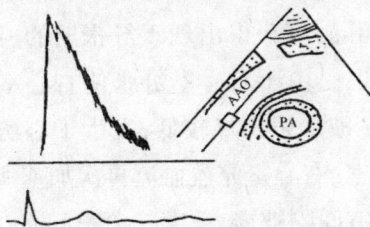

图 5-55　正常升主动脉血流频谱

5.右房血流　取心尖四腔或剑突下四腔切面,取样容积置于三尖瓣环上,声束与室间隔平行,可获得出现于舒张期的、正向的窄频带双峰波。第一峰较高,出现于舒张早期,称为 E 波。它是由于右室舒张使右室压力低于右房,右室充盈血流加速所致。第二峰较低,发生于心房收缩期,称为 A 波。A 波是由于右房收缩使右房压力高于右室,右室充盈血流再次加速所致。右房内血流异常见于房间隔缺损、三尖瓣返流、上下腔静脉不全梗阻以及主动脉窦瘤破入右房等病症。正常值:最大血流速度儿童为 0.38~0.74m/s;成人尚无报道,图 5-56、图 5-57。

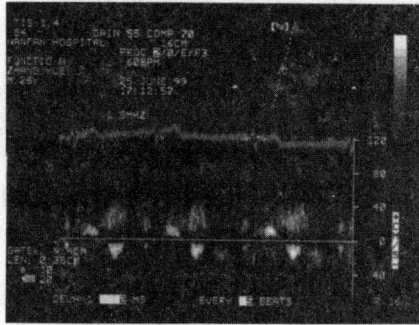

图 5-56　右心房血流频谱

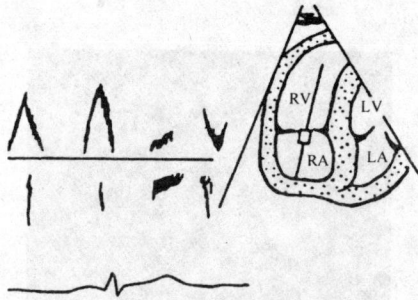

图 5-57　右心房血流频谱

6.右心室流入道血流　取胸骨旁大动脉短轴切面和四腔切面,取样容积置于三尖瓣下,声束平行于室间隔,可获得出现于舒张期的、正向的窄频带双峰波。第一峰较高,出现于舒张早期,是由于右心室舒张使右心室压力低于右心房,致使右心室快速充盈所致,称为 E 波。第二峰较低,发生于心房收缩期,是由于右心房收缩使右心房压力高于右心室,右心室充盈血流再次加速所致,称为 A 波。右心室流入道血流异常见于隔瓣后室间隔缺损、重度三尖瓣反流、房间隔缺损、三尖瓣狭窄、主动脉窦瘤破入右心室流出道等病症。正常值:最大流速成人为0.30~0.70m/s;儿童为 0.50~0.80m/s,图 5-58、图 5-59。

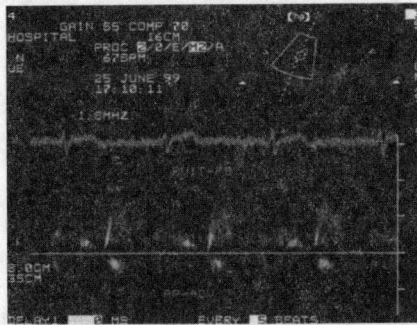

图 5-58　右心室流入道血流频谱

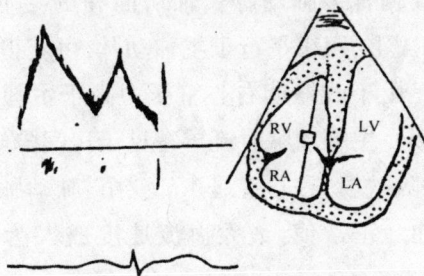

图 5-59　右心室流入道血流频谱

7.右心室流出道血流　取胸骨旁大动脉短轴切面和剑突下右心室流出道长轴切面,取样容积置于肺动脉瓣下,声束与右心室流出道长轴平行,可获得出现于收缩期的、负向的窄频带单峰波。此波是由于收缩期右心室射血使右心室流出道内血流加速所致。右心室流出道血流异常见于崎上型室间隔缺损、右心室漏斗部狭窄、肺动脉瓣反流、肺动脉高压等病症。正常值:最大血流速度成人为 0.60~0.90m/s;儿童为 0.50~0.80m/s,图 5-60、图 5-61。

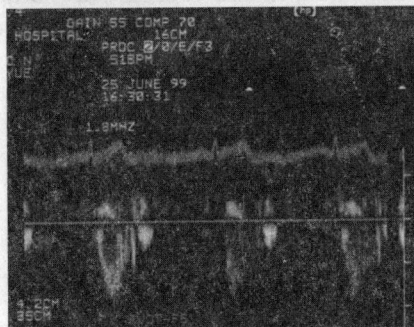

图 5-60　右心室流出道血流频谱

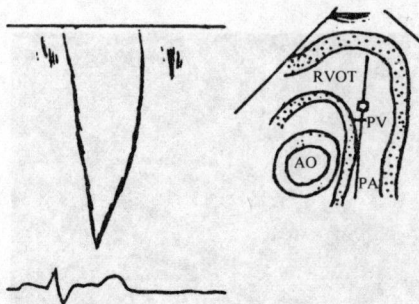

图 5-61　右心室流出道正常血流多普勒频谱

8.主肺动脉血流　取胸骨旁肺动脉长轴切面和剑突下右心室流出道长轴切面,取样容积置于肺动脉瓣上,声束平行于主肺动脉,可获得出现于收缩期的、负向的窄频带单峰波。此波是由于收缩期右心室压力高于主肺动脉压力,右心室射血使主肺动脉血流加速所致。主肺动脉血流异常见于房间隔缺损、室间隔缺损、动脉导管未闭、主动脉肺动脉隔缺损、右心室漏斗部狭窄、肺动脉瓣狭窄、重度肺动脉瓣反流、肺动脉高压等病症。正常值:最大血流速度成人为0.60~0.90m/s;儿童为0.50~1.05m/s,图 5-62、图 5-63。

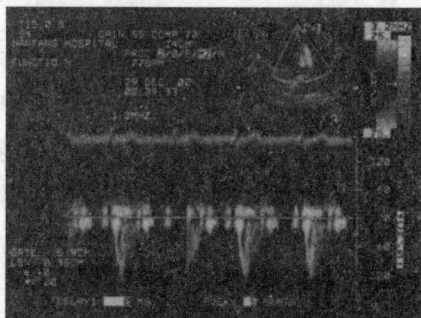

图 5-62　主肺动脉血流频谱

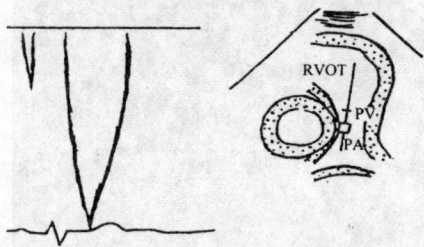

图 5-63　主肺动脉血流正常多普勒频谱

9.上腔静脉血流　取胸骨上窝主动脉短轴切面,取样容积置于上腔静脉管中央,使声束与上腔静脉平行,可获得占据收缩期和舒张期的窄频带、负向、双峰波频谱。第一峰较高,发生于收缩期,称为 S 波,它是心室收缩时心房舒张和三尖瓣环下移;使上腔静脉回流加速所致。第二峰较低,发生于舒张早、中期,称为 D 波,它是右心室的快速充盈使上腔静脉回流再次加速所致。频谱的速度峰值随呼吸变化,吸气时加快,呼气时减低。上腔静脉血流异常见于引流入上腔静脉的肺静脉畸形引流、房间隔缺损、重度三尖瓣反流和上腔静脉不全梗阻。正常值:峰值流速为(0.28 ± 0.80)m/s,平均 0.51m/s,图 5-64、图 5-65。

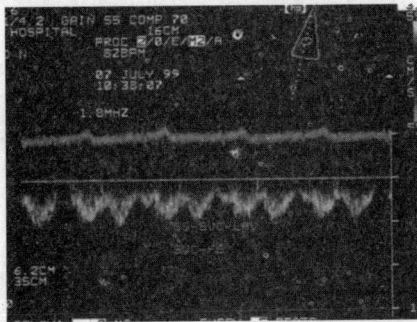

图 5-64　上腔静脉血流频谱

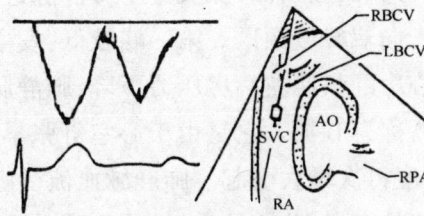

图 5-65 上腔静脉血流频谱

10.下腔静脉血流　取剑突下四腔切面或下腔静脉长轴切面,取样容积置于下腔静脉中央近右心房入口处,尽量调小声束与下腔静脉之间的夹角,可获得类似上腔静脉的窄频带、正向或负向的双峰波频谱,其命名与发生机制同上腔静脉。于下腔静脉瓣永存、房间隔缺损、重度三尖瓣反流、下腔静脉不完全梗阻时,可见异常血流。由于无论在哪一切面,下腔静脉与声束夹角都较大,因而无正常值见诸报道,图 5-66、图 5-67。

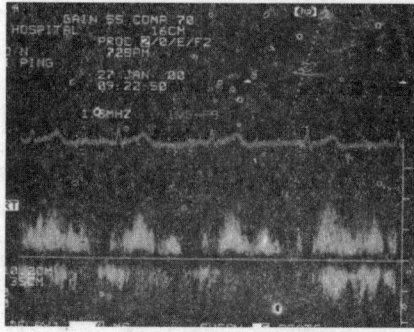

图 5-66　下腔静脉血流频

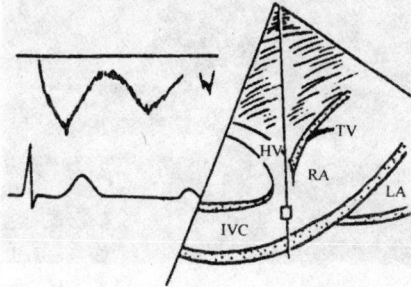

图 5-67　下腔静脉血流正常多普勒频谱

　　11.肺静脉血流　取心尖四腔切面,探头置于肺静脉进入左心房处,可录得占据收缩与舒张期的窄带正向双峰波频谱。第一峰较低,发生于收缩期,称为 S 波。它是由于心室收缩期左心房舒张使左心房压力下降,肺静脉血回流加速所致。第二峰较高,出现于舒张期,称为 D 波。它是由于心室舒张早、中期左心房压力进一步下降,肺静脉血回流速度再次增大引起。肺静脉血流受呼吸影响较小。肺静脉血流异常见于左向右分流的患者,分流较大时,肺静脉血流量增多,流速增高。重度二尖瓣反流时,收缩期左心室血液逆流入肺静脉,出现收缩期负向血流信号;而舒张期前向血流增大, D 波升高。正常值:最大流速均值为 0.51m/s,范围0.40~0.60m/s,见图 5-68 及图 5-69。

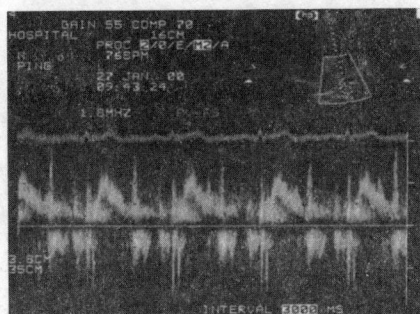

图 5-68　肺静脉血流频谱

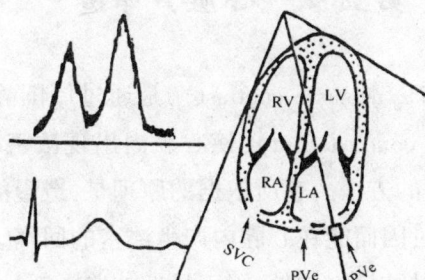

图 5-69　肺静脉血流正常多普勒频谱

二、彩色多普勒

绝大多数彩色多普勒显像仪都采用国际照明委员会规定的彩色图,即红、绿、蓝三种基本颜色,其他他颜色均由这三种颜色混合而成。规定血流的方向用红和蓝表示,朝向探头运动的血流用红色,远离探头运动的血流用蓝色,而湍动血流用绿色。绿色的混合比率与血流的湍动程度成正比,因此正向湍流的颜色接近黄色(红和绿混合),而反向湍流的颜色接近深蓝色(蓝和绿混合)。血流的层流越多,所显示红色或蓝色越纯正。此外还规定血流的速度与红蓝两种颜色的亮度成正比,正向速度越高,红色亮度越高;反向速度越高蓝色亮度越高。这样,彩色多普勒就实时地为临床提供了血流的方向、速度及湍流程度三个方面的信息。

1.正常二尖瓣口血流　在心尖二腔或四腔切面,舒张期彩色多普勒显示为一宽阔明亮的红色血流束,自二尖瓣口进入左心室。血流束轴心近瓣尖处流速最快,故红色明亮,边缘部流速较慢,故红色暗淡。

2.正常主动脉瓣口与主动脉血流　收缩期在心尖五腔切面,血流背向探头,彩色多普勒显示为一条蓝色血流束,充满左心室流出道、主动脉口和升主动脉。在胸骨上窝主动弓长轴切面,升主动脉血流朝向探头,着红色降主动脉血流背离探头,着蓝色。主动脉弓中部因血流束与探头垂直,无血流信号。

3.正常三尖瓣口血流　在心尖四腔切面及胸骨左缘右心室流入道切面,舒张期彩色多普勒显示一条宽阔明亮的红色血流束,自右心房经三尖瓣口进入右心室并抵心尖。血流束中央红色明亮,边缘暗淡。

4.正常肺动脉口与肺动脉干血流　在主动脉根部短轴切面及肺动脉长轴切面,收缩期彩色多普勒显示一条宽阔的蓝色血流束充满右心室流出道与肺动脉干,血流束中部蓝色明亮,边缘暗淡,于左、右肺动脉分叉处最暗。

第五节　心腔声学造影

心脏声学造影(cardiac acoustic contrast),是通过周围静脉向心腔内注入一种具有声学效应的对比剂(contrastagent),使心腔内出现浓密的回声,以增强组织对比度,从而帮助诊断疾病的方法。它所依据的原理是,造影剂在血液内产生大量微气泡,由于其声阻抗较大,因而能在心腔内产生浓密的回声。当这些气泡到达肺部时,即从血液中逸出,通过肺排出体外,因而早期的造影剂只能显示于右心系统,而不能出现在左心系统。现时的造影剂不但能通过肺循环显示于左心室内,而且还可通过主动脉进入冠状动脉,出现在心肌内,对心肌进行对比造影。

一、造影剂的种类

主要有双氧水造影剂、二氧化碳造影剂和声化白蛋白造影剂,此外尚有靛氰蓝绿造影剂等。

(一)双氧水造影剂

经静脉注入后,受血液内双氧水酶的催化,双氧水立即分解,释出氧气。

氧气被释出后,部分与血蛋白结合,部分成游离状态,在血液中形成微小氧气泡。

(二)二氧化碳造影剂

经静脉注入后,在血液内迅速产生大量二氧化碳气泡。二氧化碳在血液中的溶解度为氧气的 2.3 倍,因而不易形成气栓。此种造影剂有碳酸氢钠与醋酸混合液、碳酸氢钠与稀盐酸混合液及碳酸氢钠与维生素 C 混合液等多种配方。

此外,目前所用的新型声学造影剂有胶质溶液,SHU-508 及声化白蛋白等。

其中首推后者。据 Keller 报告,用 5%声化人类白蛋白作造影剂,其微泡平均直径有 2.9μm 和 5.8μm 两种。它对实验动物的左心房、左心室收缩压、舒张压和平均压都无显著影响,亦不造成冠状动脉充血性反应。即使注射 10ml 声化白蛋白亦无心肌、脑、肾梗阻、栓塞或出血。它没有螯合剂作用,是一种显示区域性心肌灌注的优良造影剂。

二、造影方法

(一)双氧水

一般取肘静脉注入。3%双氧水每千克体重 0.01ml,一次最大注入量不超过 1ml,发绀患者不超过 0.5ml,在 1~2s 内注完。两次间隔时间在 5min 以上,一般可重复 2~5 次。注射过程中如出现头昏、胸闷等不适,应立即停止注入。

(二)碳酸氢钠与醋酸混合液

将医用 5%碳酸氢钠及稀释为 5%醋酸在无菌操作下分装于 5ml 及 2ml 安瓿瓶内备用。注射时先吸取 5%碳酸氢钠 5ml,随即加入 5%醋酸 2ml,立即推注,在 5~10s 内注完。

注意在作上述两种造影剂造影之前,均须先用 50ml 注射器吸取生理盐水,连接头皮针,穿刺肘静脉,并固定好针头,将准备好的造影剂经头皮针注完,再接上生理盐水。如需要,间隔 5min 以上再重复上述步骤,可重复 2~3 次。

三、观察与分析

造影剂从肘静脉注入后,应注意其最先显示的部位、顺序、心腔内出现和持续的时间及其分布。正常情况下,造影剂由上腔静脉首先进入右心房,在心腔液暗区内出现密集的云雾状细小光点。其显示顺序是右心房→右心室→肺动脉。微气泡通过肺循环排出体外,不出现在左心腔内。

由肘静脉注入造影剂至心腔内最先出现其反射的时间为臂—心循环时间,正常为 9.7s。心腔内出现造影剂至其消失的时间为心腔滞留时间,正常为 77.4s。

如有心内分流,应注意观察分流平面及分流方向。若右心房右心室出现造影剂,与此同时左心房左心室及主动脉内亦出现造影剂,则分流平面在心房。若右心室出现造影剂后,左心室和主动脉内相继出现,而左心房内无造影剂,则为室平面分流。在左向右分流时,于充满造影剂回声的右心房或右心室或肺动脉内可见不含造影剂回声的暗区,即负性造影区。

四、适应证

(1)分流性疾病:房及室间隔缺损及主一肺动脉隔缺损,以及并有这些缺损的复杂畸形。

(2)反流性疾病:三尖瓣及肺动脉瓣反流。

(3)观察静脉异位引流:如左位上腔静脉时,在扩张的冠状静脉窦内首先见造影剂回声,尔后出现于右心房。

(4)可确定心内结构的界面,因而可用于测定右心室壁及室间隔的厚度。

(5)测定循环时间,用以估计血流速度及右心功能。

(6)做心肌造影时,可确定病灶区域和部位。

五、禁忌证

(1)肺功能不全缺氧明显者(对 CO_2 造影剂而言)。

(2)冠心病有心绞痛及心肌梗死者。

(3)重症心力衰竭患者。

(4)严重酸中毒患者。

(5)有出血倾向或栓塞病史。

(6)重症贫血患者

(7)重症感染性心内膜炎患者。

第六节　经食管超声心动图

经胸超声心动图(transthoracic echocardiography,TTE)由于在其受到肋骨、胸骨、肺气、肥胖及胸廓畸形等遮挡和影响时,不能获得清晰的图像,使它的临床应用范围受到限制。经食管超声心动图(transesophageal echocardiography,TEE),将超声探头置于食管之内,使探头与心脏更贴近,克服了上述不利因素,能获得比 TTE 更清晰的图像,弥补了它的不足,不仅拓宽了超声心动图的应用范围,也使临床诊断质量得以不断提高。

TEE 始于 1971 年,当时由英国的 Side 与 Gosling 用直径 5mm 的压电晶片镶嵌于食管探头的顶端,发射 5MHz 的连续超声,探测胸主动脉内的血流速度,借以估测心功能。因处于实验阶段,未得到临床重视。

至 1976 年,美国的 Frazin 用直径 9mm 的压电晶片发射 3.5MHz 的连续超声作成食管探头,获取心脏的 M 型图像,在左心房内径及 EF 斜率的测值等方面获得了与 TTE 的良好相关;但由于它获得的是心脏的一维信息,而对心脏的解剖结构和方位识别困难,因而其临床应用受限。1980 年日本的 Hisanaga 作出第一代经食管切面超声心动图。压电晶片直径 10mm,发射频率在 2.25～3.5MHz,能获得较清晰的心脏切面图像。但因探头顶端粗、硬管部分较长、实用性较差、不易掌握方向及患者有不适感等,而未能在临床上推广。

1982 年德国的 Schluter 等推出相控阵食管探头。换能器由 32 晶片组成,频率 3.5MHz,长 35mm,宽 15mm,厚 16mm,嵌附于管体的前端。管体较细、柔软、其后端连接控制钮,术者转动此钮,即可灵活地使换能器前后倾屈和左右移位,观察心脏各部分的形态结构和运动状态。这一发展,使得 TEE 进入了临床实用阶段。

几经发展,现在 TEE 的探头直径已小于 7mm,并从单平面进至双平面和多平面,不仅能从横断面,也能从纵轴面显示心脏和大血管的结构。不仅能通过二维图像了解心脏大血管的结构和形态,还能通过频谱多普勒测定血流速度、血流状态,进而了解心脏的功能。现时有了三维 TEE,能够将清晰的二维 TEE 图像重建成三维图像,获得有关心脏空间结构的信息,为临床心血管研究提供了新手段,新途径和新技术。

我国上海中山医院于 1989 年率先报告了 TEE 的临床应用结果,认为对诊断二尖瓣疾病、房间隔缺损等有很高的准确性。武汉协和医院对 TEE 的麻醉方法、插管技术及图像方位进行了改进,取得了很好的效果。以后北京、石家庄、广州等地相继开展,并扩展至全国。

一、检查前准备

(1)术前常规询问受检者有无吞咽困难、肝硬化及上消化道出血等病史。

(2)受检者在接受 TEE 检查前应做食管吞钡检查,以排除食管静脉曲张、食管肿瘤及先天性食管狭窄等。

(3)检查前受检者禁食 4～6h。

二、检查方法

(1)对清醒的患者,以 2% 地卡因喷于受检者咽喉部以作局部麻醉,5min 后可开始插管。

(2)受检者取左侧位或坐位。

（3）术者一手持食管超声末端的调节器，另一手握住离探头顶端约 30cm 处，调节至前屈约 30°后，于探头顶部涂以耦合剂。此时嘱受检者张口并做吞咽动作，顺势将探头经由口腔送入食管之内，并将开口器（或牙托）固定于上下门齿之间防止咬坏探头。

（4）插入过程应轻巧、徐缓，避免因刺激而致的恶心、呕吐，出现心率增快应缓进，出现心律失常应停进，并作相应处理。

（5）于受检者颈侧置一弯盘以接取口腔分泌物。

（6）食管探头进入离门齿 30~50cm 处，通过进退、左右转动、前后屈伸以显示心脏各切面图像。由另一人操作仪器面板上的增益、辉度、深度及多普勒取样容积、多普勒彩色血流图像控制键等，以清晰显示所需图像。全过程录像记录，必要时即时摄片留取资料。

（7）检查完毕，退出探头，先用清水冲洗，然后用消毒液浸泡 5~10min，擦干后挂于特制的探头架上，以备下次再用。

（8）嘱受检者休息，并在 2h 内禁食。

三、适应证

（1）疑有或须排除左心耳血栓者。据报道，TEE 对左心耳血栓检出的敏感度和特异度均达 100%。

（2）房间隔缺损。TEE 从心脏后方探测显示的左、右心房和房间隔更清晰，较 TTE 敏感度和特异度均有提高。

（3）主动脉夹层动脉瘤。其敏感度达 97%，特异度为 100%。

（4）感染性心内膜炎。敏感度为 100%，特异度为 98%。

（5）由于 TEE 显示的心脏图像清晰，心腔边界清晰，适应作诸如舒张末容积、收缩末容积、心排血量、每搏量、射血分数、心脏指数和每搏指数等多项心功能指标的测定。

（6）术中监测。由于 TEE 不占手术野，可很方便地监测心脏手术全过程，在术前可指导决定手术方案；在术中可发现新问题及时处理；在术末关胸之前即时评价手术效果。

（7）对人工心脏瓣膜、心腔内占位病变、右心室流出道及肺动脉瓣狭窄均有较好的显像和诊断效果。

四、注意事项

（1）食管疾病。诸如先天性食管狭窄、食管异物、食管肿瘤及因肝硬化所致食管静脉曲张者,应列为禁忌。

（2）据报道,TEE 有个别引发严重心律失常,因而应予重视。在作 TEE 时,应备好一切抢救物品和药品。

（3）在 TEE 的插入过程中,患者可能有呛咳甚至恶心、呕吐等情况,此时施术者除动作轻柔,还应耐心热情地向患者解释,以解除其紧张情绪。

五、常用切面及其临床应用

由于 TEE 是将探头置于食管内,从后方探测心脏,探测的方向与 TTE 相反,因而它得到的基本上是 TEE 的倒置图像。故有人将 TEE 图像倒过来看,即扇尖朝下扇底向上,以期与 TTE 取得一致(图 5-70)。

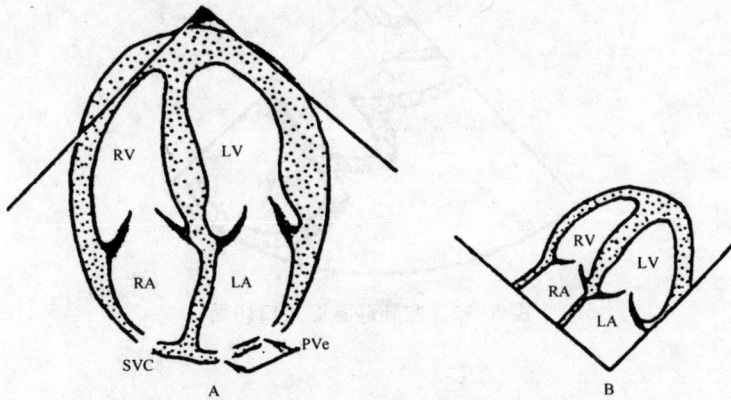

图 5-70　TTE 和 TEE 的四腔切面

A:TTE 心尖四腔切面;B:TEE 四腔切面的倒立图像,两图所显示的心脏结构和方位取得了一致

像 TTE 一样,TEE 的切面图像为数众多,限于篇幅,这里只介绍最常用的 12 个切面。

(一)左心耳切面

探头进至离门齿约 30cm 深度,前屈 30°,并逆钟向转 45°,显示左心耳(LAA)、左心房(LA)、主动脉(AO)、肺动脉(PA)和右心房(RA)。用以观察左心耳内血栓和二尖瓣瓣上环(图 5-71)。

(二)左肺静脉汇入口切面

在左心耳切面基础上,探头逆钟向转 150°,显示上、下左肺静脉(LPV)、左心房

（LA）、左心室（LV）。用以观察左肺静脉入口处附壁血栓、左肺静脉异位引流（图5-72）。

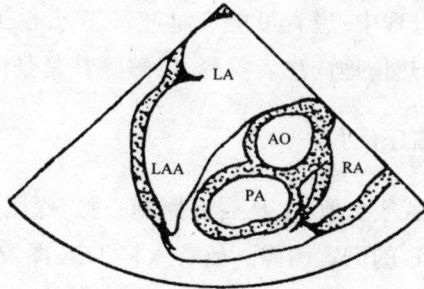

图 5-71　左心耳切面

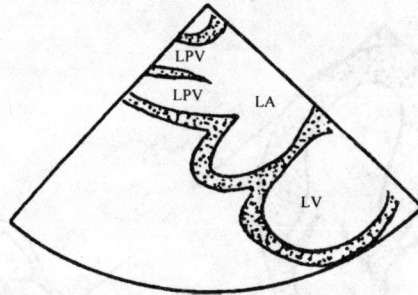

图 5-72　左肺静脉汇入口切面

（三）右肺静脉入口切面

在左心耳切面基础上，探头顺钟向转 120°，显示上、下右肺静脉（RPV）、左心房（LA）、右心房（RA）、右心室（RV）、左心室（LV）和主动脉（AO）。用以观察右肺静脉入口处附壁血栓和右肺静脉异位引流（图 5-73）。

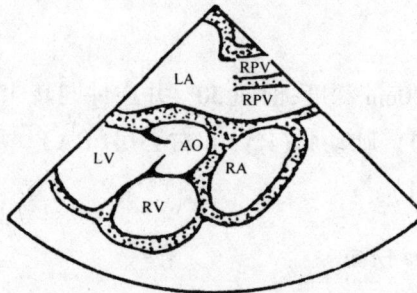

图 5-73　右肺静脉汇入口切面

（四）房间隔切面

探头进至 32~35cm 处,前屈 30°并顺钟向转 90°,显示左心房(LA)、右心房(RV)和位于两房之间呈水平方向的房间隔(IAS),以及左心室(LV)、右心室(RV)和室间隔(IVS)。用以观察有无房间隔缺损及卵圆孔末闭、心房肿瘤及血栓等(图5-74)。

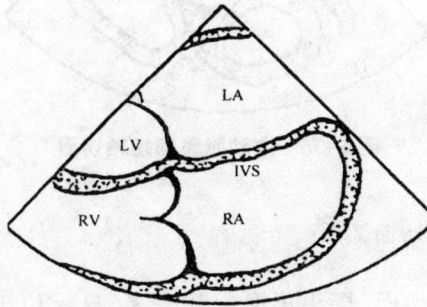

图 5-74　房间隔切面

（五）主动脉瓣水平短轴切面

探头进至 30cm 并前屈 20°,显示主动脉(AO)及其瓣膜、左心房(LA)、右心房(RA)、和右心室流出道(RVOT)。用以观察左、右心房内血栓及肿瘤,了解主动脉瓣膜是否增厚、钙化及有无穿孔或二瓣化畸形,有无高位房间隔缺损等(图 5-75)。

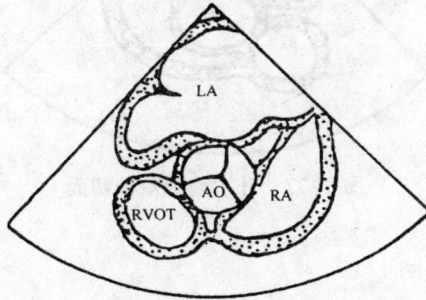

图 5-75　主动脉瓣水平短轴切面

（六）主动脉窦部短轴切面

在主动脉瓣水平短轴切面,探头退出 0.5~1.0cm,显示左心房(LA)、右心房(RA)、肺动脉(PA)和位于图像中央的主动脉窦部横切面,以及左冠状动脉(LCA)和右冠状动脉(RCA)始段。用以观察主动脉的大小、窦瘤及其破口的位置,以及左、右冠状动脉始段的病变(图 5-76)。

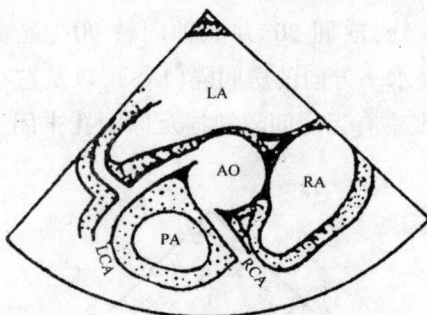

图 5-76　主动脉窦部短轴切面

(七)升主动脉短轴切面

在主动脉窦部短轴切面,探头再退出数毫米,显示位于图像中央的升主动脉(AO)横切面、后方的左心房(LA)、右侧的右心房(RA)及左前方的肺动脉干(PA)横断面。用以观察有无主动脉夹层动脉瘤、假性动脉瘤、肺动脉干狭窄或扩张等(图 5-77)。

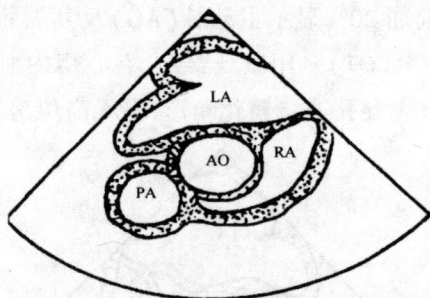

图 5-77　升主动脉短轴切面

(八)冠状静脉窦切面

探头送进 40～45cm,后伸约 60°并顺钟向转 30°,显示冠状静脉窦(CS)、右心房(RA)、右心室(RV)、左心室(LV)。用以观察冠状静脉窦的大小及其血流方向,判断有无左位上腔静脉永存等(图 5-78)。

(九)二尖瓣水平短轴切面

探头进至 45～50cm,前屈 45°并逆钟向转 45°,显示左心室底部的短轴切面,二尖瓣前叶(AMV)、后叶(PMV)和右心室(RV)。用以观察二尖瓣及其交界处的形态和功能,测量瓣口面积,评价扩瓣术的疗效及人工瓣的功能等(图5-79)。

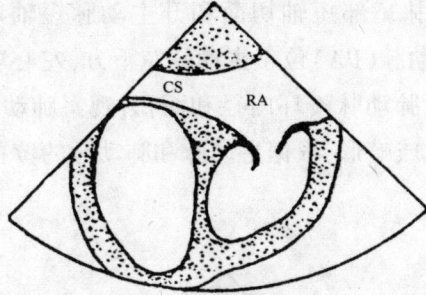

图5-78　冠状静脉窦切面

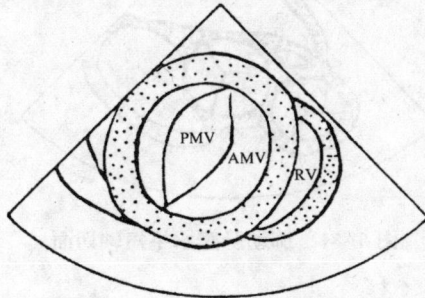

图5-79　二尖瓣水平短轴切面

(十)四腔心切面

探头进至40~45cm,后伸15°并顺钟向转30°,显示心脏的四腔切面,其方位恰与TTE相反,即右心房(RA)位于图像右上,左心房(LA)位于左上,而左心室(LV)位于左下,右心室(RV)位于右下。用以观察各腔室大小和功能,显示房和室间隔缺损、房室瓣形态和功能、心腔内占位病变、室壁瘤及室壁运动等(图5-80)。

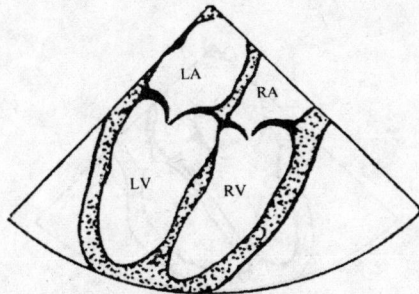

图5-80　四腔心切面

(十一)肺动脉瓣水平短轴切面

探头方位介于主动脉窦部短轴切面和升主动脉短轴切面之间,显示主动脉(AO)位于图像中央,肺动脉(PA)位于主动脉左下方,左心房(LA)在上部,右心房(RA)在右侧。用以测量肺动脉瓣环内径和面积,观察肺动脉瓣的形态及功能,有无肺动脉瓣狭窄、二叶化或畸形,根据主动脉和肺动脉的位置关系判断有无大血管转位(图5-81)。

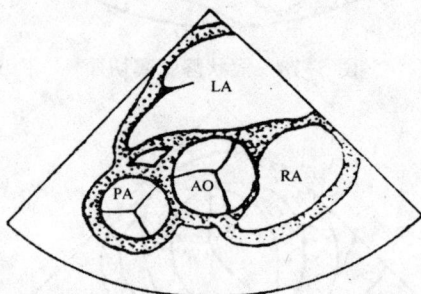

图5-81　肺动脉瓣水平短轴切面

(十二)左心室长轴切面

探头进至40~45cm后伸15°并逆钟向转30°,显示左心室(LV)、左心房(LA)、右心室(RV)、主动脉(AO)、右心房(RA)、二尖瓣及主动脉瓣。用以观察有无左心房血栓或黏液瘤、二尖瓣瓣上环、三房心隔膜、二尖瓣形态及功能;观察有无左心室流出道和主动脉口狭窄,主动脉瓣的形态及功能,有无主动脉根部扩张及骑跨;有无室间隔缺损及监测室缺修补术疗效;有无节段性室壁运动障碍及整体室壁运动功能;有无左心室内肿瘤、血栓;于术中监测左心室腔内的残余空气泡等(图5-82)。

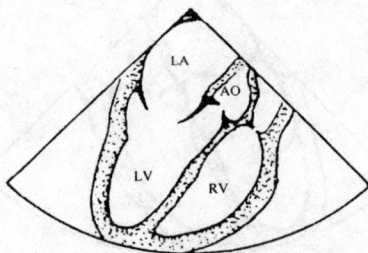

图5-82　左心室长轴切面

第六章　心瓣膜病

由于超声具有切面显像、频谱多普勒及彩色多普勒血流显像等多种手段和方法,现时对心瓣膜疾诊断的可靠性有了很大的提高。对大多数心瓣膜病可免用心导管及心血管造影等有创检查,而由以超声为主的无创性检查,便能确定其性质、病变程度、手术适应证及手术方式。

心瓣膜病(valvulopathy)可分为先天性和后天性两大类型。先天性者将归入先天性心脏病中介绍。本章仅介绍后天性心瓣膜病。在后天性心瓣膜病中最多见的是慢性风湿性心瓣膜病,其次是非风湿性心瓣膜病、感染性心内膜炎及人工瓣膜病。我们将按这个次序逐一介绍。

第一节　慢性风湿性心瓣膜病

所谓慢性风湿性心瓣膜病(chronic rheumatic cardiac valve disease)是指风湿性心脏炎停止后,由炎症损害及愈合过程遗留下来的心瓣膜病变。慢性风湿性心瓣膜病是常见病,在我国占成人心血管病的40%~50%。其中又以二尖瓣病最多见,尸检资料为100%,而主动脉瓣为48.5%,三尖瓣为12.2%,肺动脉瓣为6.5%。

一、二尖瓣狭窄

二尖瓣狭窄(mitral stenosis)是慢性风湿性心瓣膜病中最常见者,女多于男,约为3:1~4:1。单纯二尖瓣狭窄较二尖瓣狭窄合并关闭不全多一倍。二尖瓣狭窄最重要、最特征性的临床表现是心尖部有隆隆样或雷鸣样舒张期杂音。

(一)病理概要

从初次链球菌感染至形成二尖瓣狭窄,需两年左右。病变之初为瓣膜交界处及其基底部水肿、炎性浸润及赘生物形成,以后瓣膜粘连、纤维化致瓣口狭窄。狭窄严重时瓣口为一裂隙样小孔。本病按病变轻重和形态,可分为两大类型。

1.隔膜型　瓣膜主体没有病变或仅有轻度病变,活动尚好。又可分为三型:

①瓣叶交界处相互粘连,瓣口狭窄,其边缘纤维样增厚或有钙质沉着。②除上述病变外,瓣膜本身有增厚,其活动受限并可伴轻度关闭不全。这是最常见的一型。③由于腱索及乳头肌粘连、缩短,将瓣叶向下牵拉,使之呈漏斗状。瓣叶本身亦有不同程度的病变,但瓣叶主体仍有相当的活动度,有的还伴较明显的关闭不全,此型称之为隔膜漏斗型。

2.漏斗型　瓣膜、腱索及乳头肌病变程度比较严重,由于纤维化缩短,瓣膜变硬呈漏斗状,常伴较严重的关闭不全。

二尖瓣狭窄按瓣口大小,又可定量分为轻、中、重三种。轻度狭窄,瓣口直径在1.2cm 以上;中度狭窄,瓣口直径在 0.8~1.0cm;重度狭窄,瓣口直径在 0.8cm 以下。正常二尖瓣口直径为 3.0~3.5cm,面积 4.0~6.0cm² ,瓣叶质地柔软。

由于二尖瓣口狭窄,左心房压升高,左心房扩张,肺静脉压和毛细血管压升高,肺静脉和肺毛细血管扩张、瘀血。当肺循环血容量长期超过其代偿量时,肺动脉压逐渐升高,导致右心室肥厚及扩张,最终造成右心衰竭。

(二)M 型超声表现

(1)尖瓣前叶 EF 斜率减慢,呈"平台"样或"墙垛"样改变。此乃由于瓣口狭窄,舒张期左心室充盈受阻,房、室间压力差始终较高,使二尖瓣持续地处于开放状态所致。EF 斜率常小于 30mm/s。其减慢程度与狭窄程度有一定相关,图 6-1~图6-3。

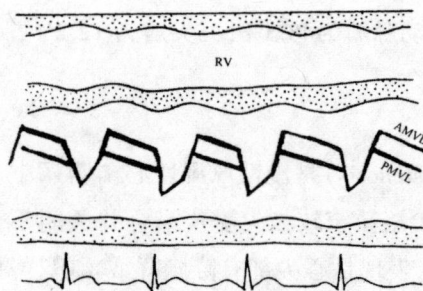

图 6-1　二尖瓣狭窄

二尖瓣前后叶波群示二尖瓣前、后叶均增厚、前叶曲线呈"墙垛"样,

前、后粘连、后叶与前叶呈同向运动

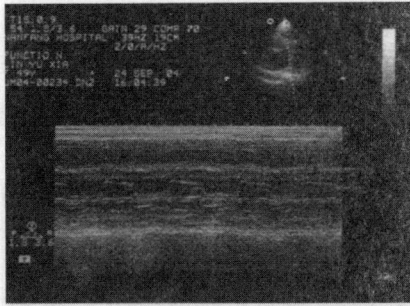

图 6-2 二尖瓣狭窄(隔膜型)

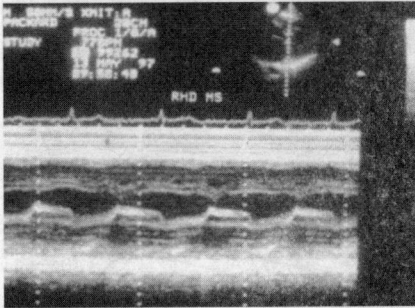

图 6-3 二尖瓣狭窄(漏斗型)

(2)二尖瓣前、后叶舒张期呈同向运动。这是由于瓣叶交界粘连、融合、钙化及纤维化,后叶受前叶牵拉,被动向前移动所致。

(3)前、后叶舒张期最大距离(即 E-E′间距)缩小。正常 E-E′间距为 21～39mm。二尖瓣狭窄时明显缩小,其缩小程度与狭窄程度有良好的相关性。

(4)前叶活动幅度减低。正常 DE 幅度大于 20mm,若小于 15mm,且有瓣叶增厚、回声增强或呈多层回声,应考虑有瓣叶钙化。

(5)二尖瓣前叶回声增强。此乃瓣叶增厚、钙化和纤维化所致,有钙化者常有多层回声。

(6)左心房明显增大。左心房与主动脉内径比值增大。其大小可作为衡量狭窄程度及心功能状态的参考指标。正常 LA/AO 为 0.9±0.13。由于左心房增大,可使心脏位置改变,而致右心室流出道变窄或左心室大小正常,而事实是右心室流出道可以增宽,左心室可以变小,肺动脉后瓣活动曲线上的 a 波变浅或消失,瓣叶提前开关。

(三)B 型超声表现

(1)左心室长轴切面,可见二尖瓣前叶及后叶增厚,回声增强尤其瓣尖多呈结节状,舒张期前叶呈弓状,形成圆隆状膨向左心室流出道内。瓣叶僵硬,活动度小,后叶被牵拉前移,并被拉长呈"直立"状。收缩期前后叶接合处回声增强、增粗,并可见增粗的腱索与瓣叶相连、融合,还可见增厚的乳头肌,图6-4、图6-5。

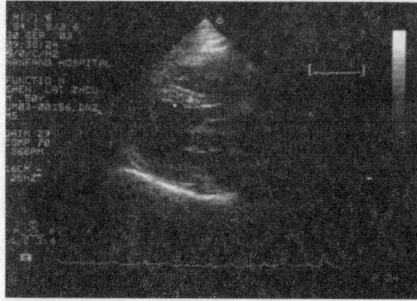

图6-4　左心室长轴切面二尖瓣狭窄

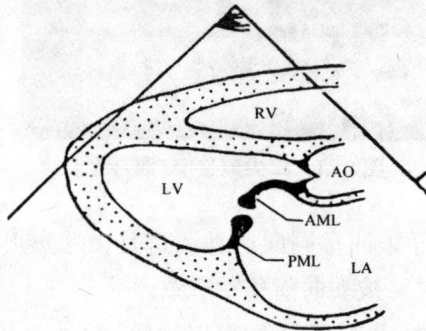

图6-5　左心室长轴切面二尖瓣狭窄

　　(2)二尖瓣口水平短轴切面,见瓣膜增厚瓣口呈鱼嘴状,回声增强,有时并见钙化。由此处测得二尖瓣口面积。轻度狭窄为 $2.0 \sim 2.5 cm^2$,中度狭窄为 $1.0 \sim 1.9 cm^2$,重度狭窄小于 $1.0 cm^2$ 图6-6、图6-7。

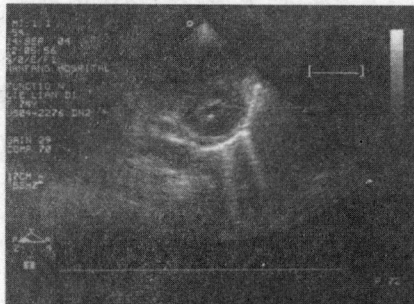

图6-6　左心室短轴切面二尖瓣狭窄

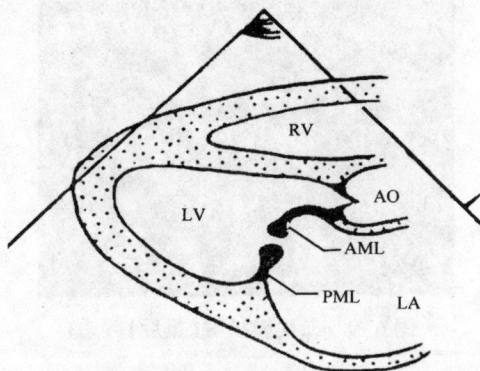

图 6-7　左心室短轴切面二尖瓣狭窄

（3）在左心室长轴切面及心尖、剑突下和胸骨旁四腔切面，可见左心房扩大。这是二尖瓣狭窄致左心房排空受阻所致。正常时，从主动脉后壁至左心房后壁的垂直距离，即左心房的前后径不超过 35mm。狭窄时常超过 40mm。但若大于 50mm，已不仅是单纯狭窄，常伴有二尖瓣关闭不全。

（4）在心尖四腔切面，可见肺静脉明显扩张。

（5）二尖瓣狭窄常继发肺动脉高压，因而常见肺动脉扩张，右心室扩大。

（四）频谱多普勒表现

（1）将取样容积置于二尖瓣口，可录得充填的、正负双向的方块形血流频谱。其峰值流速明显加快，常见 E 峰大于 1.5m/s。A 峰亦见增快，超过正常的 0.4m/s（图 6-8、图 6-9）。

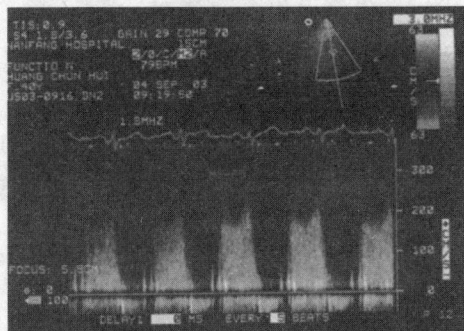

图 6-8　二尖瓣狭窄（轻度）频谱

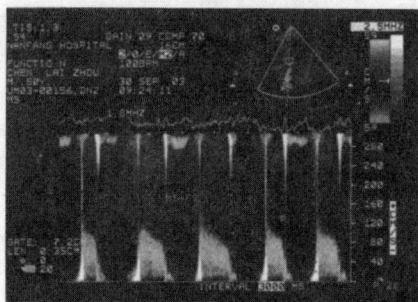

图 6-9 二尖瓣狭窄(重度)频谱

(2)将取样容积置于二尖瓣口左心房侧,由于瓣口狭窄血流受阻,左心房内血流减慢,因而峰值血流速度 E 峰明显降低,常小于 0.5m/s。

(3)将取样容积置于二尖瓣口远端的左心室腔内,可录得湍流所产生的舒张期双向低频血流频谱。

(4)合并肺动脉高压时,可分别于右心室流出道及右心房内,录得肺动脉瓣反流和三尖瓣反流血流频谱。

(5)通过测量二尖瓣口血流频谱的峰值血流速度(V),利用伯努利方程,可计算出最大瞬时跨瓣压差(p)。如测得 E 峰血流速度为 1.6m/s,代入公式 $p = 4V^2$,则得最大瞬时跨瓣压差为 10.2mmHg。

(6)通过测量舒张早期最大瞬时压差下降一半的时间,即半降时(PHT),利用 Hatle 的经验公式,可计算出二尖瓣口的面积(MVA)。例如,测量某二尖瓣狭窄患者的半降时为 250ms,代入公式 MVA = 220/PHT(ms),得此患者的二尖瓣口的面积为 0.88cm²。需要说明的是,本公式是经验公式,仅适用于无合并二尖瓣反流及无主动脉瓣病变者,且以瓣口狭窄程度重者为好。

(五)彩色多普勒表现

(1)心尖四腔切面,可见持续于整个舒张期的、以鲜亮的红色为主的、窄细的、五彩相间的射流束通过二尖瓣口,当其通过二尖瓣口后,迅速扩大,形成喷泉形或蘑菇形等多种形态。

(2)于二尖瓣狭窄,左心房压力升高,血流缓慢,因而左心房血流显色暗淡或不显色。

(3)并肺动脉高压时,在肺动脉长轴切面或主动脉短轴切面,于右心室流出道内可见红色"烛火"样或"火苗"样肺动脉瓣反流血流束;在四腔切面,于右心房内可见以蓝色为主的多彩三尖瓣反流束(图 6-13)。

（六）鉴别诊断

超声心动图对二尖瓣狭窄不仅能确定诊断，而且能定量其狭窄程度，但就其本身的表现而言，仍需与下列疾病鉴别。

（1）左心房黏液瘤时，M 型超声的二尖瓣前叶曲线亦可出现"平顶"样或"墙垛"样改变。但其二尖瓣后叶曲线正常，在前叶曲线的后方有云雾状回声。

（2）主动脉瓣关闭不全时，二尖瓣前叶的 EF 斜率亦减慢呈"平台"状，但它同时有舒张期"毛刷"样高频颤动，且二尖瓣后叶活动正常。

（3）特发性肥厚型主动脉瓣狭窄时，也有二尖瓣前叶 EF 斜率减慢，使成"墙垛"样，但其后叶活动正常，前叶的 CD 段应有 SAM 现象。

（4）肺动脉高压时，二尖瓣前叶 EF 斜率减慢，使其呈"墙垛"样，但后叶活动正常。此时还应伴有肺动脉瓣后叶曲线的 ef 斜率减慢和 a 波消失。

二、二尖瓣关闭不全

二尖瓣关闭不全（mitral insuffiency）约占风湿性二尖瓣病变的 1/3，单纯性关闭不全占其中之一半，另一半合并于二尖瓣狭窄。单纯关闭不全患者，男多于女，约为 3：2，它的最重要的临床表现是心尖区 Ⅲ/Ⅵ 级以上音质粗糙、音调高亢的吹风样全收缩期杂音并向腋下传导。

（一）病理概要

风湿性二尖瓣关闭不全的主要病理改变，是由风湿性心内膜炎所致的瓣膜瘢痕及其短缩，还有腱索及乳头肌的粘连。由此而造成瓣膜不能正常关闭。当心脏收缩时，左心室血液大部分经主动脉瓣口进入主动脉，另一部分则经闭合不完全的二尖瓣口反流入左心房，引起严重的血流动力学障碍。

由于左心室血液反流入左心房，左心房容量增加，压力增高，进而引起肺瘀血、肺动脉压增高，右心负荷加重，引起右心室肥厚扩大，最终导致右心衰竭。左心室除接受正常的肺循环回流的血液外，还要额外地接受收缩期反流至左心房的血液，其容量负荷加重，久之可出现扩张。

（二）M 型超声表现

（1）由于通过二尖瓣口的血流量增多，血流速度加快，至二尖瓣前叶曲线的 DE 上升速度及 EF 斜率加快。

（2）由于瓣膜病变，二尖瓣波群的 CD 段呈多条增粗、增强的紊乱回声。

（3）由于大量反流的血液冲击左心房后壁，因而在心底波群的左心房后壁出现病理性凹槽，其深度大于 4mm，同时并有左心房内径增大。

（4）由于容量负荷过重，左心室内径增大，室间隔及左心室后壁搏动显著增强。

（5）容易探及三尖瓣活动，并见右心室扩大（图 6-10）。

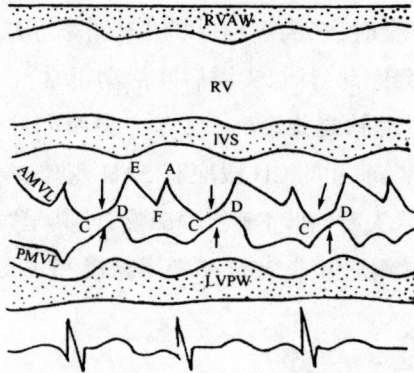

图 6-10　二尖瓣关闭不全 CD 段呈双线（箭头所指）

（三）B 型超声表现

（1）在室长轴切面，显示二尖瓣前、后叶均增厚，开放正常或稍小。心室收缩时，二尖瓣关闭处呈多条紊乱回声。此切面尚可见左心房及左心室内径增大。

（2）二尖瓣口水平短轴切面显示，二尖瓣开放时其前叶、后叶均增厚，回声增强，在部分患者还可见结节状强回声。心脏收缩时，二尖瓣前、后叶闭合部回声分离或显示不规则的暗区，这表明前、后叶不能完全合拢。Wann 等将风湿性二尖瓣病患者在此切面显示二维图像分为四个类型，借以判定二尖瓣的关闭状态。

Ⅰ型：二尖瓣前、后叶的整个瓣叶均能完全对合，其间无裂隙。表示瓣膜功能尚好，无关闭不全现象，可能为正常瓣膜或单纯性二尖瓣狭窄。

Ⅱ型：除瓣口内侧或外侧缘处有小的瓣叶对合欠佳外，基本上能完全关闭。表示有轻度关闭不全，但无严重的血流动力学障碍，无重要临床意义。

Ⅲ型：瓣口中心处前、后叶不能对合，有较大面积的孔隙，收缩期有大量血液经此反回左心房，表示有显著的二尖瓣关闭不全。

Ⅳ型：在收缩期，前、后叶有多处对合不良，存在多个孔隙。血流动力学有严重障碍，是二尖瓣关闭不全的征象。

（3）心尖、胸骨旁及剑突下四腔切面，显示左心室、左心房和右心室增大。

(4)心底短轴切面显示左心房明显扩大,并可见左心耳扩张及肺动脉和右心室流出道增宽(图6-11)。

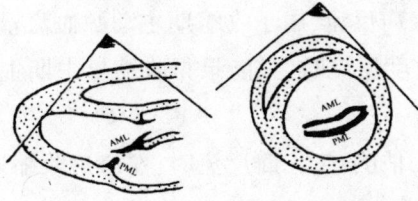

图6-11 风湿性二尖瓣关闭不全

(四)频谱多普勒表现

(1)多普勒取样容积置于二尖瓣环处,可录得负向、峰顶圆钝、充填、带宽、持续于整个收缩期的反流频谱,其加速肢和减速肢均陡直,最大峰值速度多数超过4m/s(图6-12、图6-13)。反流较明显时,这频谱在瓣环的左心室侧可录得,且一直延伸至左心房侧。

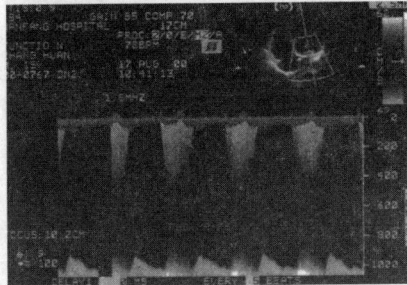

图6-12 二尖瓣关闭不全反流频谱

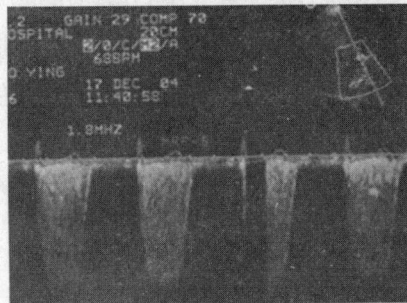

图6-13 二尖瓣关闭不全反流频谱

（2）在左心房内多点探测,可录得由于湍流所致的正负双向的低频湍流频谱。

（3）由于通过二尖瓣口的血流量增多,二尖瓣舒张期前向血流频谱的 E 波明显增高。

（4）在中度以上二尖瓣反流,由于收缩期主动脉血流量减少,主动脉血流频谱峰值前移,流速减低。重度反流时,只能录得收缩早中期主动脉血流信号,收缩晚期血流信号消失。

（5）左心房收缩压的估测:二尖瓣反流时,左心房收缩期容量增大,压力升高,可用频谱多普勒进行估测:

$$LASP = SBP - \Delta PGMR$$

式中,LASP 为左心房收缩压,SBP 为从肱动脉测得的收缩期血压,ΔPGMK 为反流最大速度换算的压差。从左心房收缩压可以估测肺小动脉嵌顿压,如左心房升高,肺小动脉嵌顿压也高,心功能减退（图6-14）。

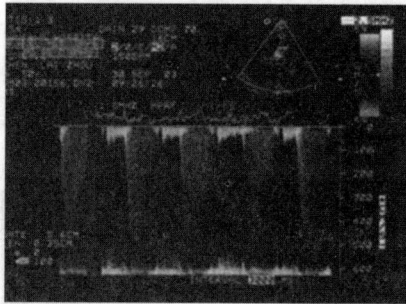

图6-14　二尖瓣关闭不全反流频谱

（五）彩色多普勒表现

（1）于心尖四腔或二腔切面,收缩期于左心房内可见源自二尖瓣环的、以蓝色为主色彩斑斓的反流束。依二尖瓣反流口的形态,可见一股或多股反流束,依其大小反流束可窄可宽,依其部位,反流束进入左心房后,可沿左心房后壁行走,也可直指左心房中部甚至直达顶部,依反流量的大小,显色可鲜亮或暗淡。

（2）尖瓣反流量较大时,舒张期通过二尖瓣口的血流量增多,因而二尖瓣口前向血流的亮度增加。

（六）反流量的估测

对于二尖瓣口的反流量,既往有多种方法可对其作半定量的估测。

（1）依频谱多普勒所测得反流信号的区域定量，如反流信号仅在二尖瓣环周围探及为轻度反流，达于左心房中部为中度，至左心房顶部为重度。

（2）依彩色多普勒出现二尖瓣反流信号的区域定量，如反流信号仅出现在二尖瓣环附近为轻度反流，至左心房中部为中度，达左心房顶部为重度。还可直接测量二尖瓣反流面积，依反流面积与左心房面积之比进行反流半定量，小于 1/3 为轻度，大于 1/3 为中度，大于 2/3 为重度。

（3）依二尖瓣反流容量，算出反流分数而定量。①在二维超声心动图上测得主动脉瓣环部直径 D 然后求出其面积 $A(A = \pi \cdot D^2 / 4)$；脉冲多普勒测得主动脉环处的血流速度积分（TVI）；两者之积即为主动脉瓣环处的血流（QAo）。②二维或 M 型超声心动图测得二尖瓣口面积（MVA）；脉冲多普勒测得二尖瓣口血流速度积分（MVI）；两者之积即为二尖瓣口流量（QMV）。③二尖瓣反流量（MVRQ）等于二尖瓣口流量与主动脉瓣环部流量之差（MVRQ = QMV−QAo）。④二尖瓣反流分数（MVRF）为反流量、除以二尖瓣口流量，即 MVRF = MVRQ/QMV。⑤定级：轻度 MVRF<30%，中度 30%～38%，重度 38% 以上。

上述二尖瓣反流的定量方法中，第一、二各为半定量方法。第三种虽较全面，但受瓣口形态、合并狭窄及合并主动脉瓣病变、取样容积大小和深度、仪器灵敏等多种限制，计算也较烦琐。为克服这些不良因素，有人提出用血流汇聚（flow convergence）的方法来定量二尖瓣反流。

（4）血流汇聚法定量。原理：在一定血流动力学范围内，当血流加速流向一窄孔时，在窄孔近端形成等速半圆形表面。根据彩色多普勒在反流口近端血流加速超过混叠极限时彩色显示发生倒返的原理，可以确定混叠界面并测量其至反流口的距离（R），进而根据公式 $2\pi R^2$ 计算出半球表面积，然后再乘以等速表面流速，求出反流容积。

方法：在心尖四腔切面，彩色多普勒显示二尖瓣口血流，测量血流汇聚混叠界面（反流口近端加速血流区颜色由蓝转红的界面）至二尖瓣口的垂直距离（R）。根据半球血流会聚公式，计算出每搏二尖瓣反流量。

$$MVRV = 2\pi R^2 \cdot NL \cdot Sys$$

式中，MVRV 为每搏二尖瓣反流量（ml），R 为混叠界面至反流口的距离（cm），NL 为混叠极限（cm/s），Sys 为收缩间期（S）。当脉冲重复频率为 4MHz 时，探头 3.75MHz 产生 51cm/s 混叠极限，5MHz 时产生 41cm/s 混叠极限。

血流汇聚法定量二尖瓣反流，不受左心室几何形态、计算公式假设条件及联合瓣膜病损的影响，是目前应用的简便有效的新方法。其受限因素少，适应证更广，准确性更好。

（七）鉴别诊断

（1）首先应与非病理性反流鉴别，一般非病理性反流的反流量较小，反流分数多数小于15%。彩色多普勒显示细小的反流束多数局限于二尖瓣环附近。很少引起左心房和左心室的增大。

（2）第二个应加以鉴别的是二尖瓣脱垂。该病可有风湿性二尖瓣关闭不全的全部表现。而其自身的特征性改变是收缩中晚期二尖瓣曲线的 CD 段下移形成"吊床"样改变，可资鉴别。

（3）还有需要鉴别的是室间隔缺损。它常合并二尖瓣关闭不全，乃房室环扩大所致。由于其具有室间隔缺损的一些特征性的改变，鉴别应无困难。

三、主动脉瓣关闭不全

主动脉瓣关闭不全（aortic insufficiency）是慢性风湿性心瓣膜病的一种。本病多见于男性，男女比例约为 2∶1。单纯主动脉病变少见，只占慢性风湿性心脏病的 3%~5%。但主动脉瓣病变占慢性风湿性心膜病的 20%~35%，因其常与二尖瓣病变合并存在。主动脉瓣关闭不全的特征性临床表现是，胸骨左缘第三、四肋间闻及递减型叹息样舒张期杂音。

（一）病理概要

风湿性主动脉瓣关闭不全的主要病理改变是，主动脉瓣因发炎和肉芽组织形成而致的增厚、硬化、短缩和畸形，在主动脉瓣关闭线上可见细小的疣形赘生物。主动脉瓣关闭不全可同时伴有程度不同的狭窄，但严重关闭不全时常无明显狭窄。主动脉关闭不全造成舒张期主动脉瓣反流，并因此而造成左心室的扩张，反流越重，扩张越明显。

（二）M 型超声表现

（1）在心底波群见，瓣膜回声增粗、增强，舒张期关闭呈双线，间距在 4mm 以上。瓣膜的开放和关闭速度加快，开放幅度增大。收缩期瓣叶出现快速颤动（图6-15、图 6-16）。

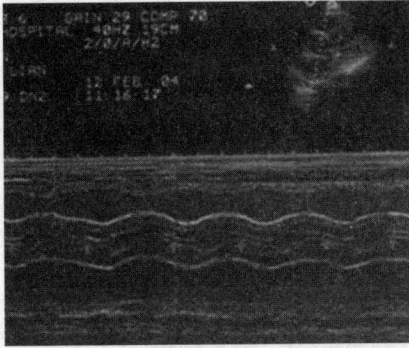

图 6-15　主动脉瓣关闭不全(箭头所指)

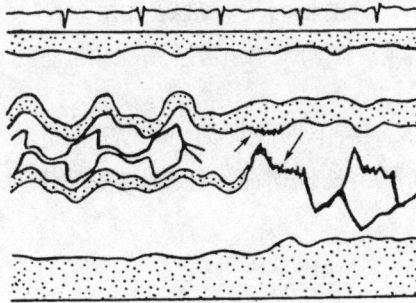

图 6-16　主动脉关闭不全
二尖瓣前叶及心室震颤(箭头所指)

(2)在心底波群还可见,主动脉内径增宽;前壁主波搏幅增大超过 15mm,重搏波消失或减低;后壁搏幅上升及下降速度增快。

(3)二尖瓣波群见,二尖瓣前叶舒张期波幅增高,并有 30~40 次/秒高频率的细震颤。此为舒张期主动脉反流血液冲击所致。类似的震颤有时亦可见于室间隔左心室面。

(4)由于血液反流妨碍二尖瓣开放及左心室压力增高,舒张期充盈速度减缓,可致二尖瓣 EF 斜率减慢。

(5)由于左心室容量负荷加重,可见左心室增大,室间隔与左心室后壁搏幅增高。

(三)B 型超声表现

(1)在左心室长轴切面,见瓣膜回声增强、增粗,舒张期瓣叶不能闭合于主动脉根部中央,而呈二线、三线或多线杂乱回声。在此切面并见左心室扩大及左心房和升主动脉扩张。

（2）在心底短轴切面，正常人的三叶主动脉瓣呈纤细、光滑的回声，并于舒张期闭合呈"Y"状，显示于主动脉腔中央。主动脉瓣关闭不全时，由于瓣叶闭合障碍而见裂隙，裂孔大于5mm（图6-17）。

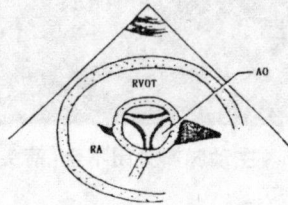

图6-17　主动脉关闭不全

大动脉短轴切面，主动脉增厚，回声增强，舒张期不能关闭，留有较大空隙

（3）在胸骨旁、心尖及剑突下四腔切面，可见左心室及左心房扩大。

（4）在胸骨上窝主动脉弓长轴切面，可见升主动脉扩张。

（四）频谱多普勒表现

（1）心尖五腔切面、取样容积置于左心室流出道内，可录得持续于整个舒张期的、正向充填、频带增宽、上升肢陡直、下降肢延缓的主动脉瓣反流频谱。其峰值流速多数超过4m/s（图6-18）。

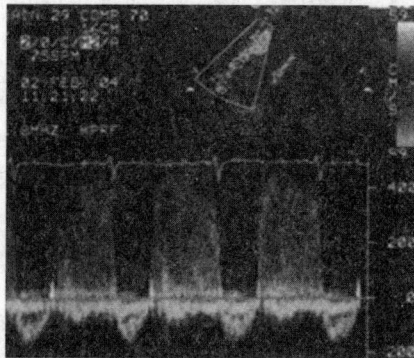

图6-18　主动脉瓣反流频谱

（2）中度以上的主动脉瓣反流，由于收缩期通过主动脉瓣口的血流增多，因而主动脉血流频谱的峰值流速增高，但一般不超过2m/s。

（3）由于二尖瓣口血流速度增快，二尖瓣血流频谱的E峰和A峰均可增高，A

峰更高可大于 E 峰。由于主动脉瓣反流束对二尖瓣的冲击,其血流频谱可出现毛刷样高频颤动,且持续于整个舒张期。

(4)反流程度的估测

1)反流分数(RF)的计算:以主动脉瓣口血流量作为每搏总排血量,二尖瓣口血流量(MVF)或肺动脉瓣口血流量(PVF)作为每搏有效排血量,则:

$$RF = AVF - PVF/AVF = 1 - PVF/AVF \text{ 或 } RF = AVF - MVF/AVF = 1 - MVF/AVF$$

RF<20%为轻度反流,20% ~ 40%为中度反流,40% ~ 60%为中 ~ 重度反流,>60%为重度反流。

按这种方法计算的反流分数判定反流程度较准确,但计算较为复杂。

2)反流信号的估测:用频谱多普勒探测反流信号出现的部位,半定量反流程度。

轻度:反流信号分布局限于主动脉瓣环附近区域。

中度:反流信号分布至二尖瓣前叶水平。

重度:反流信号分布至二尖瓣前叶水平以下。

(5)左心室舒张末压的估测:$LVEDP = DBP - \Delta PAR$。式中,LVEDP 为左心室舒张末压,DBP 为肱动脉测量的舒张压,ΔPAR 为主动脉反流频谱上,舒张期峰速所换算成的最大跨瓣压差。

(五)彩色多普勒表现

(1)于左心室流出道内见,起自主动脉瓣环、持续于整个舒张期的、以鲜亮的红色为主的五彩相间的反流束。反流束可沿室间隔下行,也可沿二尖瓣前叶走行;轻度反流时可呈细条状。仅占据左心室流出道的一部分,重度反流时呈喷泉状充满整个左心室流出道。

(2)由于通过主动脉瓣口的血流量增加,收缩期主动脉瓣口的前向血流着色鲜明。

(3)反流程度估测

1)由于彩色反流射流信号距离瓣口最近端的宽度(JW)大致相当于反流口的大小,因而以该处左心室流出道的宽度(LVOTW)除 JW 即得反流分数(RF)在左心室长轴及心尖五腔切面可测得

$$RF = JW/LVOTW$$

2)在胸骨旁主动脉瓣短轴切面,通过测量反流信号的面积(JA)和该处主动脉的横截面积,亦可得到反流分数(RF):

$$RF = JA / AOA$$

以上述的反流口宽度换算成面积,或以直接测得的反流口面积乘以反流血流的速度积分,可计算出每搏反流量。

(六)鉴别诊断

(1)主动脉瓣脱垂常致主动脉瓣关闭不全,应与之鉴别,前者于左心室流出道内舒张期可见异常回声。重度脱垂时,随心脏的舒、缩活动可见脱垂的主动脉瓣在主动脉腔内及左心室流出道内来回摆动。

(2)感染性心内膜炎有主动脉瓣赘生物附着时可致主动脉关闭不全,但可见蓬草样或团絮状回声附着于瓣膜,可资鉴别。

(3)较轻的主动脉瓣反流应与非病理性反流鉴别,一般非病理性主动脉瓣反流,其反流分数小于 15%。

四、主动脉瓣狭窄

主动脉瓣狭窄(aortic stenosis)可以是先天性的,也可以是后天性的。后天性的又可分为风湿性和老年退行性。单纯性主动脉瓣狭窄,10% ~ 20%是风湿所致。风湿性主动脉瓣狭窄多见于年轻人,且同时伴有二尖瓣病变。主动脉瓣狭窄的最主要的临床表现是,胸骨右缘第二肋间粗糙、响亮的收缩期杂音,并向颈部传导。

(一)病理概要

风湿性主动脉瓣狭窄的主要病理改变是,慢性炎症和钙质沉着引起瓣膜粘连和增厚,使其开放受限而致瓣口面积减小。正常主动脉瓣口面积约 $3cm^2$,当其减小至正常的 1/4 或更小时出现严重症状。由于狭窄而致左心室阻力负荷加重,左心室后壁代偿肥厚,左心室亦可轻度扩大。

(二)M 型超声表现

(1)主动脉瓣回声增粗并见钙化所致的强回声,甚至可见斑块状强回声。瓣膜厚度增加,可超过主动脉前壁的厚度。

(2)瓣膜开放幅度减小,常小于 14mm 或主动脉内径的一半。

(3)由于左心室排血受阻,主动脉充盈不足,在心底波群见 V 波低平,V′消失。

(4)由于长期存在的左心室排血受阻,压力负荷加重,在心室波群可见室间隔及左心室后壁呈对称性增厚,左心室内径可轻度增大(图 6-19)。

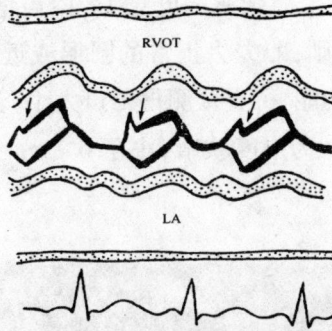

图 6-19　主动脉瓣狭窄

心底波群示主动脉增厚,开幅小,提前关闭(箭头所指)

(三)B 型超声表现图

(1)左心室长轴切面,瓣叶增厚、回声增强、开放受限。若瓣叶开放的距离小于 8mm,为重度狭窄;8~12mm 为中度狭窄;12~14mm 为轻度狭窄。在此切面还可见室间隔与左心室后壁呈对称性增厚(图 6-20、图 6-21)。

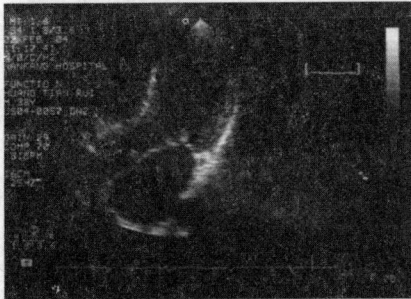

图 6-20　心尖五腔切面

主动脉瓣狭窄(箭头所指)

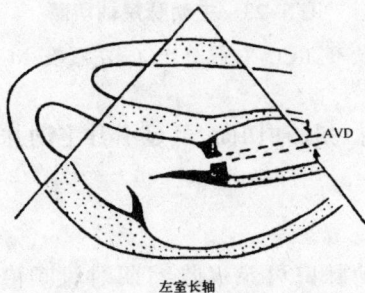

图 6-21　左屯、室长轴切面

主动脉瓣狭窄(虚线所示)

（2）心底短轴切面，可见主动脉瓣瓣叶增厚，回声增强、增多，开放明显受限，瓣口面积明显变小且极不规则，即失去正常的圆形或近似的等边三角形。在此切面，以机器提供的面积测量功能，可直接测得瓣口大小：若瓣口面积小于 $3cm^2$ 大于 $1cm^2$ 为轻度狭窄，$1\sim0.75cm^2$ 为中度狭窄，小于 $0.75cm^2$ 为重度狭窄（图 6-22、图 6-23）。

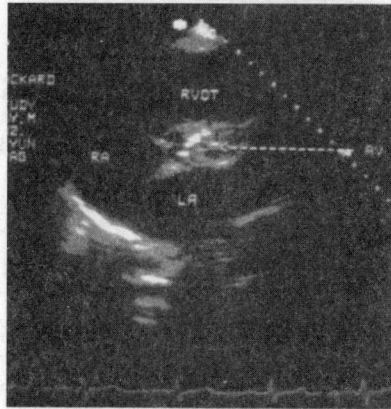

图 6-22　主动脉短轴切面

主动脉瓣狭窄（箭头所指）

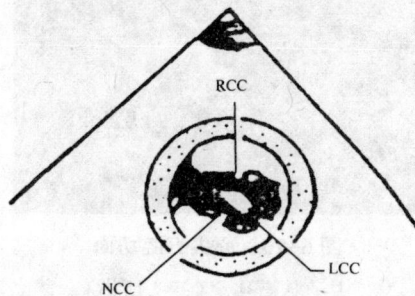

图 6-23　主动脉短轴切面

主动脉瓣狭窄，RCC：右冠瓣，LCC：左冠瓣，NCC：无冠瓣

（3）在胸骨上窝主动脉弓长轴切面，可显示升主动脉呈窄后扩张。

（四）频谱多普勒表现

（1）取样容积置于主动脉口可录得收缩期射流频谱。轻度狭窄时，频谱形态近似非对称的三角形，重度狭窄时呈对称的圆钝形曲线。射血时间延长，峰值后移，峰值显著增高，一般是狭窄越重流速越高，有高达 7m/s 者（图 6-24）。

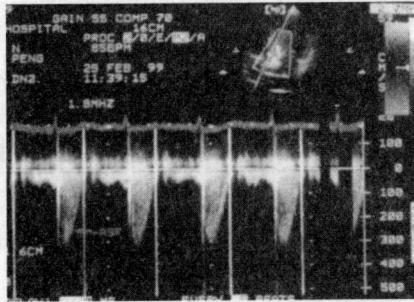

图 6-24　主动脉瓣狭窄频谱

（2）由于主动脉瓣狭窄，血流受阻，左心室流出道内前向血流速度减慢，因而血流频谱的峰值降低，后移，使频谱呈近似对称的圆钝形。

（3）在狭窄远端的升主动脉内，可录得由湍流所致的双向充填的低频血流信号。

（4）由于左心室舒张功能减损，二尖瓣血流频谱的 A 波增高，以至 A 波高过 E 波。

（5）主动脉瓣口面积的估测

1）若无心内分流和瓣口反流，可按下式求得主动脉瓣口的面积（AVA）：

$$AVA = SV/Vm \cdot ET = SV/SVI$$

式中，Vm 为主动脉瓣口的平均射流速度，ET 为左心室射血时间，SVI 为主动脉收缩期流速积分，SV 为每搏量是采用右心导管和热稀释技术测得，因而这种方法是半创伤性的。

2）张运等采用了一种完全无创的方法，其公式是

$$AVA = CMA \cdot DVI/SVI$$

式中，CMA 是从 M 型和 B 型超声心动图测得的舒张期二尖瓣口平均面积，DVI 为二尖瓣口舒张期流速积分，SVI 为收缩期主动脉瓣口流速积分。此法与心导管技术所测结果相关良好（r>0.90），其限制是不能有瓣口反流和心内分流。

3）挪威学者 Skjaerpe 等设计了一个适合于兼有主动脉瓣狭窄和关闭不全双病变的主动脉瓣面积估测公式：

$$AVA \cdot SVI = AoA \cdot SVI'$$

式中，为利用连续式多普勒测得的狭窄的主动脉瓣口的流速积分；AoA 为先从 B 型超声心动图测得主动脉环直径，然后计算得来的该部的面积；SVI' 为主动脉瓣环的收缩期流速积分。因此上式可写作：

$$AVA = AoA \cdot SVI'/SVI$$

考虑到 SVI′/SVI 应同主动脉瓣环处的峰值流速(Vp′)与主动脉瓣口的峰值流速(Vp)之比(Vp′/Vp)相似,代入上式,得

$$AVA = AoA \cdot Vp′/Vp$$

这一公式非常简便,而且与心导管技术利用格林公式所测得的主动脉口面积相关良好($r=0.87$)。

(五)彩色多普勒表现

(1)窄的主动脉瓣口出现窄细的射流束,狭窄越重流束越细,甚至难以显示。但当它进入升主动脉后便会明显增宽而成喷泉状或蘑菇状或其他扩散的形状。这一射流束可持续出现于整个收缩期。射流束显色明亮,在心尖五腔切面以蓝色为主,而在胸骨上窝主动脉弓长轴切面则主要显红色。

(2)于血流受阻于主动脉口,左心室流出道内血流显色暗淡。

(六)鉴别诊断

风湿性主动脉瓣狭窄,由于同属主动脉口狭窄,须与先天性主动脉瓣上狭窄和瓣下狭窄进行鉴别,但后两者在超声上均有明显的特征性表现,不难鉴别,以后的章节将述及。由于同属膜性狭窄,本病尚须与二叶式主动脉瓣鉴别,但后者瓣膜回声纤细、弹性较好,常有关闭时"Y"结构消失和关闭线在 M 型超声心动图上偏离中心等可资鉴别。

五、三尖瓣关闭不全

三尖瓣关闭不全(tricuspid insufficiency)多数为功能性,器质性者少见。但器质性中以风湿为多。据病理解剖资料,器质性三尖瓣病变的发病率占慢性风湿性心脏病总数的10%~15%。本病女多于男,且多发于青年。主要的临床表现是胸骨左缘第三至五肋间闻及响亮、高调的收缩期杂音,并于深吸气末加重。

(一)病理概要

风湿性三尖瓣关闭不全其瓣膜可由于慢性炎症过程而发生类似风湿性二尖瓣病变的变化。由于收缩期有部分血液反流至右心房,右心房容量增大、压力增高,可使右心房扩张与肥厚。当右心房压力超过 10mmHg(1.33kPa)时,可致上、下腔静脉压增高和扩张并导致全身静脉回流障碍,从而产生腹水和周围水肿。

（二）M 型超声表现

（1）三尖瓣前叶搏动幅度增大。DE 上升速度和 EF 斜率均增大。由于三尖瓣收缩期不能完全合拢，CD 段呈多条粗糙紊乱的回声。

（2）右心房内径增大。

（3）病变较重时可见右心室扩张，内径增大，并可见由于右心室容量负荷加重所致的室间隔与左心室后壁呈同向运动。

（三）B 型超声表现

（1）在右心室流出道长轴切面、心尖及剑突下四腔切面，可见三尖瓣叶回声增强、增粗，瓣尖呈结节状，收缩期瓣膜关闭不全，右心房及右心室增大。

（2）在右心室流出道长轴切面及心尖四腔切面，当从外周静脉注入声学造影剂后，可见造影剂回声在三尖瓣口做往返穿梭运动。

（3）在剑突下四腔切面及下腔静脉长轴切面，注射造影剂后可见收缩期有造影剂回声出现于下腔静脉内，有时并可见于肝静脉内。同时还可见到右心房、右心室和下腔静脉扩张，其内径增大。

（四）频谱多普勒表现

（1）样容积置于三尖瓣环，可录得单峰、负向、充填的收缩期反流频谱，其加速肢和减速肢均陡直而呈对称的圆钝形，其最大流速超过 4m/s（图 6-25）。

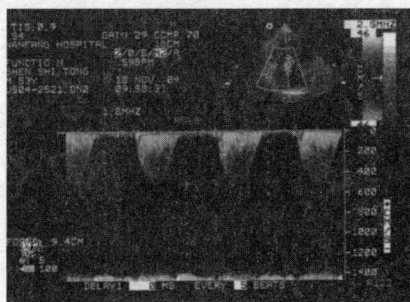

图 6-25　三尖瓣关闭不全血流频谱

（2）在右心房内作多点探测，可录得收缩期双向低频湍流频谱，反流程度越重，湍流在右心房内的分布越广。

（3）反流较重时，由于受右心房内反流血流的影响，腔静脉血流频谱中的 S 波消失,而代之以负向波,D 波峰值则增大,故形成先负后正的频谱形态。

(4)反流较重时,由于舒张期流经三尖瓣口的血流量增多,因而三尖瓣血流频谱的 E 峰增高。

(5)反流程度的估测。应用连续式多普勒测得三尖瓣反流的最大流速,可用以下公式求得右心室收缩末压(RVSP):

$$RVSP = \Delta PTR + RAP$$

式中,ΔPTR 为三尖瓣反流最大流速值,按伯努利方程换算成的跨瓣压差,RAP 为右心房压,一般为 5mmHg。

若 RVSP = 5mmHg 为轻度反流,10mmHg 为中度,超过 15mmHg 为重度。

(五)彩色多普勒表现

(1)右心房内可见,起源于三尖瓣环的、持续于整个收缩期的,以鲜亮的蓝色为主的、五彩相间的反流束。反流束可旨向右心房中部,也可沿房间隔行走,也可沿右心房侧壁形成环状。反流重时,在宽阔的右心房内可形成喷泉状,并在右心房内迅速散开。

(2)反流较重时,舒张期三尖瓣口血流着色明亮,而肺动脉瓣口、二尖瓣口及主动脉瓣口血流着色暗淡。

(3)反流程度的估测。利用彩色多普勒,可对三尖瓣反流进行半定量分级。即反流束占据部分右心房为Ⅰ级;抵达右心房后壁为Ⅱ级;进入腔静脉为Ⅲ级。

(六)鉴别诊断

(1)三尖瓣关闭不全或三尖瓣反流多数为非器质性或功能性,故同时有其他疾病存在,应注意其他疾病的诊断。

(2)超声对三尖瓣反流容易确定,但精确定量有困难。

六、肺动脉瓣关闭不全

肺动脉瓣关闭不全(pulmonary insufficiency)绝大多数为功能性,多继发于肺动脉高压。器质性肺动脉瓣病变很少见。主要的临床表现是,胸骨左缘第二、三肋间及舒张早期或舒张期早中期高音调、吹风样杂音。

(一)病理概要

肺动脉瓣关闭不全时,右心室在舒张期除接受来自三尖瓣口的血流外,还要接受来自肺动脉口的反流血流,因而造成右心室容量负荷增加,引起右心室扩张和肥厚。肺动脉高压时造成肺动脉瓣反流,反流又可进一步造成肺动脉高压引起肺动脉显著扩张。

(二)M 型超声表现

(1)肺动脉瓣曲线的 a 波变浅(<2mm)或消失,ef 斜率减慢,收缩中期部分关闭使成"w"形。

(2)右心室扩大,内径>20mm;右肺动脉扩大,内径增宽,超过 18mm;右心房亦扩大。

(3)bc 幅度增大,斜率加速。

(三)B 型超声表现

(1)在肺动脉干长轴切面,可见肺动脉干及左、右肺动脉均明显扩张。正常时较难显示或仅显示肺动脉,此时很容易显示。并常可显示两个瓣叶,其回声增强,活动增大。

(2)左心室长轴切面显示右心室扩大,右心室前壁及室间隔增厚,室间隔与左心室后壁呈同向运动。

(3)心尖四腔及右心室流入道长轴切面显示右心房扩大。

(4)在右心室流出道或肺动脉干长轴切面,从周围静脉注入造影剂后,收缩期见造影剂回声经肺动脉瓣从右心室流出道进入肺动脉干,而舒张期可见其经肺动脉瓣反流入右心室流出道。

(四)频谱多普勒表现

(1)将取样容积置于肺动脉瓣环下,可录得正向、单峰、窄带、充填、上升肢陡直、出现于舒张期的肺动脉瓣反流频谱。若合并重度肺动脉高压,其最大峰值流速可达 4m/s 以上。

(2)若肺动脉压不过高,由于收缩期通过肺动脉瓣口的血流量增加,肺动脉血流频谱峰值增高,但一般不超过 3m/s。

(3)在右心室腔内,于舒张期可录得由于肺动脉瓣反流所致的双向低频湍流血流频谱。

(4)反流程度的估测。利用脉冲多普勒测量收缩期主动脉瓣血流量(AVF)和收缩期肺动瓣血流量(PVF)。此时肺动脉瓣血流量为右心室的全部心搏量,主动脉瓣血流代表右心室的有效心搏量,则反流分数(RF)可按下式得出。

$$RF = PVF-AVF/PVF$$

(5)肺动脉舒张压的估测。通过测量肺动瓣脉反流频谱的峰值血流速度,利用伯努利方程,可按下式计算肺动瓣脉舒张压。

$$PADP = \Delta p+RVDP$$

式中,PADP 为肺动脉舒张压;Δp 为所测肺动脉瓣反流频谱峰值流速,并利用伯努利方程计算而得的瞬时跨瓣压差;RVDP 为舒张早期的右心室压力,一般近似于零。

(五)彩色多普勒表现

(1)室流出道内于舒张期,显示起源于肺动脉瓣环的明亮的红色反流束。轻度反流时,其呈窄细条状或烛火样,仅占部分流出道;重度反流时,呈喷泉状,可充满整个右心室流出道。

(2)若肺动瓣脉反流而不伴有明显肺高压,主肺动脉内前向血流量增多,可显示出多色斑点状或红蓝双向的涡流。若肺高压明显,主肺动脉内前向血流受阻,流速减缓,显色暗淡。

(六)鉴别诊断

众多的资料表明,利用脉冲多普勒和彩色多普勒于相当多的一部分(35%~92%)健康成年人尤其是青年人,可探及肺动瓣脉反流。因而在诊断肺动脉瓣关闭不全所致反流时,应加以鉴别。这种健康人的或称非病理性的肺动脉瓣反流具有如下特点:

①出现较晚:常于舒张中期出现。

②占时较短:一般不能持续于整个舒张期。

③流速较低:最大流速一般不超过 1.2m/s。

④范围较窄:一般局限于肺动脉瓣下 1cm 范围之内。

⑥长度较短:彩色反流束长度一般不超过 1cm。

第二节　　非风湿性心瓣膜病

非风湿性心瓣膜病(non-rheumatic valvular heart disease),顾名思义,为非风湿原因所致的心瓣膜疾病,它包括的范围相当广泛。病因也相当复杂。常见而且典型的瓣膜及其附属器官的病变有二尖瓣脱垂、二尖瓣环钙化、主动脉瓣环钙化及二尖瓣腱索断裂等,本节就这些疾病进行介绍。

一、二尖瓣脱垂

二尖瓣脱垂(mitral valve prolapse,MVP)是一组综合征,它继发于房间隔缺损、冠心病、特发性主动脉瓣下狭窄、胶原疾病、大量心包积液及心律失常等病症。原发性二尖瓣脱垂则与瓣膜黏液变性有关。其特征性的临床表现是心尖部闻及收缩期喀喇音。因而又称收缩中期喀喇音—收缩晚期杂音综合征。

(一)病理概要

正常二尖瓣的心房面层为含弹性纤维的结缔组织;中层是海绵组织,即松软的黏液样结缔组织;心室面层是纤维质层,由浓密的胶原形成。黏液变性时,中层海绵组织增多,并侵入纤维质层,使其间断,因而使瓣叶肥厚、凸出。此种改变多数发生在后叶的中 1/3。前叶的后半部亦是易发处。由于这种病变引致瓣叶增长变厚造成脱垂。这是原发性二尖瓣脱垂的学说之一。另一学说是,左心室心肌的代谢和收缩异常,使瓣叶失去心室的支持而造成脱垂。

(二)M 型超声表现

(1)室收缩时,二尖瓣波群的 CD 段向后移位,形成"吊床"样改变,以收缩中晚期为多见,也可全收缩期均出现。其后移幅度(即"吊床"最低点至 C 点与 D 点连线的垂直距离)多数大于 2~3mm(图 6-26、图 6-27)。

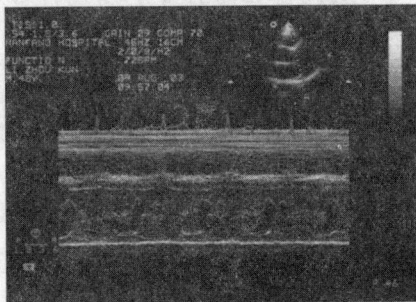

图 6-26　二尖瓣脱垂
"吊床样"改变(箭头所指)

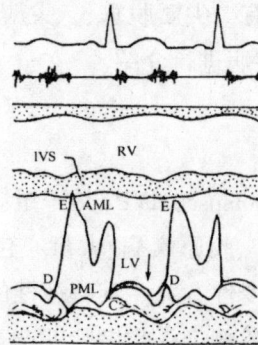

图 6-27　二尖瓣脱垂
"吊床样"改变(箭头所指)

(2)由于二尖瓣活动幅度增大,DE 上升速度增快,E 峰可与室间隔相撞。室间隔搏动幅度增大。

(3)若合并二尖瓣反流,可见左心房内径增大,房壁搏动增强,后壁之 C 凹加深。

(4)吸入亚硝酸异戊酯后,由于左心室舒张期容积减小,收缩加强,可使二尖瓣脱垂加重,使中晚期脱垂变为全收缩期脱垂。

(三)B 型超声表现

(1)在左心室长轴切面见,二尖瓣前叶及/或后叶的瓣体部或其对合点,由于过度运动而超越二尖瓣环脱入左心房。同时可见前瓣与主动脉根部后壁的夹角由钝角变为锐角。若瓣体呈弓形脱入左心房,而前后叶对合点仍位于二尖瓣环平面之下,为轻度脱垂;闭合点达瓣环,瓣体脱入左心房,为中度脱垂;闭合点及瓣体均脱入左心房者,为重度脱垂(图 6-28)。

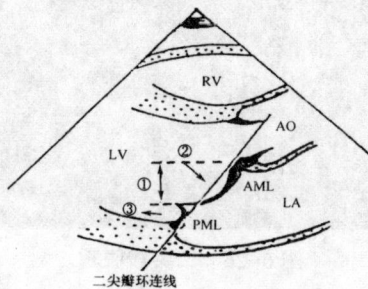

图 6-28　二尖瓣脱垂
①前后叶闭合点后移,②③前后瓣越过瓣环连线突向左心房侧

（2）于二尖瓣环在心尖四腔切面呈水平位,且二尖瓣前后叶均能清晰显示,故该切面的阳性显示率较高。其脱垂表现及程度的判定标准与左心室长轴切面相同（图6-29）。

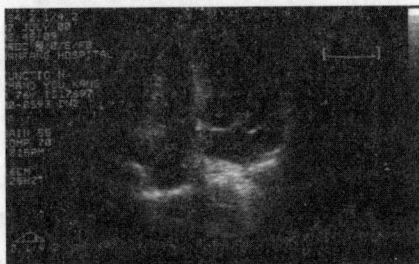

图6-29　二尖瓣脱垂（箭头所指）
心尖四腔切面

（3）在二尖瓣口水平左心室短轴切面可见,脱垂的二尖瓣叶增厚、皱折、回声增强及瓣口收缩期不能闭合。

（4）在实时观察中,可于多个切面见二尖瓣前叶活动幅度增大,室间隔及左心房壁搏动幅度增大。若合并反流,还可见左心房、左心室增大。

（四）频谱多普勒表现

当二尖瓣脱垂合并二尖瓣反流时,将多普勒取样容积置于二尖瓣口左心房侧,可录得收缩期二尖瓣血流反流频谱。其大小依反流程度而定,其程度的判定同二尖瓣关闭不全。

（五）彩色多普勒表现

以心尖四腔切面观察为最佳,在此切面于左心房内可见起自二尖瓣环的以蓝色为主的多彩反流束。

（六）鉴别诊断

（1）心包积液时,由于左心室容量减少,心腔内径缩小,使腱索相对延长,可致二尖瓣脱垂。但此症有心包积液可资鉴别。

（2）本节开头所述多种可继发二尖瓣脱垂的疾病,它们均有各自最突出的特点可与单纯原发性二尖瓣脱垂相鉴别。

二、二尖瓣腱索断裂

二尖瓣腱索断裂(rupture chordae tendineae mitml valve)极少见。国内侯传举等报道,在他们的经手术治疗的 6016 例各种心血管疾病中发现 5 例。本病虽罕见,但因其能造成严重的急性二尖瓣关闭不全,甚至危及患者生命,故不容忽视。

(一)病理概要

腱索是连接瓣叶与乳头肌的纤维组织束。腱索从乳头肌至瓣叶逐渐分级,直接与乳头肌相连的腱索称为一级腱索(每个乳头肌至少两条);一级腱索分出两条二级腱索;二级腱索再分出二至三条形成三级腱索。腱索断裂可分为外伤性和自发性。可见于心肌梗死、感染性心内膜炎、风湿性心脏炎、肥厚梗死型心肌病等病症。自发性腱索断裂多见于二尖瓣后叶。其他原因所致腱索断裂可见于前、后二叶。腱索断裂可致中度以上二尖瓣关闭不全,因而可见左心房、左心室扩大,室壁运动增强,尤其是室间隔收缩亢进。

(二)M 型超声表现

(1)前叶腱索断裂时,前叶在舒张期呈高幅度、低频率、不规则的振动,使二尖瓣前叶曲线出现锯齿波,这种振动可持续至收缩期。后叶可与前页呈同向运动。

(2)后叶腱索断裂时,后叶在舒张期呈高幅度、低频率、不规则的振动,使二尖瓣后叶曲线出现粗大的锯齿波。

(3)反流明显时,左心房、左心室可有扩大。

(4)由于受到反流血流的冲击,房间隔可出现收缩期振动波。

(三)B 型超声表现

(1)在左心室长轴切面及心尖四腔切面,可于左心室内显示断裂腱索的回声,依断裂部位不同,有时也可在左心房内见到腱索回声。较为特征的改变是,随心室的收缩和舒张可见二尖瓣在左心房和左心室之间做来回地"连枷"样或"甩鞭"样运动。二尖瓣瓣尖部前、后叶不能对合。

(2)在二尖瓣口水平左心室短轴切面见,收缩期二尖瓣口不能闭合而出现裂隙。

(3)由于腱索断裂,使二尖瓣失去支持,因而可出现脱垂的征象。

（四）多普勒超声表现

（1）频谱多普勒于二尖瓣口左心房侧可探及收缩期反流频谱。

（2）彩色多普勒一般均能显示二尖瓣口收缩期呈明亮的蓝色反流束。

（五）鉴别诊断

（1）腱索断裂也可致二尖瓣脱垂，但后者二尖瓣对合一般较好，且不一定造成二尖瓣反流。

（2）连枷样二尖瓣可见于感染性心内膜炎，但它一般并有瓣叶增厚、钙化，且可见到赘生物。

三、二尖瓣环钙化

二尖瓣环钙化（mitral valve annulus calcification）是一种老年退行性病变。多发生在60岁以上的老年人，为10%~15%。病变开始于50岁以上，随年龄增长，发生率增高，女性多见，男女比例约为1∶2。应予重视的是，本病也可见于青年人。

（一）病理概要

二尖瓣环、二尖瓣后叶及其与之相邻的左心室后壁之间钙盐沉着是本病的特征。钙化多发于二尖瓣环后部，前部少见，后部发生率约为前部的5倍。钙化广泛时，除上述部位外，还可波及主动脉瓣环甚至室间隔等处。由于钙化而使瓣环僵硬、缩小。由于瓣叶基底部钙化，可使瓣膜活动受限，腱索受牵拉，收缩期瓣环不能缩小，导致二尖瓣关闭不全。

（二）M型超声表现

在二尖瓣前后叶波群，于二尖瓣后叶之后，见一紊乱、增粗、浓密的回声带即为钙化增厚的二尖瓣环，图6-30、图6-31。

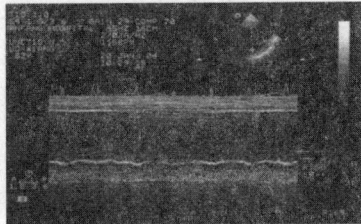

图6-30　二尖瓣环钙化（箭头所指高回声曲线）

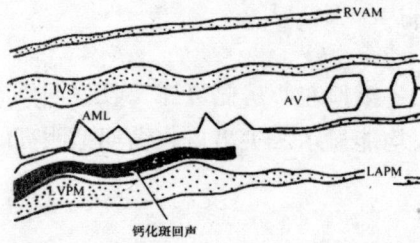

图 6-31　二尖瓣环钙化(箭头所指)

(三)B 型超声表现

(1)左心室长轴切面及二尖瓣口水平左心室短轴切面,二尖瓣环后缘及后叶基底部可见斑片状或团块状的浓密的强回声,此时瓣环与后叶的连接处已融合在一起,变得模糊不清(图 6-32、图 6-33)。

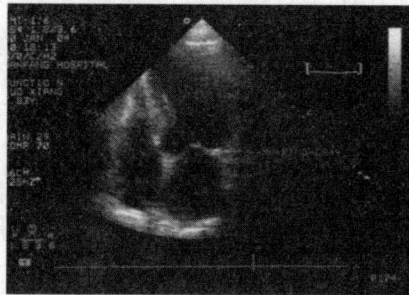

图 6-32　心尖四腔切面,二尖瓣环钙化(箭头所指)

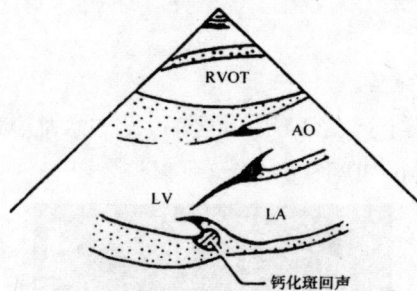

图 6-33　二尖瓣环钙化

(2)钙化广泛时,于上述切面除见上述表现外,还可见瓣环前缘至主动脉根部亦有紊乱、增粗、浓密的回声。

(3)严重钙化时,二尖瓣腱索及乳头肌受累,亦可表现为回声增粗、增强、浓密。

（四）多普勒超声表现

（1）二尖瓣环钙化最易造成二尖瓣反流，因而在左心室长轴切面及四腔切面，可录得二尖瓣反流频谱，彩色多普勒则可显示二尖瓣反流的血流束。

（2）二尖瓣环钙化也可造成二尖瓣狭窄，频谱多普勒和彩色多普勒可显示其相应的改变。

（五）鉴别诊断

就超声表现而言，应与风湿性二尖瓣病变鉴别，但结合病史、临床表现和发病年龄等，应不难鉴别。

四、主动脉瓣钙化

主动脉瓣钙化（aortic valve calcification）也是一种老年退行性病变，较之二尖瓣环钙化更多见，在老年人中的发生率为 15%~30%。

（一）病理概要

本病的主要特征是主动脉瓣的三个瓣叶均可发生钙盐沉着。钙盐沉着于瓣膜的不同部位，包括瓣叶的接触缘和连合处，造成瓣膜活动受限，既可引起瓣口狭窄，也可导致瓣口关闭不全或两者同时存在。

（二）M 型超声表现

在心底波群见，主动脉瓣典型的"盒样"曲线消失，代之以多条增粗、紊乱且增强的回声，舒张期关闭线呈多条回声。主动脉腔可变小。

（三）B 型超声表现

在左心室长轴切面，大动脉短轴切面及心尖五腔切面等切面可见，主动脉瓣的回声明显增强、增粗而呈团块状。瓣膜开放和关闭均受限制，收缩期瓣口难以辨认，舒张期三个瓣叶亦很难靠拢关闭。

（四）多普勒超声表现

若钙化而造成瓣口关闭不全时，频谱多普勒和彩色多普勒均可显示出主动脉瓣反流。若造成瓣口狭窄则可显示相应的射流频谱和射流彩色血流束。

（五）鉴别诊断

本病需与风湿性主动脉瓣病变及主动脉瓣赘生物鉴别。通过询问病史、结合临床表现和发病年龄及并发症等可以鉴别。

第三节　感染性心瓣膜病

感染性心瓣膜病（infectious valvular heart disease），通称感染性心内膜炎（infectious endocarditis）。它是指细菌、真菌等侵犯心内膜、心瓣膜及腱索，并在其上生长繁殖，形成赘生物。绝大多数继发于原有心脏病变，80%以上原有风湿性心瓣膜病。其他有先天性心脏病室间隔缺损、动脉导管未闭、二叶式主动脉瓣、主动脉缩窄及动脉硬化性心脏病和梅毒性心脏病等。也有少数（5%～10%）发生于原无器质性心脏病者。其主要的临床表现是全身性感染征象、栓塞及血管病损、原有心脏杂音发生改变或原无杂音而近期内发现杂音。

一、病理概要

细菌、真菌等病原体与血小板栓子、纤维蛋白及坏死的心瓣膜组织沉积在瓣膜和腱索上形成赘生物（vegetation），并破坏瓣膜形成溃疡或穿孔，甚至造成腱索断裂。赘生物可呈绿色、黄色、粉红色或红色，愈合后可呈灰色。其形态呈蓬草或棉絮状，质地松脆易碎。镜检可见微生物、炎细胞、纤维化及钙化。好发于二尖瓣及主动脉瓣，也可发生于三尖瓣，肺动脉瓣很少见。

二、M 型超声表现

（1）若为二尖瓣赘生物，则：①在二尖瓣前后叶波群可见"蓬草"样或"棉絮"样或"绒毛球"样回声，于舒张期见于二尖瓣前叶曲线上或后叶曲线上；②在心底波群，收缩期于左心房前内侧可见"绒毛球"样赘生物回声；③当赘生物呈条状或二尖瓣撕裂时，在二尖瓣前、后叶波群可见二尖瓣呈连枷样运动，即絮状或条状回声于舒张期进入左心室，而于收缩期返回左心房。

（2）若为主动脉瓣赘生物，则：①依赘生物所在部位不同，而于右冠瓣或无冠瓣曲线上或瓣口见赘生物所形成的瓣膜回声的增粗增强和紊乱；②在左心室流出道内可见孤立的线状回声于舒张期出现，收缩期消失。这是赘生物随主动脉瓣开、闭而往返于主动脉和左心室流出道内所致。

（3）赘生物造成二尖瓣或主动脉瓣关闭不全，可出现相应的超声心动图改变，如左心房增大，二尖瓣前叶细震颤及左心室扩张等。

（4）若在原有心脏病上继发瓣膜赘生物，超声心动图上可有原发心脏病的改变。

三、B 型超声表现

（1）若为二尖瓣赘生物，则：①于左心室长轴切面及四腔切面见二尖瓣前叶或后叶回声增强，并见其上有"棉絮"状或"绒毛球"样或"蓬草"样回声。应注意观察赘生物在瓣叶上的附着点，附于左心房侧者易造成二尖瓣关闭不全，而附于左心室侧者则对瓣膜功能影响较小。②赘生物较长或瓣膜撕裂或腱索断裂时可见连枷样运动（图 6-34、图 6-35）。

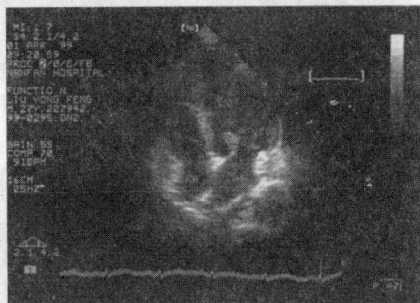

图 6-34　二尖瓣前叶赘生物（箭头所指）

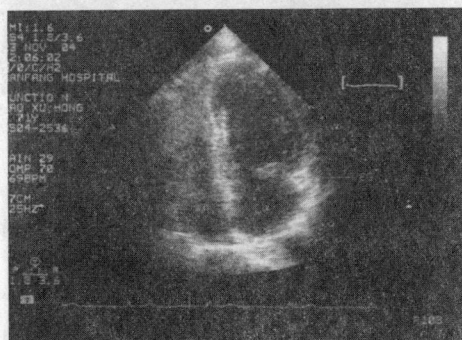

图 6-35　二尖瓣后叶赘生物（箭头所指）

（2）若为主动脉瓣赘生物，则：①在左室长轴切面、大动脉短轴切面等，于主动脉瓣上可见浓密的"蓬草"样或"绒毛球"样或"棉絮"样回声，舒张期和收缩期均显示并可见瓣膜回声增强。②若有连枷状主动脉瓣，可见上述异常回声来回往返于主动脉内及左室流出道内。③造成主动脉瓣关闭不全时,可出现左室增大等一系列相应的超声改变(图6-36、图6-37)。

(3)值得注意的是所谓连枷运动,它是指瓣膜赘生物随心动周期所做的漂移或过度运动。即房室瓣上的赘生物于舒张期进入心室,而于收缩期进入心房,三尖瓣赘生物于心尖四腔切面三尖瓣上可见浓密的"蓬草"样或"绒毛球"样或"棉絮"样回声(图6-38、图6-39)。

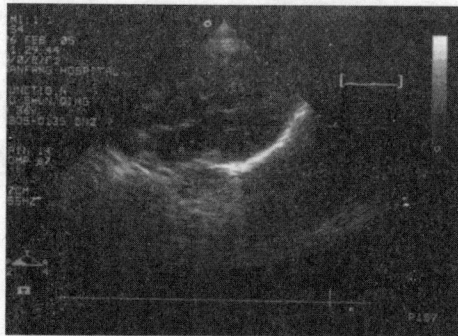

图6-36　主动脉右冠瓣赘生物(箭头所指)

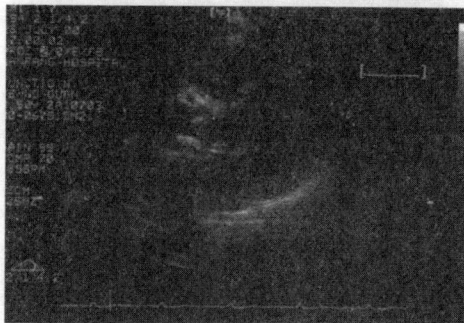

图6-37　主动脉无冠瓣赘生物(箭头所指)

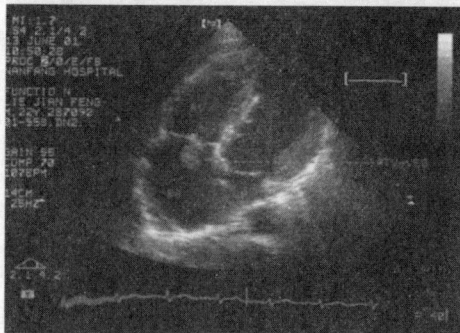

图6-38　三尖瓣前叶赘生物(箭头所指)

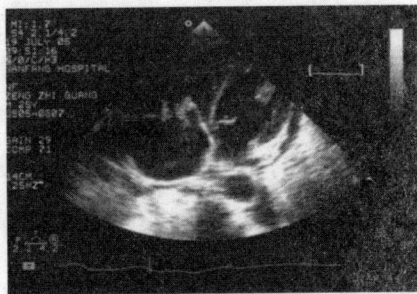

图 6-39　三尖瓣前、隔叶赘生物(箭头所指)

动脉瓣上的赘生物,则于收缩期进入大动脉,而于舒张期脱入心室流出道。这种连枷运动,可以由附着在瓣膜上的赘生物本身所致,如条带状或杆棒状赘生物,以及有丝与瓣膜相连的赘生物。也可以是由于 IE 造成瓣膜和腱索损害,致瓣膜破裂和腱索断裂而引起的连枷状瓣膜。它极易引起赘生物部分或全部脱落,而致相应部位动脉栓塞。据我们的经验,超声检出连枷运动对 IE 的确诊很有意义。由于栓塞发生率很高,因而对预后和积极采取防治措施有指导意义。

四、多普勒超声表现

(1)感染性心内膜炎所致瓣膜赘生物,由赘生物致瓣膜关闭不全时,频谱多普勒和彩色多普勒表现与风湿所致瓣膜关闭不全相似。

(2)赘生物继发于原有心脏病时,频谱多普勒和彩色多普勒显示原有心脏病的相应表现。

五、鉴别诊断

(1)主动脉瓣赘生物所致的左心室流出道内异常回声,需与主动脉瓣脱垂鉴别,此时应密切结合其他临床资料和病史,而不应单单局限于超声检查。

(2)主动脉瓣赘生物所致的主动脉瓣内异常回声,需与主动脉窦瘤破裂鉴别,除病史不同外,在超声表现上后者应有窦瘤破入之心腔增大,此可资鉴别。

(3)主动脉瓣赘生物所致的左心室流出道内异常回声还应与膜型主动脉瓣下狭窄鉴别,但前者仅于舒张期出现于左心室流出道内,而后者则无论收缩或舒张均可见。

(4)由于瓣膜增厚、增粗、回声增强,无论二尖瓣赘生物或主动脉瓣赘生物,均需与风湿性二尖瓣或主动脉瓣病变相区别,这必须密切结合病史和其他临床资料。

（5）由于小于2~5mm的赘生物超声难以显示，不能因为超声未检出赘生物就排除感染性心内膜炎的可能，尤其是当临床其他资料高度疑及此病时。

（6）赘生物的形状和大小与病变程度无直线相关，不能单以它的大小和形状作为判定病变程度和治疗效果的唯一指标。

（7）一旦能确定为瓣膜赘生物，为防严重并发症的发生，应密切监视，尽早手术。

第四节　人工瓣膜

人工瓣膜（prosthetic valve）的应用，改善了部分患者的心功能，提高了他们的生存质量，因而也挽救并延长了这部分患者的生命，在临床上愈显重要，也为超声工作者提出了新课题、新要求。

由于人工瓣膜与心脏组织和血液之间存在着明显的声阻抗差，使得超声对其显像成为可能。超声对人工瓣膜检查和观察的根本目的在于：通过观察人工瓣膜的工作情况，对其功能作出评价，以指导临床作出及时、正确的处理。人工瓣膜可分为金属球瓣和碟瓣及生物瓣三个类型。

一、球瓣

球瓣由瓣架（笼罩）、瓣座和瓣球三部分构成（图6-40）。

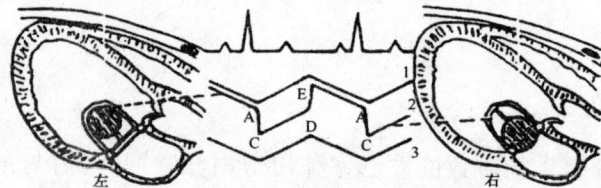

图6-40　S-E球形二尖瓣人造瓣膜
图示心电图与超声心动图的关系，1.笼罩前缘；2.瓣球活动曲线；3.瓣座：左为舒张期，右为收缩期

（一）M型超声表现

图6-40所示为二尖瓣位球瓣。舒张期二尖瓣开放，瓣球向前活动，瓣球活动曲线向上，形成DE段及EA段，收缩期二尖瓣关闭，瓣球向后活动，瓣球活动曲线向下，形成AC段及CD段。其前方的粗大曲线为笼罩前缘，收缩期向前，舒张期向

后(1);在瓣球活动曲线后,与笼罩前缘曲线平行的粗大曲线为球瓣瓣座(3)。

据武汉协和医院资料,正常时 AC 幅度平均为11mm,下降速度为506mm/s;DE 幅度平均为11.2mm,上升速度为318.2mm/s。

当人工球瓣发生血栓及粘连时,瓣球活动受限,AC 及 DE 的幅度和速度均会发生改变,笼罩内径亦可变小。整个人工瓣的各活动曲线会增粗并变得模糊不清。

(二)B 型超声表现

二尖瓣位球瓣,在左心室长轴切面及四腔切面,于左心房和左心室之间,其前座呈强回声带,而瓣球呈强回声团并位于左心室侧。收缩期瓣球的强回声团移向瓣座的强回声带,舒张期瓣球离开瓣座移向左心室。在二尖瓣口水平左心室短轴切面,可见瓣球的强回声团随心脏舒缩而时隐时现。

当人工瓣发生血栓及粘连时,瓣球活动受限,瓣座及笼罩回声增强并显得模糊不清。

二、碟瓣

碟瓣由瓣环、瓣架及一个倾斜的碟片三部分构成(图6-41),是较多应用的一型。近时做成一种双瓣片碟瓣,既可置于二尖瓣位也可置于主动脉瓣位。

(一)M 型超声表现

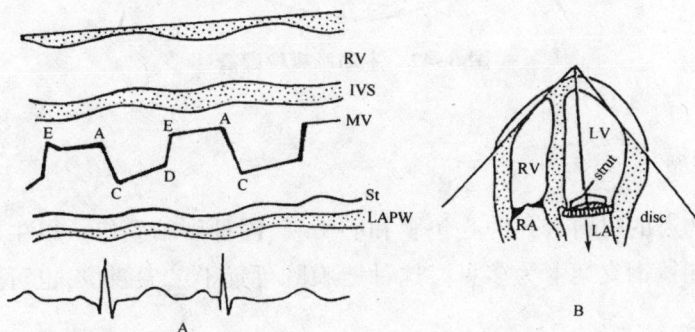

图 6-41　二尖瓣位碟瓣

A:碟瓣之 *M* 型曲线(从心尖探查);*B*:心尖四腔切面观察(收缩期)

图6-41示二尖瓣位碟瓣,从心尖部探查,收缩期二尖瓣关闭,碟片远离探头,其活动曲线下降形成 AC 波及 CD 段。舒张期二尖瓣开放,碟片靠近探头,其活动

曲线上升形成 DE 波及 EA 段。此曲线的后方出现一随心脏舒、缩而活动的粗大曲线即为瓣环后缘(ct),其收缩期向前,舒张期向后。

据武汉协和医院报道,正常时 DE 开放幅度均值为 11.4mm,开放速度均值为 490mm/s,AC 关闭幅度为 10.6mm,关闭速度为 596mm/s。

当人工碟瓣发生血栓或粘连时,瓣片活动受限,瓣片的开放和关闭的幅度与速度均会减慢,瓣片回声也会增粗增强,曲线模糊不清。

(二)B 型超声表现

二尖瓣位碟瓣,在左心室长轴切面及心尖四腔切面,于左心房与左心室之间可见一组增强回声,即为碟瓣的支架和碟片的回声,并见此组回声随心脏的舒、缩活动而有规则地移动。在心尖四腔切面,由于声束与碟片活动方向一致,可看到呈"一"字形的强回声活动,舒张期向左心室侧开启,收缩期向左心房侧关闭。此时若使 M 型超声的取样线通过,则可显示碟片活动曲线。若有血栓及粘连等病损,除其回声异常增强外,还可见碟片活动明显受限(图 6-42 示主动脉瓣位碟瓣)。

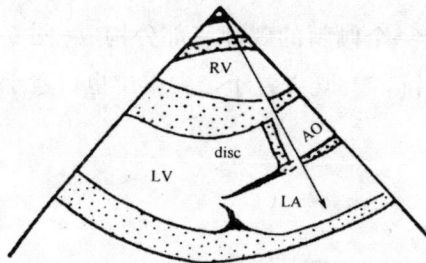

图 6-42　主动脉瓣位碟瓣

三、生物瓣

用作生物瓣的材料有异种心包膜和心瓣膜、同种硬脑膜等。以牛心包制成的生物瓣并缝在钛钢支架上为多见。这种瓣膜既可置于二尖瓣位,也可置于主动脉瓣位。

(一)M 型超声表现

图 6-43、图 6-44 为二尖瓣位人工生物瓣,在左心室内可见两条平行移动的、类似主动脉前、后壁的粗黑曲线,此即为支架的前、后缘(St)。在两曲线中间有一类似主动脉盒样曲线的淡色曲线(MV):舒张期瓣膜开放,曲线分离靠近支架,收缩

期瓣膜关闭,合拢成一条较粗的曲线。生物瓣发生病损时,这种规律性的曲线活动
会发生改变。

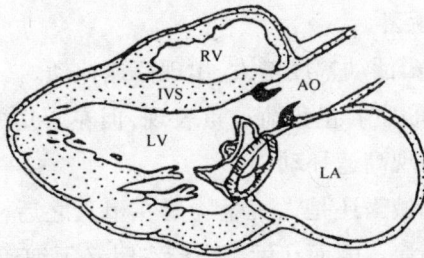

图 6-43　二尖瓣位人工生物瓣

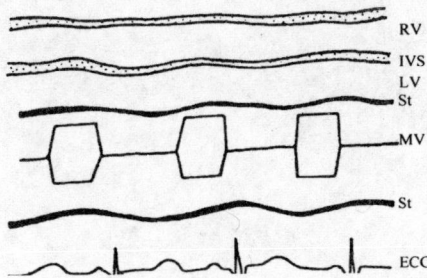

图 6-44　生物瓣 M 型曲线

(二)B 型超声

如图 6-43、图 6-44 所示,二尖瓣位人工生物瓣位于瓣环部,靠近主动脉根部
和左心房部的两条强回声为金属支架(St),其内的纤细回声为生物瓣膜(MV),它
完全依照正常二尖瓣的功能,于舒张期开放,瓣膜靠近支架,收缩期关闭,于支架中
心形成一条细线状回声。

据武汉协和医院提出的正常生物瓣的标准应为:

(1)支架和缝线环轮廓清晰光滑,没有不规则的块状物附着在表面。

(2)支架和周围心壁的运动协调一致,不大于周围心脏组织的运动。

(3)正常瓣叶厚度不大于 3mm,若大于 3mm 应考虑块状物形成。

(4)正常瓣叶活动规则,不出现快速的颤动。生物瓣植入日久有可能发生撕
裂,他们又提出如下生物瓣撕裂的标准。

1.二尖瓣位生物瓣撕裂

(1)直接征象:M 型曲线生物瓣活动幅度增大(超过 19mm),并出现收缩期和

舒张期扑动。在二维超声心动图上,收缩期可见生物瓣瓣叶回声向左心房突出。

(2)间接征象:左心室增大,室间隔活动幅度增强等左心室容量负荷过重表现,并排除其他功能障碍者。由于大量二尖瓣反流,左心房亦明显增大。

2.主动脉瓣生物瓣撕裂

(1)直接征象:生物瓣活动幅度增大,出现高速扑动。

(2)间接征象:有左心室容量负荷过重表现,但左心房并无扩大。二尖瓣受主动脉反流血流冲击,可出现高速扑动。

此外,无论是人工机械瓣还是人工生物瓣在植入之后,有可能发生血栓、感染及瓣周渗漏、瓣环松脱等症。因而在做超声检查时必须细致观察,一经发现有过早的室间隔运动正常、瓣膜增厚、团块状回声、连枷状瓣膜、支架与心脏活动不协调、心脏明显扩大、瓣膜活动幅度过小及多普勒超声探及异常血流等情况,应予严密观察,以便及时确诊,正确处理。

第七章　心肌病

心肌病(myocardial disease)是指非由心脏瓣膜病、冠心病、肺心病、高血压性心脏病、先天性心脏病引起,病变主要在心肌的一类心脏病。依病因学分类,可分为原发性心肌病和继发性心肌病。依病理学分类,可分为扩张型心肌病、肥厚型心肌病和限制型心肌病及心肌致密化不全。

第一节　扩张型心肌病

扩张型心肌病(dilated cardiomyopathy)既往曾称为充血型心肌病(congestive cardiomyopathy),是原发性心肌病的最常见类型,约占心肌病总数的70%。可发生于各年龄组,但以中年发病多见。其临床特征是心脏扩大,常以左侧心脏扩大多见,双侧扩大次之,以右心扩大为主者少见。因而有人又将其分为左心型、双心型及右心型三个亚型。

一、病理概要

本病的病理改变是弥漫性心肌细胞变性、坏死和纤维化,可伴有心内膜增厚及心室壁增厚。心室明显扩大,房室环和心房亦有扩大。50%以上病例有附壁血栓且多见于心尖部。

由于心肌的变性和坏死,引致心肌收缩力减退,左心室射血分数和心排血量减小,收缩末容量增大,舒张末压增高,而使左心房和肺静脉压升高,临床上首先出现左心衰竭,待肺动脉压升高后,可发展成全心衰竭。右心型则可以右心衰竭为主。由于房室环的扩大,常并有二尖瓣和三尖瓣反流。

二、M型超声表现

(1)房、室腔扩大,以左心房、左心室为著,双心型者并有右心房、右心室扩大。右心型者以右心房、右心室扩大为主(图7-1)。

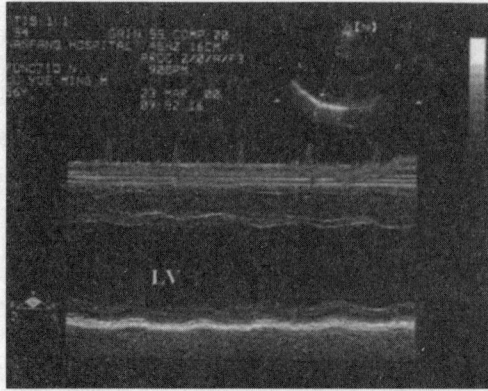

图 7-1　扩张性心肌病

心室波群见左心室腔(LV)增大

（2）室间隔及左心室后壁搏动明显减弱,搏幅降低。其厚度正常或稍增厚,心室收缩和舒张时变化不大,室壁增厚率小于30%。

（3）二尖瓣前、后叶开放幅度减小,呈菱形;CD 段呈平行双线见图 7-2 及图 7-3。

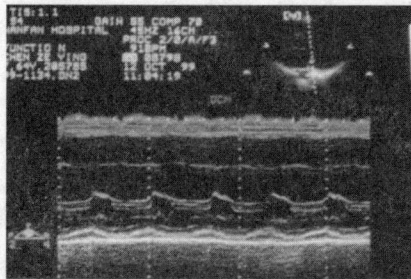

图 7-2　扩张性心肌病心腔增大

二尖瓣开放变小,呈钻石样改变

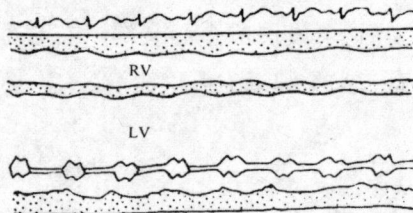

图 7-3　扩张性心肌病(2a 区)

呈大心腔小瓣口、CD 段双线平坦

三、B 型超声表现

（1）在左心室长轴切面、心尖及胸骨旁和剑突下四腔切面，可见各房室腔均扩大，左心室显著扩大，呈球形。由于左心室扩大，致乳头肌正常位置改变，二尖瓣前叶被牵拉向后，使左心室流出道形如喇叭样扩张（图7-4、图7-5）。

（2）因心肌收缩力降低，左心室舒张末压增高，通过二尖瓣口的血流量减少，二尖瓣开放幅度减低，最大开口减小。由于心腔扩大，瓣环受牵拉，脉开放幅度小。这些征象在左心室长轴切面、心尖四腔、五腔切面及二尖瓣口左心室短轴切面等切面均可观察得到（图7-6）。

（3）由于心肌收缩力减弱，室间隔及左心室后壁搏动明显减弱。

（4）主动脉内径变窄，主动脉壁活动幅度低；肺动脉增宽。

（5）有时在心腔内，尤其在左心室近心尖处可见到附壁血栓。

（6）有时可见少量心包积液，但心包本身正常，这可能是心包淋巴回流障碍所致。

（7）右心型扩张型心肌病，右心室扩大，三尖瓣环扩张，瓣叶被牵拉，造成三尖瓣关闭不全；室间隔与左心室后壁可呈同向运动。

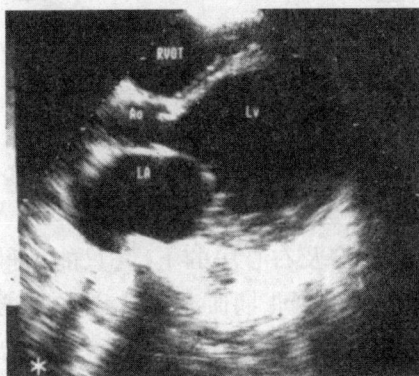

图 7-4　扩张型心肌病
左心室长轴切面见左心房、左心室明显扩大

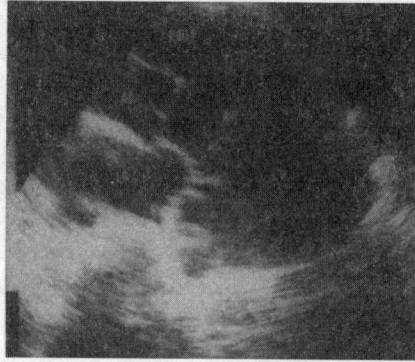

图 7-5　扩张型心肌病
左心室长轴切面见左心室显著扩大

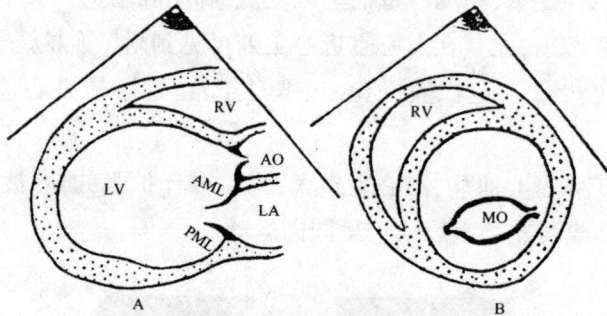

图 7-6　扩张性心肌病
左心室长轴切面;B.左心室短轴切面(二尖瓣口水平)

四、频谱多普勒表现

(1)将取样容积置于左心房及右心房的下部,只能录得微弱的血流信号,仅在靠近房室口处方可录得较明确的舒张期血流信号,这说明心房内血流速度减低。

(2)由于心腔扩大,心室内血流速度减缓,因而仅在流出道内可录得明确的收缩期血流频谱。

(3)二尖瓣和三尖瓣血流频谱的 E 峰减低,而 A 峰增高,两峰窄小。这是通过房室瓣口的血流减少、左心室舒张压升高,心室充盈时间缩短所致。

(4)当将取样容积置于二尖瓣环及三尖瓣环处时,可录得各瓣的反流信号。合并肺动脉高压时,在右心室流出道内可录得肺动脉瓣反流的多普勒频谱。

五、彩色多普勒表现

(1)由于血流速度减低,心房内血流显色暗淡或不显色,只在房室环处显示颜色。同理,心室内血流显色暗淡或不显色,而只在房室瓣口或心室流出道内显色。

(2)于左、右心房内,多数患者可见多色斑点状窄细的二尖瓣反流束。合并肺动脉高压时,右心室流出道内可见红色的肺动脉瓣反流束。

六、鉴别诊断

(1)上述扩张型心肌病的超声表现并无特异性,因此在做出扩张型心肌病的超声诊断时,必须逐一除外其他器质性心脏病及有原因可查的心肌损害。

(2)少数扩张型心肌病,由于合并二尖瓣关闭不全,左心室容量负荷增大,可出现节段性室壁运动异常,应与冠心病进行鉴别。

(3)若超声发现心脏扩大,但并不很大,在排除了其他器质性心脏病后,应想到本病。

(4)冠心病、高血压心脏病等疾病的晚期,单凭超声心动图表现,很难与扩张型心肌病鉴别,此时应结合其他临床资料仔细分析,必要时可行心肌活检确定。

第二节　　肥厚型心肌病

肥厚型心肌病(hypertrophic cardiomyopathy),是以心肌肥厚为主要特征的心脏病。其病因未明。据报道,约1/3的患者有家族史,因而可能有遗传倾向;约10%发病于婴儿期,可能系先天性;尚有1/3的患者无心脏病史可询。

一、病理概要

基本的病理变化是病变心肌细胞肥大,并变粗变短,排列紊乱。肥厚部位分布弥漫,也可局限。通常在室间隔上段、主动脉瓣的下方,呈块状或瘤样突向心室腔,使左心室流出道变窄,造成梗阻,故又可称为肥厚梗阻型心肌病(hypertrophic obstructive cardiomyopathy), 也称特发性肥厚型主动脉瓣下狭窄(idiopathic hypertrophic subaortic stenosis)。若室间隔虽有异常肥厚,而左心室流出道平时无梗阻,仅在心脏负荷改变或受神经体液因素影响才出现梗阻者,则称为隐匿型或激惹型肥厚梗阻型心肌病。若心肌肥厚局限于心尖、游离壁、乳头肌或室间隔下段,则称为局限性肥厚型心肌病。若心肌肥厚呈弥漫性向心性肥厚,则称为对称性肥厚型心肌病。局限性肥厚型心肌病、对称肥厚型心肌病不造成梗阻,因而都称为肥厚非梗阻型心肌病。

肥厚型心肌病一般呈高动力状态,射血分数高于正常。由于心肌肥厚,心腔缩小。由于心肌硬度增加,顺应性降低,舒张期左心室充盈阻力增大,舒张速率减慢、早期充盈速度和充盈量均降低,左心房则代偿性收缩增强。舒张末容量虽减小,而其压力却明显增高,可致舒张功能不全甚或衰竭,终至肺瘀血、肺水肿。久之,心腔可从缩小变扩大,收缩功能从代偿增强至受损,终至衰竭。

二、M 型超声表现

(1)在心室波群,可见非对称性室间隔肥厚,即室间隔与左心室后壁厚度不成比例,其厚度之比常大于 1.5。并常见室间隔运动减弱。

(2)在二尖瓣波群,可见左心室流出道狭窄,其内径常小于 20mm。并可见 EF 下降速率减慢。

(3)在二尖瓣波群,见二尖瓣叶收缩期向前运动(systolic anterior movement,SAM)。即二尖瓣于收缩期开始后,向室间隔移动,造成 CD 段向前凸出,于心室舒张期开始返回正常位置。无明显前移者,可作诱发试验,如做 Valsalva 动作或吸入亚硝酸异戊酯 0.2ml 等,以减少静脉回流,降低血管阻力和收缩期动脉压,并加速心率和射血速度,增加左心室和左心房间压力差,加重左心室流出道梗阻。造成 SAM 现象的可能解释是:①左心室缩小引起二尖瓣及其乳头肌和腱索等附属装置移位,并于收缩期向室间隔靠拢。②肥厚的室间隔运动低下或消失,而左心室后壁运动增强,使已向前移位的二尖瓣更向前移向左心室流出道和室间隔。③收缩期高速血流通过狭窄的左心室流出道时产生负压,将二尖瓣及其装置吸引进入左心室流出道内。参与 SAM 形成的,可以是单独的二尖瓣前叶、后叶或同时有前、后叶,也可以有腱索。SAM 是肥厚梗阻型心肌病的一个特征性表现,值得重视(图7-7~图7-9)。

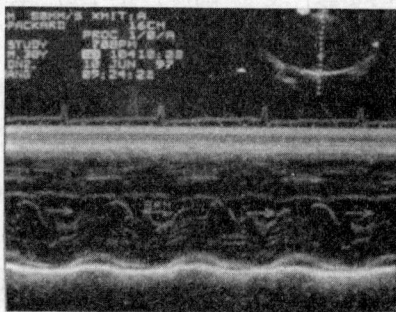

图 7-7　肥厚型心肌病二尖瓣波群见 SAM
现象(箭头所指)

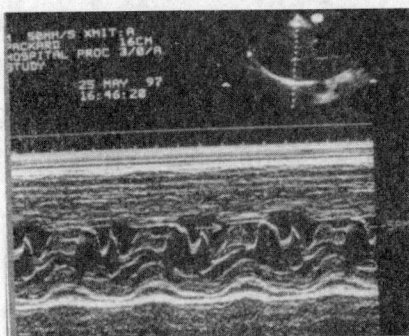

图 7-8　肥厚型心肌病二尖瓣波群见 SAM
现象(箭头所指)

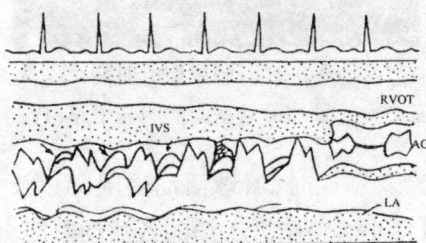

图 7-9　肥厚梗阻型心肌病

(4)在心底波群,可见主动脉瓣中期关闭及主动脉瓣扑动。造成主动脉瓣中期关闭的原因,是收缩中期左心室流出道梗阻加重,流入主动脉内的血量突然减少,致开放的主动脉瓣部分提前关闭。收缩:兔期,射出血量增多,主动脉瓣再次开放,并保持至收缩结束。主动脉瓣扑动则是高速血流对其冲击所致。

(5)M 型超声心图动可计算得出压力差,其值与心导管测值密切相关(r=0.95),具体可按下式计算:

压力差(mmHg)= 1.8×阻塞指数-35

阻塞指数 = 狭窄持续时间(ms)/室间隔至二尖瓣前叶 CD 段间平均距离(mm)。

在这儿狭窄持续时间是指 CD 段向前运动从开始到末尾所需的时间。

当压力差小于 30mmHg(4.0kPa)时为轻度梗阻,30～50mmHg(4.0～6.66kPa)为中度梗阻,大于 50mmHg(6.66kPa)为重度梗阻。最重者可达 140mmHg(18.67kPa)。无梗阻时,其压力差为 0。

三、B 型超声表现

(1)在左心室长轴切面、短轴切面及四腔切面可见:室间隔与左心室后壁呈非对称性肥厚,室间隔上段呈瘤样或团块状增厚。肥厚的室间隔呈现两层结构:其右心室面呈小片状或正常回声,表面平直、光滑,左心室面呈多重斑点状或毛玻璃样变化,并呈局限性向左心室流出道膨出,致左心室流出道狭窄。另外心肌肥厚也可发生在心尖,厚度从心底到心尖逐渐增加(图7-10)。

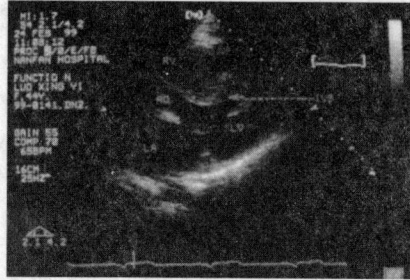

图7-10　肥厚型心肌病
左心室长轴切面见室间隔明显增厚(IVS)

当人工球瓣发生血栓及粘连时,瓣球活动受限,AC及DE之幅度和速度均会发生改变,笼罩内径亦可变小。整个人工瓣的各活动曲线会增粗并变得模糊不清。

(2)由于肥厚,心腔内径较正常缩小,乳头肌明显增粗,在左心室短轴切面,左心室腔形如哑铃状,收缩期互相靠拢。

(3)收缩中期见主动脉瓣提前关闭。

(4)左心房内径增宽(图7-11)。

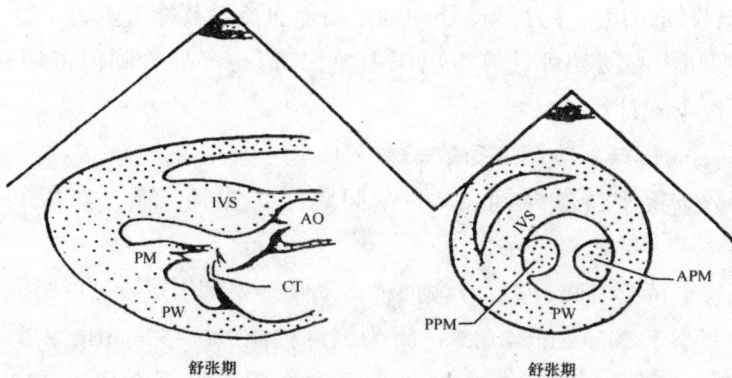

舒张期　　　　　　　　　　舒张期
图7-11　肥厚梗阻型心肌病

四、频谱多普勒表现

(1)将取样容积置于左心室心尖部,正常人可录得收缩期负向单峰圆顶状血流频谱。在肥厚梗阻型心肌病患者，由于收缩期射血阻力突然增加，频谱可呈双峰。多数患者由于阻力较大，峰速后移，可呈对称的三角形频谱。

（2）取样容积置于左心室流出道内，可录得峰值后移、单峰、充填，形似匕首的负向收缩期射流频谱，峰速超过 4m/s。若能同步记录 M 型曲线，则可见频谱与 SAM 发生于同一时间。

（3）在主动脉内可录得双峰波形血流频谱，可见其于收缩早期快速上升又快速下降，至收缩中期再次缓慢上升，因而形成尖峰圆顶状双峰波曲线，其形态与心导管所录得的主动脉压力曲线极为相似。

（4）在二尖瓣口可录得一个正向的双峰频谱，其 E 峰峰值正常，减速度缓慢，A 峰明显升高。

（5）在多数患者，将取样容积置于二尖瓣环处或左心房内，可录得双向充填的二尖瓣反流血流频谱。

五、彩色多普勒表现

（1）在左心室流出道内，可见起于二尖瓣尖或腱索与乳头肌交界水平的射流束。若室间隔基底部显著肥厚，射流束也可起于左心室流出道内。此射流束沿左心室流出道经主动脉口，至升主动脉内信号明显减弱，随主动脉瓣关闭而消失。

（2）于左心房内可见起于二尖瓣口的、以蓝色为主多色相间的收缩期反流束。此反流束进入左心房后发生折返，沿二尖瓣环射向左心房后壁。这与二尖瓣病变所致的反流有所不同。

（3）左心室流入道内，心房收缩期血流显色亮度高于舒张早期的快速充盈血流，由于速度较快，

可发生彩色逆转。

（4）在胸骨上窝主动脉弓长轴切面，可见升主动脉血流于收缩早期显鲜亮的红色或彩色逆转，而收缩中期显色暗淡。

（5）若心肌肥厚累及右心室流出道，则于右心室流出道内可见收缩期射流血流束，与右心室漏斗部狭窄同形。

六、鉴别诊断

本病需与原发性高血压、主动脉瓣狭窄、主动脉瓣下膜性狭窄等疾病鉴别。尽管均有心肌肥厚，但原发性高血压可同时有左心室后壁肥厚，且无二尖瓣收缩期向前运动，也无左心室流出道狭窄可资鉴别。主动脉瓣狭窄有瓣叶增厚、毛糙、粘连、

开放受限等改变,室间隔与左心室后壁呈对称性肥厚。若为主动脉瓣下膜性狭窄,则应在左心室流出道内见到异常的线样回声及其随心脏收、舒活动。

第三节　限制型心肌病

限制型心肌病(restrictive cardiomyopathy)又称闭塞型心肌病(obliterative cardiomyopathy),是以心肌和心内膜纤维化为主要特征的心肌病。它通常包括好发于热带的心内膜心肌纤维化和好发于温带的吕弗勒心内膜炎。本病原因未明,较少见,只占心肌病的3%左右。

一、病理概要

限制型心肌病的特征性改变,是心肌和心内膜增厚、纤维化,心肌细胞肥大、变性、炎细胞浸润,排列可正常,心内膜和心肌可有钙化或骨化。心包呈非特异性增厚并有积液。心肌纤维化常侵及心尖、流入道和部分流出道。受累室腔缩小,晚期被血栓覆盖,造成心尖闭塞。依受累部位不同,限制型心肌病又可分为右心室型、左心室型和双室型三个亚型,以右心室型多见。

由于心肌及内膜纤维化,使得心室舒张受限,舒张末压增高,压力曲线呈平方根形。右心室型的血流动力学改变和临床表现酷似缩窄性心包炎。其肺动脉压增高,右心室舒张末压更高引致舒张期血流越过肺动脉瓣进入肺动脉。晚期由于右心室失去等长张力功能,可出现严重三尖瓣关闭不全。左心室型有左心室舒张末压增高,二尖瓣反流。双室型常以右心室型征象为优势。限制型心肌病的主要临床表现为乏力、气短、水肿、腹水、奇脉、心音减弱、心率增快,心电图 S-T 段压低及 T 波倒置。X 线显示心脏轻度增大、搏动减弱。

二、M 型超声表现

(1)受累部位的心内膜增厚,回声显著增强,近心尖部尤甚。

(2)在心室波群,见室壁运动减弱,未受侵犯部位运动代偿增强。室壁可略增厚或厚度正常。

(3)在剑突下或胸骨右缘探查右心房时,可见右心房明显扩大。

(4)房室瓣的 EF 斜率明显减慢。

(5)左心室型者可见左心房明显扩大。

(6)可显示液量不等的心包积液。

三、B型超声表现

（1）右心室型者于心尖四腔切面，见右心房明显扩大，且可见三尖瓣附着点下移，可达2.5cm，酷似三尖瓣下移畸形。

（2）左心室型可见左心房明显扩大。

（3）在扩大的房腔内可见低速流动的云雾状回声，此点以食管超声检查时尤为明显。有时可见巨大附壁血栓。

（4）受累的心尖和室间隔心肌增厚，室腔狭小，并可见附壁血栓，造成心腔闭塞。

（5）可见环绕心脏，形成弧形暗带的心包积液。

（6）受累心内膜明显增厚，回声显著增强，室壁运动明显减弱。心室腔纵径缩短，横径增宽或正常。射血分数及短轴缩短率明显减小。

四、多普勒超声表现

（1）频谱多普勒显示二尖瓣或/及三尖瓣口血流，舒张早期充盈速度增快，而舒张晚期流速减慢。左心室充盈压显著高于右心室。

（2）左或右心房室瓣口可探及收缩期反流频谱。

（3）可录得肺动脉瓣反流频谱，在左心室型更易探及，因其更易致肺动脉高压。

（4）左、右心房血流彩色多普勒显色暗淡，而舒张早期房室瓣口血流显色明亮。

（5）在心尖四腔切面，可于心房内见到蓝色反流束，三尖瓣口反流束尤其宽阔明亮。

（6）在右心室流出道长轴切面，见右心室流出道血流束宽阔明亮呈蓝色。舒张期亦可见蓝色血流束经肺动脉瓣口进入肺动脉。

五、声学造影表现

静脉声学造影可见臂心循环时间显著延长，可达3~4min，并可见造影剂于收缩期从右心室经三尖瓣口反流至右心房、下腔静脉及肝静脉内。

六、鉴别诊断

限制型心肌病临床诊断较困难，心内膜与心肌活检可确诊。超声能提供有价值的、非常重要的诊断依据，但须与下述疾病进行鉴别。

（一）缩窄性心包炎

缩窄性心包炎的血流动力学改变极似右心室型与双室型限制型心肌病，但缩窄性心包炎无心内膜及心肌的特征性的增厚和回声增强，而其心包有特征性增厚和回声增强，并可伴有局限性心包积液等可资鉴别。

（二）三尖瓣下移畸形

限制型心肌病虽也有右心房扩大及三尖瓣下移，但其程度不如三尖瓣下移畸形。在大动脉短轴切面，前者的三尖瓣位于 9~10 点处，而后者的三尖瓣可下移至 11~12 点处。另外三尖瓣下移畸形时在多数切面可探及三尖瓣，而限制型心肌病则只是在四腔切面等少数切面可探及。

（三）右心型扩张型心肌病

右心型扩张型心肌病也可如限制型心肌病一样有右心房扩大，但它同时也有右心室扩大，而后者的右心室长径缩短，只是横径增大，其心尖甚至是闭塞的，这些特点是有助于鉴别的。

第四节　心肌致密化不全

心肌致密化不全（noncompaction of ventricular myocardium，NVM）是以心室内异常粗大的肌小梁和交错的深隐窝为特征的一种心肌病。NVM 过去曾被称为海绵状心肌、窦状心肌持续状态及胚胎样心肌等。因其常累及左心室，也被称为左心室心肌致密化不全（LVNC）。NVM 为一罕见的先天性疾病，多见于儿童，在心肌病中仅次于扩张型心肌病和肥厚型心肌病，男多于女。由于心肌先天发育不全所致心室肌结构异常。本病可单独存在（称孤立的心室肌致密化不全）也可与其他先天性心脏病同时存在，如主动脉狭窄、左冠状动脉起源于肺动脉、肺动脉闭锁、右位心等。任何致畸因素除了可导致心脏结构异常外，也可导致心肌发育停滞，其原因尚不清楚，据报道可能与遗传及继发其他先天性心脏病两类因素有关。NVM 的临床表现多样，出现时间早晚不一、程度轻重不同，从无症状到进行性心功能恶化、充血性心力衰竭、心律失常、栓塞甚至猝死。症状的首发年龄差别很大，多数患者早期无症状，而于中年甚至老年时才发病。

一、病理概要

多发、过度隆突的肌小梁和深陷的隐窝,形成网状结构,以近心尖部 1/3 室壁节段最为明显,可波及室壁中段,一般不累及基底段室壁。多为单独左心室受累,少数单独累及右心室及双心室。受累心腔多扩大,收缩功能减低。小梁化心肌及肌小梁间的间隙影响心肌的供血,尤其是心内膜下心肌,引起内膜下心肌纤维化及左心室收缩功能明显下降,出现类似扩张型心肌病的表现;小梁化心肌可限制心室舒张,产生类似限制型心肌病的症状和体征。致密化不全的心肌段,肌小梁呈不规则分支状连接,等容收缩期室壁的压力增加,使局部冠状动脉血供受阻,从而引起心脏电传导延迟,诱发心律失常。

二、M 型超声表现

M 型超声于病变心肌处可录得其搏幅明显减低及心腔扩大。

三、B 型超声表现

由于在左心室或右心室腔内有过多突起的心肌小梁,因而从室间隔中部到心尖部心腔,可探及无数突出增大的肌小梁错综排列;受累心腔多增大,运动明显减弱。Chin 等利用超声心动图计测 NVM 左心室不同水平肌小梁基底部至心外膜的间距(X)与肌小梁顶端至心外膜的间距(Y)的比值。结果发现:NVM 患者在左心室二尖瓣口水平、乳头肌水平及心尖水平的X/Y比值进行性减小,分别为 $0.92\pm0.07,0.59\pm0.05$ 及 0.20 ± 0.04,而正常对照组未见此现象。因此,他认为 X/Y 比值异常有助于 NVM 的诊断。

四、彩色多普勒表现

可见有无数与心室腔交通的深陷的大小不等的肌小梁间隙,其内可见低速彩色血流信号与心腔相通。

五、诊断和鉴别诊断

(1)超声心动图是 NVM 诊断和家系筛查首选和最重要的方法,如有下述改变可做出诊断。

1)非致密化心肌疏松增厚,呈"海绵"状或"蜂窝"状改变。

2)收缩期非致密化心肌与致密化心肌的比例大于 1/2,心尖段肌小梁的长度和宽度之比大于 4/1,中间段肌小梁的长度和宽度之比大于 2/1。

3)病变部位室壁运动减低。

4)彩色多普勒显示隐窝内低速血流与心腔相同。

(2)NVM 应注意与扩张型心肌病、肥厚型心肌病和限制型心肌病鉴别。只要仔细询问病史、结合患者的临床表现逐切面——细细测查是不难鉴别的。值得一提的是,超高速 CT(ultrafast computed tomography,UFCT)可显示左心室心尖部、前侧壁明显增厚,心室壁外层密度均匀性增高,而内层密度较低。UFCT 增强造影可见小梁隐窝间有造影剂充盈。磁共振(magnetic resonance,MR)可显示心尖部及左心室前侧壁有过多、粗大的肌小梁突入心室腔,其间可见深陷的小梁间隙,内层心肌组织疏松,呈"网格状"改变。有条件的医院可以采用。另外,心室造影也有助于诊断,亦不妨一试。

第八章　消化系统的影像学诊断

消化系统疾病包括消化道(食管及胃肠道)和消化腺(肝脏、胆系及胰腺)疾病。在消化系统,除食管、直肠下段、肝脏裸区和部分肠道等外,均被覆有腹膜而居于腹膜腔内,而脾与肝脏和胰腺的解剖关系也很密切,故这些部位所发生的疾病易与消化系统疾病相互影响、相互累及,因此本章介绍的内容除消化系统外,还包括脾和腹膜腔。消化系统和腹膜腔解剖结构复杂,所发生的疾病种类繁多,影像学检查常在临床疾病诊断中起着关键性作用。对于消化系统和腹膜腔不同部位的疾病,各种影像检查技术和方法的诊断价值和限度各异,分述如下。

X线检查:X线平片有较大的应用限度,除能发现高密度钙化性病变如胆结石,以及用于检查急腹症中的肠梗阻和胃肠道穿孔外,对其余大多数消化系统和腹膜腔病变,平片检查并无应用价值。食管和胃肠道钡剂造影检查,目前仍是消化道疾病的首选影像检查方法,尤对于较小的局灶性病变如小的溃疡的检出,具有较高的敏感性,此外还可评估消化道的功能性改变;但食管和胃肠道钡剂造影检查仅能显示腔壁异常,不能评价病变的壁外延伸情况,具有局限性。其他一些造影检查,例如经肝胆管造影(PTC)、T型管造影和经内镜逆行性胆胰管造影(ERCP),也常用于临床,对于检出和诊断这些部位的病变有一定价值,但目前多为无创性 MRCP和 CT 胆管成像(CTC)等方法所取代,因而多只用于介入治疗。DSA 检查单纯以诊断为目的已很少用于消化系统、脾和腹膜腔疾病检查。

超声检查:超声易行、无创、无辐射而广泛用于检查消化系统和腹膜腔疾病,且为主要首选影像检查技术。尤对于肝脏、胆囊、胰腺和脾疾病,不但能敏感地检出病变,且多能做出准确判断;多普勒超声和声学造影检查还能反映病变的血流状况,进一步提高了对病变定性的诊断能力。对于胃肠道疾病,超声检查也有一定应用价值,超声胃肠道造影检查能够反映病变对胃壁和十二指肠壁的侵犯深度,有利于确定病变范围和肿瘤性病变的局部分期,但目前应用还不多。超声检查也常作为腹膜腔疾病的初查方法,能够检出腹水、腹膜结节等。然而,超声检查容易受到肠气干扰以及穿透距离有限的影响,而在一定程度上限制了其应用。

CT检查:CT 是目前消化系统、脾和腹膜腔疾病最主要的影像检查技术。平扫检查即能发现绝大多数病变;多期增强检查不但能进一步提高了病变的检出能力,且多可依据病变的强化方式、程度和动态变化,对大多数疾病做出正确定性诊断。然而,CT检查具有较高的辐射剂量,应严格掌握其适应证。

MRI检查:对于消化系统、脾和腹膜腔疾病,MRI通常作为继超声和(或)CT检查后的补充检查技术。MRI检查的软组织分辨力高,有利于病变的检出和定性诊断,例如对早期肝细胞癌的检出和对胰腺囊性病变的鉴别等。应用MRI增强检查(包括一些肝特异性对比剂的增强检查)、脂肪抑制技术和DWI检查等,可进一步提高对病变的诊断和鉴别诊断能力。然而,MRI检查对一些胃肠道疾病的显示和诊断还有限度;此外,MRI图像上常产生一些伪影,也妨碍了病变的显示和结构细节的观察。

总体而言,X线、超声、CT和MRI检查对消化系统、脾和腹膜腔疾病的检出和诊断各有其优势和不足、各有其应用范围,应根据临床拟诊的疾病及影像检查的优选原则进行选用。

第一节　食管与胃肠道

一、检查技术

(一)X线检查

1.X线平　片仅用于与食管胃肠道疾病相关的急症检查,包括食管胃肠道的金属性异物、穿孔和肠梗阻等。

2.钡剂造影检查　食管和胃肠道属于空腔脏器,影像检查多选择硫酸钡造影作为初查方法。硫酸钡(barium sulfate)为不溶于水的白色粉末,钡的原子序数高,不易被X线穿透,当充填食管、胃肠道内腔时,可与周围组织形成明显对比,若同时用气体扩张内腔,则形成气钡双重对比,能清楚地勾画出食管、胃肠道内腔和内壁结构细节,从而达到疾病检出和诊断的目的。

目前对食管和胃肠道疾病多采用气钡双重造影检查方法。根据怀疑病变部位的不同,可选择不同的造影方法。

(1)食管、胃和十二指肠钡餐检查:常称为上消化道钡餐造影检查,用于检查食管、胃和十二指肠疾病。通常采用口服产气粉和钡剂的方法达到双重造影效果。若仅怀疑食管疾病,则只进行食管双重造影(double-contrast esophagram)检查;当需同时观察胃和十二指肠时,则要行包括食管、胃、十二指肠的上消化道双重造影

（double-contrast upper gastrointestinal series）检查。需注意,肠梗阻患者禁行此项检查,便秘者也要慎用。

（2）小肠钡剂造影检查:包括常规口服小肠造影（enterography）检查方法和小肠灌肠造影（enterocly）检查方法。前者是在完成上消化道造影检查后,定时跟踪钡剂在小肠内的运行情况,直至钡剂到达回盲部;后者操作较复杂,但检查效果优于口服法小肠造影,方法是经插入十二指肠空肠曲的导管注入钡剂和气体,以获得气钡双重对比效果。

（3）结肠钡灌肠检查:用于检查结肠疾病,多采用气钡双重造影检查。检查前,需静脉注射山莨菪碱,要注意其使用的禁忌证。

消化道钡剂造影检查前需做适当准备,其中上消化道造影需禁食、禁水,结肠灌肠造影则需口服缓泻剂以清洁肠道。造影检查及诊断中需注意以下三点:①透视观察与造影片所见相结合;②分析时要形态改变与功能改变并重;③检查过程中要注意适当对胃肠道加压,以了解不同充盈状态的表现。

（二）超声检查

超声可作为胃、十二指肠和结肠疾病的影像初查方法,但临床上应用较少,检查前准备同X线造影检查。检查胃和十二指肠时,需口服超声专用对比剂,检查结肠时则需行对比剂灌肠,其后行经腹二维超声检查。超声检查胃时,也可采用超声内镜检查（endoscopical ultrasonography）方法。对于空、回肠疾病,由于肠道积气和内容物干扰,限制了超声检查的应用。

（三）CT检查

1.常规CT检查　包括平扫CT和增强CT检查。其中,胸部CT检查常用于评估食管疾病造成的管壁增厚、肿块和局部有无增大淋巴结等,但对微小病变显示困难。腹部CT检查已成为胃肠道疾病的主要影像检查技术之一。检查前需空腹并口服水作为对比剂。CT检查能够清楚显示胃肠道疾病所造成的腔壁增厚、肿块及其异常强化、以及壁外侵犯情况,同时还可观察肠管位置和有无狭窄等表现,目前已广泛用于胃肠道肿瘤性、炎性、梗阻性和缺血性等疾病检查。

2.CT小肠造影检查　CT小肠造影（CTemterogmphy）检查对小肠疾病的检出和诊断有较高价值。检查前需向小肠内引入等渗甘露醇作为对比剂,多采用口服法,也可用CT小肠灌肠造影（CT enteroclysis）检查法。其后付CT平扫和增强检查;增强检查时,强化的肠壁在腔内对比剂和壁外脂肪组织的衬托下得以清晰显示,故对小肠疾病的检出和诊断要显著优于常规 CT 检查。

3.CT 仿真结肠内镜（CT virtual colonoscopy）　用于检查结肠疾病,已能够查出直径 5 mm 以上的突起性病变,其敏感性和准确率均已接近结肠镜检查。检查前需行充分准备,包括肠道清洁和注入足量空气。

（四）AARI 检查

目前临床上应用 MRI 检查食管和胃肠道疾病还不及 CT,但对检查一些部位的炎性病变和肿瘤分期有较高价值。

1.常规上腹部 MRI 检查　可用于胃癌分期。需空腹并口服等渗甘露醇或水 1000ml,其后行 T_1WI、T_2WI 和增强 tWI 检查。

2.MRI 小肠造影检查　对评估小肠炎性疾病具有较高价值,能够准确判断炎性肠病的范围及是否处于活动期。肠道准备同 CT 小肠造影检查,采用口服法即为 MRI 小肠造影（MRIenterography）检查,采用插管法则为 MRI 小肠灌肠造影（MRI enteroclysis）检查。

3.盆腔 MRI 检查　用于直肠癌术前分期及术后鉴别纤维组织增生与肿瘤复发,其效果显著优于 CT 检查。常规应行多方位 IWI、T_2WI 和增强 T_1WI 检查。

二、正常影像表现

（一）食管

1.X 线造影检查　梨状窝两侧对称,于中线汇合,向下引入食管。食管上端于第 6 颈椎水平与下咽部相连,下端于第 10~11 胸椎水平与贲门相连。在与咽连接处及在膈的食管裂孔处各有一生理性高压区,为上、下食管括约肌。下食管括约肌有防止胃内容物反流的作用。

吞钡后食管的蠕动将钡剂自上向下推进,显示食管轮廓光滑整齐,管壁伸缩自如,宽度可达 2~3cm。食管的黏膜皱襞表现为数条纵行且相互平行的纤细透明条纹影,相邻透明条纹影之间的致密线影为充盈钡剂的黏膜皱襞间沟,食管黏膜皱襞向下通过贲门与胃小弯的黏膜皱襞相连续。食管前缘可见三个压迹,由上至下依次为主动脉弓、左主支气管和左心房压迹。

2.CT 检查　食管在胸部 CT 横断层面图像上呈圆形软组织影,位于胸椎及胸主动脉前方。如管腔内含气体或对比剂时可观察食管壁的厚度,约为 3mm。穿过横膈后食管转向左侧连于胃贲门。食管胃连接部与扫描层面斜交,故显示其壁呈局限性增厚,不要误为病变。

3.MRI 检查食管壁的信号强度与胸壁肌肉相似。

（二）胃与十二指肠

1.X 线造影检查 胃分为胃底、胃体、胃窦三部分及胃小弯和胃大弯。胃轮廓的右侧缘为胃小弯,左侧缘为胃大弯。贲门人口水平线以上的胃腔称胃底,立位胃底含气时又称胃泡;胃小弯转弯处为角切迹,角切迹与胃大弯最下一点连线以远的胃腔称胃窦;此连线与胃底之间的部分则称胃体。幽门连接胃和十二指肠（图8-1）。

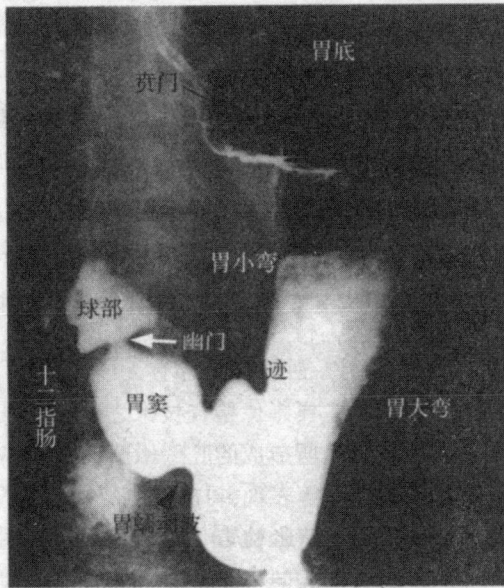

图 8-1 胃各部的名称

（1）胃的形状:与体型、张力和神经功能状态有关,分四种类型（图 8-2）:①牛角型胃:张力高,呈横位,胃角不明显,多见于胖型人;②钩型胃:张力中等,胃角明显,胃下极大致位于髂嵴水平;③长型胃:又名无力型胃,位置与张力均较低,胃腔上窄下宽如水袋状,胃下极常在髂嵴平面以下,多见于瘦长型人;④瀑布型胃:胃底呈囊袋状向后倾,胃泡大,张力高,钡剂先进入后倾的胃底,再溢入胃体,犹如瀑布。

（2）胃的轮廓:在胃小弯和胃窦大弯侧光滑整齐;胃底及胃体大弯侧轮廓常呈锯齿状,系横、斜走行的黏膜皱襞所致。

（3）胃的黏膜:黏膜像上,皱襞本身为条状透明影,皱襞间沟内含钡剂呈条纹

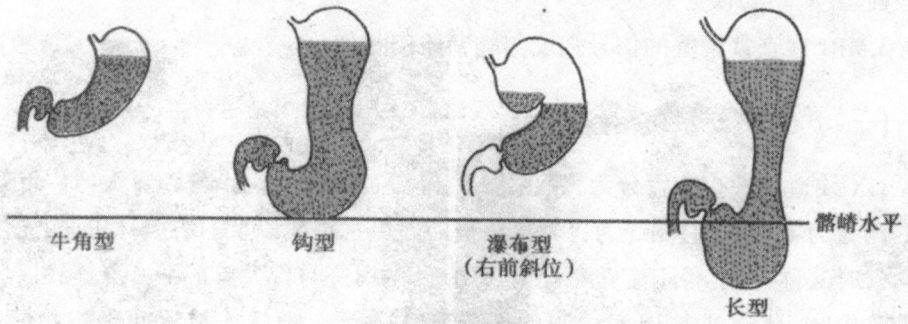

牛角型　　　　　钩型　　　　　瀑布型　　　　　　　　　　　　　　髂嵴水平
　　　　　　　　　　　　　　（右前斜位）

长型

图 8-2　胃的分型

状致密影。胃小弯侧的皱襞平行整齐,大弯侧逐渐变粗并呈横行或斜行。胃底皱襞较粗而弯曲,略呈网状。胃窦黏膜皱襞主要与小弯平行,有时也可呈斜行。

（4）胃的蠕动和排空:蠕动由胃体上部开始,有节律地向幽门方向推进。胃的排空受胃张力、蠕动、幽门功能和精神状态等影响,一般于服钡后 2~4 小时排空。

十二指肠全程呈 C 型,分球部、降部、水平部和升部,将胰头包绕其中。球部一般呈锥形,两缘对称,底部平整,幽门开口于底部中央;球部轮廓光滑整齐;黏膜皱襞为纵行平行的条纹;球部的运动为整体性收缩,可一次将钡排入降部。降部及以下黏膜皱襞多呈羽毛状,与空肠相似;蠕动多呈波浪状向前推进。

2.超声检查　二维超声检查时正常胃壁的各层结构可以清楚分辨。

3.CT 和 MRI 检查　CT 和 MRI 可以观察胃壁的厚度,胃充分扩张时,正常胃壁厚度不超 5mm,其中胃窦部的胃壁稍厚。MSCT 增强扫描动脉期,有时能清楚显示明显强化、连续的胃黏膜,而黏膜下层强化程度较弱;在静脉期,整个胃壁呈均匀一致的强化。MRI 增强扫描的动脉期和静脉期,胃壁的强化表现类似 CT 增强所见。

（三）小肠

1.X 线造影检查

（1）口服钡剂小肠造影:空肠位于左上中腹,富于环状黏膜皱襞,常显示为羽毛状影像。空肠与回肠之间没有明确的分界。回肠位于右下腹和盆腔,肠腔较窄,黏膜皱襞少而浅,轮廓光滑;末段回肠自盆腔向右上行与盲肠相连。回盲瓣的上下瓣呈唇状突起,可在充钡的盲肠中形成透明影。空肠蠕动迅速有力,回肠蠕动慢而弱。服钡后 2~6 小时钡剂前端可达盲肠,7~9 小时小肠排空。

（2）小肠灌肠气钡双重对比造影:小肠管腔被钡剂涂布并被气体充分扩张,肠管粗细均匀,空肠可宽达 4cm（充气后为 4.5cm）,回肠管径稍细,为 3.5cm（充气后为 4rm）。由于肠管充分扩张，羽毛状黏膜皱襞被展平而变得不明显，仅显示密集的环形黏膜皱襞，愈近回肠末端，环形皱襞愈稀疏（图 8-3a）。

2.超声检查　可显示肠壁与肠腔的情况，但肠道内气体常干扰超声检查。

3.CT 和 MRI 检查　在肠腔内对比剂充盈良好的 CT 图像上，肠管呈充满对比剂的连续管状结构。肠壁内缘因黏膜皱襞可成锯齿状，肠壁厚度均匀。较常规 CT 和 MRI 检查相比，CT 和 MRI 小肠灌肠造影能确保小肠肠腔内对比剂充盈良好；若同时行增强检查，在肠腔内对比剂与肠壁外脂肪低密度或抑脂后低信号的衬托下，能清楚地显示呈高密度或高信号的强化肠壁（图 8-3b），扩展的小肠壁厚度不超过 3mm。

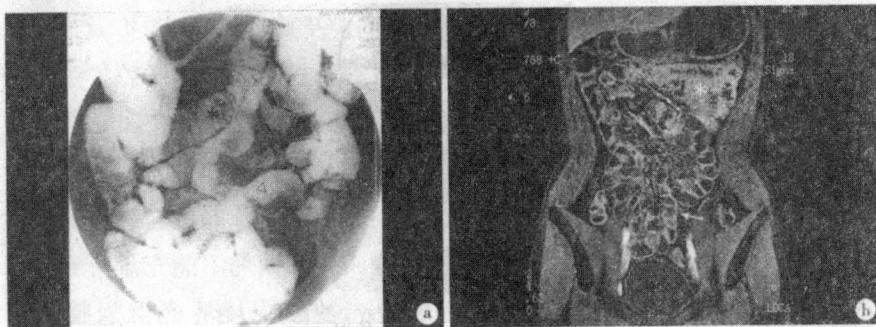

图 8-3　小肠正常造影表现

a.小肠灌肠气钡双重造影，空肠富于环状黏膜皱襞（＊），回肠皱襞少而浅，轮廓光滑（△）；b.口服法 MRI 小肠造影检查，增强抑脂 T_1WI，空肠肠管壁内缘因黏膜皱襞成锯齿状（＊）；在肠腔内对比剂与肠壁外脂肪低信号的衬托下，强化的肠壁清晰显示（↑）

（四）大肠

1.X 线造影检查　结肠气钡双重对比造影时，钡剂逆向涂布直肠、结肠和盲肠内壁。盲肠位于右髂窝处，下方为盲端，阑尾开口于其内下方，内侧通过回盲瓣与回肠相续。升、降结肠分别位于腹腔两侧，纵向走行，降结肠与乙状结肠在左髂嵴处相移行。结肠的主要特征是充钡时可见多个大致对称的袋状凸出，称为结肠袋，它们之间是由半月皱襞形成的不完全间隔。

阑尾在钡餐或结肠气钡双重对比造影时都可能显影，呈长带状，位于盲肠内下方。一般粗细均匀，边缘光整，易推动。阑尾不显影、充盈不均匀或含粪石而造成的充盈缺损，不一定代表病变。

2.CT 和 MRI 检查　MSCT、MRI 仿真结肠内镜可获得类似纤维内镜检查的效果,也可获得如同结肠气钡双重对比造影的图像。结直肠壁厚度为 1~3mm,大于 5mm 提示病变可能。

三、基本病变表现

(一)X 线造影检查

1.内腔的改变　①内腔狭窄:持续的内腔缩小为狭窄。炎症引起的内腔狭窄范围多较广泛,可呈节段性;肿瘤引起的狭窄范围多局限,边缘不规则且局部腔壁僵硬。外压造成的狭窄位于内腔一侧,可见整齐的压迹或移位;痉挛造成的狭窄,形状可以改变,痉挛消除后即可恢复正常。②内腔扩张:持续内腔扩大为扩张。内腔扩大可由远端内腔狭窄或梗阻及肠麻痹所致。肠梗阻引起的肠腔扩张常有液体和气体积聚,形成阶梯状液气面,伴蠕动增强;而肠麻痹表现为全部肠腔普遍扩张且蠕动减弱。

2.轮廓的改变　①充盈缺损(fillingdefect):是指钡剂涂布的轮廓有局限性向内凹陷的表现,为腔壁局限性肿块向腔内突出,造成局部钡剂不能充盈所致。恶性肿瘤造成的充盈缺损常不规则;而息肉造成的充盈缺损境界光滑规整。②龛影(niche):是指钡剂涂布的轮廓有局限性外突的影像,为消化性溃疡及肿瘤坏死性溃疡形成的腔壁凹陷,使钡剂充填滞留其内所致。轴位观溃疡呈火山口(crater)状。③憩室(diverticulum):表现为向壁外的囊袋状膨出,有正常黏膜通入,与龛影不同。

3.黏膜与黏膜皱襞的改变　黏膜的异常表现对发现早期病变和鉴别诊断有重要意义。①黏膜皱襞破坏:表现为黏膜皱襞消失,代之以杂乱不规则的钡斑影,大都由恶性肿瘤侵蚀所致。

②黏膜皱襞平坦:表现为黏膜皱襞的条纹状影变得不明显,严重时可完全消失。造成这种表现有两种原因:一是黏膜与黏膜下层被恶性肿瘤浸润,其特点是形态较为固定而僵硬,与正常黏膜有明显的分界,常出现在肿瘤破坏区的周围;另一种是由于黏膜和黏膜下层的炎性水肿引起,与正常黏膜皱襞逐渐移行,常见于溃疡龛影的周围。③黏膜皱襞增宽和迂曲:表现为黏膜的透明条纹影增宽,大多由于黏膜和黏膜下层的炎性浸润、肿胀和结缔组织增生引起,多见于慢性胃炎;黏膜下静脉曲张也常表现为黏膜皱襞的增宽和迂曲。④黏膜皱襞纠集:表现为皱襞从四周向病变区集中,呈放射状,常由慢性溃疡产生的纤维组织增生、瘢痕收缩所致。

4.功能性改变　功能性改变对于一些病变的检出和诊断有重要价值。①张力的改变:张力高内腔缩小,如牛角型胃;张力低内腔扩大、松弛,如长型胃;张力过低可出现胃下垂。②蠕动的改变:可为蠕动增加或减弱。肿瘤侵犯胃壁可使局部蠕动消失,浸润型胃癌所致的"皮革胃"表现为整个胃僵硬、无蠕动。③运动力的改变:运动力为胃肠道输送食物的能力,具体表现在钡剂排空的时间。服钡后4小时胃尚未排空可认为胃运动力减低或胃排空延迟。口服钡剂2小时内可到达盲肠,超过6小时为通过缓慢,超过9小时小肠内钡剂尚未排空为排空延迟。④分泌功能的改变:胃分泌增加,空腹状态下胃液增多,立位见胃内液面及钡剂呈絮片状下降和不均匀分布。肠液分泌增多时,钡剂分散在分泌液中呈不定形的片状或线状影,黏膜皱襞模糊不清。

（二）超声检查

超声可发现胃肠壁的增厚或肿块,还可显示壁外延伸及周围脏器受累的情况。

（三）CT和MRI检查

1.腔壁局限性增厚和肿块　CT、MRI可直接显示病变腔壁的不规则增厚或肿块。炎症性病变腔壁增厚较弥漫,肿瘤则较局限。良性肿瘤肿块边缘光滑;恶性肿瘤表面不规则可伴有溃疡形成。缺血性肠梗死时,肠壁早期增厚,晚期变薄。

2.腔壁密度或信号异常　正常消化道腔壁密度或信号均匀。肠缺血性病变时,CT平扫肠壁密度常减低,强化程度减弱甚至消失。出血时常表现为平扫密度增高,活动性出血时多期增强扫描可见对比剂血管外溢。肠壁的炎性病变活动期时肠壁的强化明显。

3.系膜血管的改变和淋巴结异常　动脉供血增多及静脉回流受阻,均可引起肠系膜小血管的增粗、增多、密集;而动脉阻塞引起肠系膜血流灌注减少,系膜血管变细、稀疏。炎症和肿瘤都可引起淋巴结的增大和密度不均。

四、疾病诊断

（一）食管癌

【临床与病理】

食管癌(esophageal carcinoma)好发于40~70岁男性。大体分二型:①浸润型:管壁呈环状增厚、管腔狭窄;②增生型:肿瘤向腔内生长,形成肿块;③溃疡型:肿块形成一局限性大溃疡,深达肌层。以上各型可混合出现。临床主要症状是进行性吞咽困难。

【影像学表现】

　　X线:食管癌的X线造影表现可概括为以下几点。①黏膜皱襞破坏,代之以肿瘤表面杂乱不规则的影像;②管腔狭窄,表现为局限性狭窄,管壁僵硬,钡剂通过受阻,其上方食管扩张(图8-4a);③充盈缺损,肿瘤向腔内突出,造成形状不规则的充盈缺损(图8-4b);④不规则的龛影(图6~4c);⑤受累段食管局限性僵硬。以上表现常不同程度地同时存在。食管X线造影可明确肿瘤的位置及病变的范围,有利于临床选择适宜的治疗方案。

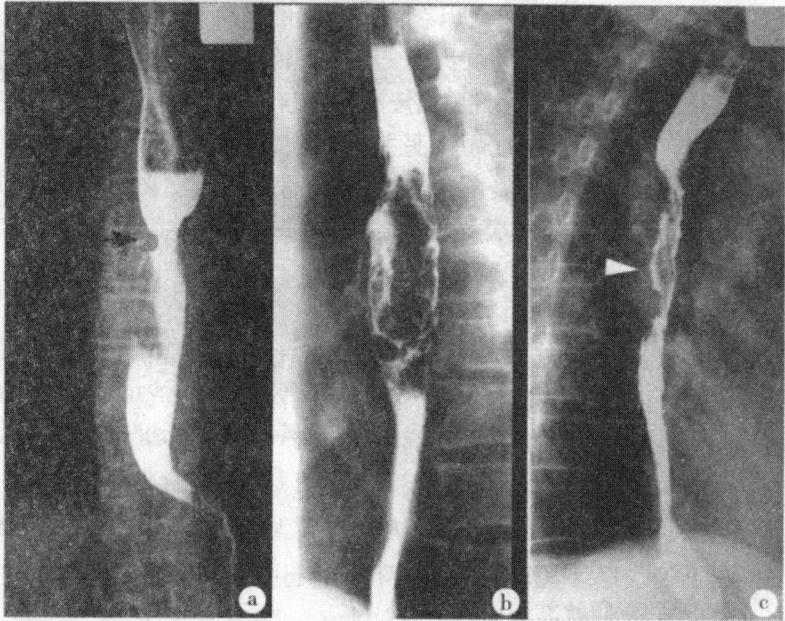

图8-4　食管癌(食管钡餐造影检查)

a.食管中段癌(浸润型),食管中段局限性狭窄(↑),表面不规则,黏膜皱襞中断、破坏;b.食管中段癌(增生型),肿块向腔内突起造成充盈缺损,表面不规则;c.食管中段癌(溃疡型),在突向腔内肿块基础上可见与食管纵轴平行的长条状不规则的龛影(△)

　　CT:食管癌的CT表现为食管局部管壁不规则增厚或呈肿块样;还可显示纵隔淋巴结有无增大及肺内有无转移灶。

【诊断与鉴别诊断】

依据吞咽困难病史及 X 线造影的表现即可诊断。鉴别诊断主要包括：①食管平滑肌瘤，表现为来自食管壁的、边缘光滑锐利的局限性肿块，表面黏膜大多光整；②食管静脉曲张（见食管静脉曲张鉴别诊断）。

（二）食管静脉曲张

食管静脉曲张（esophageal varices）是门静脉高压的主要并发症，常见于肝硬化。正常情况下，食管下段的静脉网与门静脉系统的胃冠状静脉、胃短静脉之间存在着吻合，当门静脉压力增高时，来自消化器官及脾的静脉血液回流受阻，大量血液通过胃冠状静脉和胃短静脉进入食管黏膜下静脉和食管周围静脉丛，经奇静脉入上腔静脉，形成食管和胃底静脉曲张。

临床上可有呕血和黑便，重者发生失血性休克或死亡。

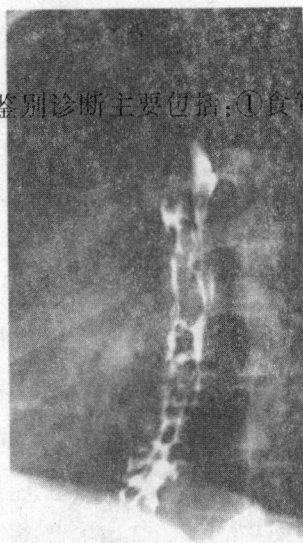

图 8-5 食管静脉曲张（食管钡餐造影检查）
食管中下段黏膜皱襞增宽、迂曲，呈蚯蚓状充盈缺损，管壁边缘为锯齿状

【影像学表现】

X 线：X 线造影检查：早期食管静脉曲张表现为食管下段黏膜皱襞稍宽或略为迂曲；随着疾病的发展，食管中下段的黏膜皱襞明显增宽、迂曲，呈蚯蚓状或串珠状充盈缺损，管壁边缘呈锯齿状（图 8-5），并显示食管管腔扩张，张力降低，钡剂排空延迟。

CT 和 MRI：可同时显示下段食管周围血管增粗、增多、门静脉侧支血管迂曲扩张及肝硬化表现。

【诊断与鉴别诊断】

X 线造影检查时，发生静脉曲张的食管壁柔软并伸缩自如，是与食管癌的重要鉴别点。CT 及 MRI 增强检查可直接显示增粗、增多的血管。

（三）胃、十二指肠溃疡

【临床与病理】

胃、十二指肠溃疡(gastric ulcer,duodenal ulcer)是常见疾病,好发于20～50岁。十二指肠溃疡的发病率约为胃溃疡的五倍。

胃溃疡从黏膜开始,常深达肌层,溃疡口周围为炎性水肿。溃疡深达浆膜层时,称穿透性溃疡;如穿破浆膜层而与腹腔相通,则发生急性穿孔。后壁溃疡易慢性穿孔,与网膜、胰等粘连甚至穿入其中。如溃疡周围有坚实的纤维结缔组织增生,为胼胝性溃疡。溃疡愈合后,常有不同程度的瘢痕形成,严重者可使胃和十二指肠变形或狭窄。溃疡常单发,少数为多发;胃和十二指肠同时发生溃疡称为复合型溃疡。

主要临床表现为上腹部疼痛,具有反复性、周期性和节律性的特点。严重者可继发大出血和幽门梗阻。部分胃溃疡可恶变。

【影像学表现】

X线:胃、十二指肠溃疡的X线造影表现可归纳为两类:直接征象,为溃疡本身所产生的异常表现;间接征象,为溃疡所造成的功能性和瘢痕性改变。

1.胃溃疡　胃溃疡的直接征象是龛影,多见于胃小弯,其切线位突出于胃轮廓外,呈火山口状,边缘光滑整齐,底部较平整。龛影口部常有一圈黏膜水肿所造成的透明带,是良性溃疡的特征,依其范围而有不同的表现:①黏膜线:为龛影口部一光滑整齐的透明线,宽1～2mm;②项圈

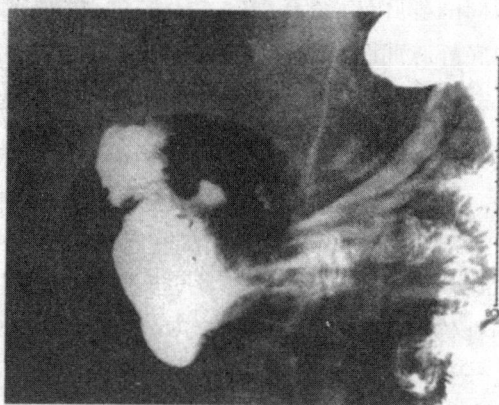

图8-6　胃窦部小弯侧溃疡(上消化道钡餐造影检查)

胃溃疡引切线位投影,龛影呈乳头状突向腔外,边缘光滑整齐,底部平整,龛影口狭小(狭颈征)(↑)

征:为龛影口部的透明带,宽0.5～1cm,如一个项圈;③狭颈征:龛影口部明显狭小,透明带也短缩,使龛影犹如有一个狭长的颈(图8-6)。慢性溃疡周围瘢痕收缩,造成黏膜皱襞均匀性纠集,犹如轮辐状向龛影口部集中,且逐渐变窄直达口部边缘,

是良性溃疡的特征。

　　胃溃疡引起的瘢痕性改变可造成胃的变形和狭窄。幽门处溃疡性瘢痕可造成幽门狭窄或梗阻。

　　2.十二指肠溃疡　十二指肠溃疡90%以上发生在球部。球部腔小壁薄,溃疡易造成球部变形。球部溃疡常较胃溃疡小,造影检查的直接征象是显示龛影(图8-7a);但更常见的是球部溃疡本身不显示,只表现为球部的变形(图8-7b),主要是由于痉挛、瘢痕收缩、黏膜水肿所致,变形可以是"山"字形、三叶草形、葫芦形等。球部溃疡愈合后龛影消失,变形则可继续存在。

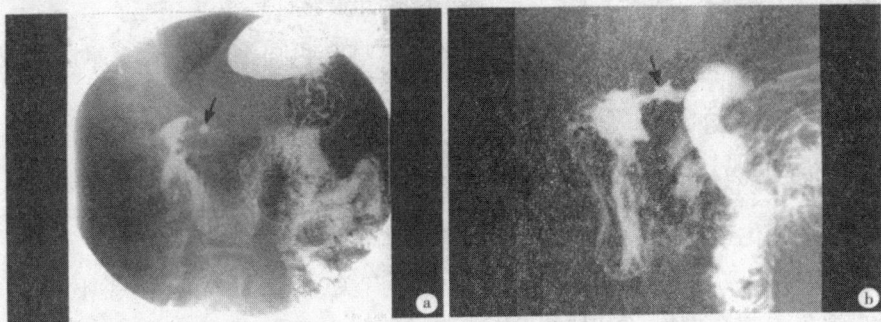

图8-7　十二指肠球部溃疡(上消化道钡餐造影检查)
　　a.溃疡轴位像,龛影表现为火山口状,呈类圆形钡斑(↑);
　　b.同一患者,球部充盈相,球部变形(↑)

　　此外,球部溃疡还可出现一些其他征象:①激惹征,表现为钡剂到达球部后不易停留,迅速排出;②幽门痉挛,开放延迟;③造影检查时,球部有固定压痛。

　　超声:胃溃疡时胃壁局限性增厚,增厚胃壁顶端呈小凹陷状改变,有时呈典型"火山口"样;凹陷表面回声增强,周围结构回声减低。

　　CT:CT可显示较大的溃疡,表现为局限性胃壁增厚及正常明显强化的黏膜线发生中断。

【诊断与鉴别诊断】

　　胃溃疡需与胃癌所产生恶性溃疡鉴别(见胃癌鉴别诊断)。

（四）胃癌

【临床与病理】

胃癌（gastric carcinoma）是胃肠道最常见的恶性肿瘤,好发于 40～60 岁。可发生在胃的任何部位,以胃窦、小弯和贲门区较常见。大体分三型:①蕈伞型:肿瘤向腔内生长,表面多高低不平,如菜花状;②浸润型:肿瘤沿胃壁浸润生长,常侵犯胃壁各层,使胃壁增厚、僵硬,弹性消失;③溃疡型:肿瘤常深达肌层,形成大而浅的盘状溃疡,边缘有一圈堤状隆起,溃疡型癌又称恶性溃疡。

主要临床表现为上腹部疼痛,不易缓解,呕咖啡色血液或黑便,有时可触及肿块或发生梗阻症状。

【影像学表现】

X 线:上消化道造影检查,胃癌表现因病期而不同。

1.进展期胃癌　X 线造影表现与大体形态有关,常见下列表现:①不规则的充盈缺损,多见于蕈伞型癌;②胃腔狭窄、胃壁僵硬,主要由浸润型胃癌引起;如累及胃大部或全部,则形成"皮革胃"（图 8-8）;③龛影,多见于溃疡型癌;龛影形状不规则,多呈半月形,位于胃轮廓之内,周围绕以宽窄不等的透明带,称为环堤,环堤上见结节状和指压迹状充盈缺损（指压痕）,指压痕间有裂隙状钡剂影（裂隙征）,以上所有表现统称为半月综合征（图 8-9）;④黏膜皱襞破坏、消失或中断,形态固定不变;⑤肿瘤区蠕动消失。

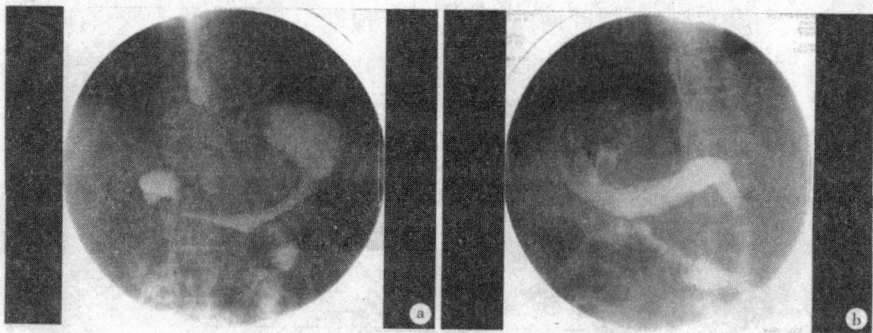

图 8-8　浸润型胃癌(上消化道钡餐造影检查)
肿瘤侵及胃大部,形成"皮革胃",除胃底外,胃腔明显缩小,胃壁僵硬,胃黏膜皱襞消失、破坏,仰卧位(a)及俯卧位(b)胃腔的形态不变

2.早期胃癌 指局限于黏膜或黏膜下的肿瘤,双重造影检查可显示一些异常表现,但诊断需综合 X 线造影、胃镜和活检结果。

超声:进展期胃癌可表现为胃壁异常增厚,呈非均质的低回声。

CT 和 MRI:能直接显示肿瘤的大体形状。CT 或 MRI 检查的重要价值除显示肿瘤侵犯胃壁外,还能直接观察周围浸润和评估淋巴结转移、肝转移等情况。如果肿瘤处胃周脂肪模糊,多提示其已突破胃壁浆膜层。

【诊断与鉴别诊断】

X 线造影检查时,进展期胃癌的表现明确,诊断通常不难。要注意胃良、恶性溃疡的鉴别,鉴别要点见表 11-1。

表 11-1　胃良性溃疡与恶性溃疡 X 线造影的鉴别诊断要点

	良性溃疡	恶性溃疡
龛影形状	圆形或椭圆形,边缘光滑整齐	不规则,扁平,有多个尖角
龛影位置	突出于胃轮廓外	位于胃轮廓之内
龛影周围和口部	黏膜水肿的表现,如黏膜线、项圈征、狭颈征等;黏膜皱襞向龛影集中、直达龛影口部	不规则的环堤、指压痕、裂隙征,黏膜皱襞中断、破坏
附近胃壁	柔软,有蠕动	僵硬,峭直,蠕动消失

（五）肠癌

【临床与病理】

小肠腺癌(small intestinal adenocarcinoma)起源于肠黏膜上皮细胞,好发于十二指肠及空肠。肿瘤可呈息肉状突向腔内或浸润肠壁形成环形狭窄。临床表现主要为便血、梗阻、黄疸及腹部肿块。

结直肠癌(colorectal carcinoma)好发于乙状结肠和直肠。大体分三型:①增生型:肿瘤向腔内生长,呈菜花状,瘤基底宽;②浸润型:肿瘤主要沿肠壁浸润,致肠壁不规则环形增厚和肠腔向心性狭窄;③溃疡型:肿瘤主要表现为深而不规则的溃疡。主要临床表现为便血、腹泻或顽固性便秘;直肠癌还可表现为粪便变细和里急后重。

【影像学表现】

X线：小肠腺癌 X 线造影表现为：肠管局限性向心性狭窄、黏膜破坏、不规则充盈缺损；狭窄段肠管僵硬，钡剂通过受阻，近端肠腔有不同程度扩张。

结肠癌 X 线造影表现如下：①肠腔内不规则肿块，如肿瘤较大，钡剂通过困难；②管腔狭窄，狭窄较局限，可偏于一侧或呈向心性狭窄（图 8-10a）；③较大的龛影，形状多不规则，龛影周围常有不同程度的充盈缺损和管腔狭窄；④病变段肠壁僵硬，结肠袋消失。

CT 和 MRI：均可直接显示病变区肠壁增厚或肿块及其异常强化、肠腔狭窄引起近端肠腔的扩张，且多可明确肿瘤侵犯范围及有无其他脏器及淋巴结的转移（图 8-10b、c），从而可较准确地评估肿瘤的分期。CT 和 MRI 判断肿瘤是否突破浆膜面的影像表现是：如病变肠壁外缘光滑锐利，表明肿瘤局限于肠壁内；如肠壁浆膜面模糊不清或伴有浆膜外条索影，表明肿瘤已穿透浆膜面。

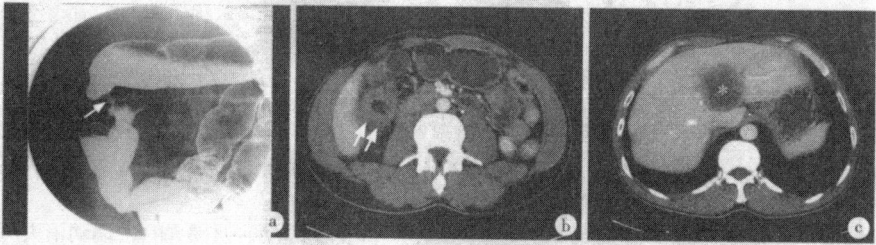

图 8-10　升结肠癌肝转移

a.结肠气钡双重造影检查，升结肠肠管局限性环形狭窄、僵硬、黏膜破坏(↑)；b、c.同一患者，增强 CT，结肠 壁局限性增厚，管腔狭窄(双↑)，并有肝脏转移(＊)

在直肠癌，由于 MRI 可直接行矢状面、冠状面及横断面成像，故对肿瘤的侵犯程度及直肠系膜内或盆腔淋巴结是否转移等均能做出较为准确的判断。MRI 还可鉴别直肠癌治疗后的纤维组织增生与肿瘤复发，相对纤维组织，肿瘤复发的 T_2WI 信号较高、DWI 信号亦较高、且强化程度更明显。

【诊断与鉴别诊断】

结合临床表现为肠梗阻、便血，影像表现为局限性肠壁增厚、肿块和肠腔狭窄，可诊断大多数肠癌。主要鉴别诊断是胃肠道间质瘤和胃肠道淋巴瘤（见胃肠道淋巴瘤鉴别诊断）。

（六）胃肠道间质瘤

【临床与病理】

胃肠道间质瘤（gastrointestinal stromal tumor, GIST）是一类起源于胃肠道间叶组织的肿瘤，部分可伴有平滑肌瘤或（和）神经鞘瘤的不完全分化，占消化道间叶肿瘤的大部分。其不包括完全由平滑肌细胞起源的平滑肌类肿瘤和由神经细胞或神经鞘细胞起源的神经源性肿瘤。GIST 好发中老年人，也可见年轻人。多发于胃和小肠，其中胃占 60%~70%，小肠占 30%，而食管、结直肠少见，极少数还可发生在肠系膜甚或腹膜后。病理上根据肿瘤的大小、坏死、核分裂活性等来判断肿瘤的恶性程度。GIST 起源于胃肠壁黏膜下，可向腔内或腔内、外同时生长。肿瘤边界清楚，黏膜破坏不明显。肿瘤常侵犯一侧胃肠壁，多无明显梗阻。大部分患者因消化道出血而就诊。

【影像学表现】

X 线：钡剂造影检查可表现为边缘光整的充盈缺损，与正常胃肠壁分界清，肿块表面黏膜皱襞可被展平或有龛影。血管造影显示为血供丰富、染色明显的肿瘤。

CT 和 MRI：表现为胃肠壁起源的实性肿块；直径小于 5cm 的肿块，趋向边界清楚，肿块密度或信号也趋向均匀，呈中度或明显强化；较大的肿块，常有坏死、囊变和出血，强化不均，境界欠清，当肿瘤坏死与肠管相通时，其内可见气液平，肝脏转移较为常见。

【诊断与鉴别诊断】

依据患者消化道出血病史，无明显肠梗阻表现，影像检查显示腔内或腔内、外边界较清晰的肿块，强化较明显，可对大对数 GIST 做出诊断。主要鉴别诊断为胃癌、肠癌和胃肠道淋巴瘤（见胃肠道淋巴瘤鉴别诊断）。

（七）胃肠道淋巴瘤

【临床与病理】

胃肠道淋巴瘤（gastrointestinal lymphoma）分原发性和继发性。病变起源于胃肠道黏膜下层的淋巴组织。以胃最多见；其次是小肠，小肠淋巴瘤主要发生在回盲部;食管和结肠较少见。病理上多为非霍奇金 B 细胞淋巴瘤。肿瘤可为局限性或较弥漫性浸润而使胃肠壁增厚,也可在局部形成多发结节或肿块。

主要临床表现为腹痛、恶心、呕吐、腹泻、消瘦、发热等。

【影像学表现】

X 线:X 线造影表现如下:①黏膜皱襞改变,黏膜皱襞有不同程度的变平、增宽、破坏消失;②弥漫多发小结节状或肿块样充盈缺损,缺损区表面胃、肠黏膜平坦或不规则;③龛影,病变部位可有大小不等的溃疡龛影;④胃肠壁和内腔,胃肠壁多柔软,内腔狭窄不明显。

CT 和 MRI:表现如下:①病变部位胃肠壁增厚明显,虽病变较广,但若病变发生在胃部,胃仍有一定的扩张性及柔软度,胃形态各期扫描可改变,如发生在肠道,肠梗阻很少发生,原因是淋巴瘤较少引起结缔组织增生;②病变肠管呈动脉瘤样扩张,虽病变段肠壁不规则环形增厚,但肠腔并非狭窄而是扩展,原因是由于肠壁的植物神经丛被破坏,肠壁肌张力下降,该征象为肠道淋巴瘤的特征性表现;③胃、肠壁肿块,肿块密度或信号大体均匀,呈轻中度强化;未经治疗者,坏死和钙化少见;④广泛胃周或系膜淋巴结及腹膜后淋巴结肿大,肿大的淋巴结可融合呈团块样;⑤"三明治征",即肿块和(或)肿大的淋巴结相融合,包绕血管,强化明显的血管在肿块中穿行。

【诊断与鉴别诊断】

胃肠道淋巴瘤影像表现较具特征,若胃肠壁不规则环形增厚,保持一定柔软度,梗阻不明显,肠管动脉瘤样扩张(6-11a),若为肿块,肿块密度、信号较均匀,轻中度强化,呈"三明治征"表现,据此多可诊断为胃肠道淋巴瘤。本病主要鉴别诊断包括:①胃肠癌,胃癌广泛侵犯者引起胃壁僵硬,呈"皮革胃";肠癌病变较局限,好发于近段小肠,肠壁增厚常导致肠腔狭窄和肠梗阻表现(6-11b);如形成肿块,肿块密度多不均;②GIST,较小的 GIST 边界清楚,肿块密度均匀,强化明显(6-11c);较大的 GIST,密度常不均,强化程度较淋巴瘤明显,且淋巴结增大少见。

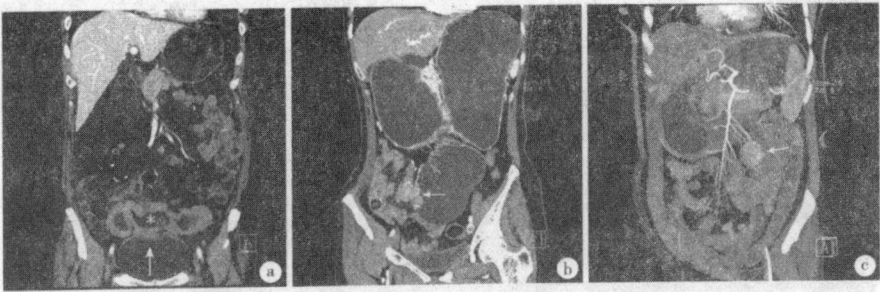

图8-11　小肠肿瘤CT增强冠状面重组图像

a.回肠淋巴瘤,示节段性肠壁增厚,病变段肠管肠腔扩张(＊),肿瘤侵犯邻近膀胱致局部膀胱壁增厚(↑);b.空肠腺癌,示空肠近端局限性肠壁增厚及肿块(↑),肠管明显狭窄,近端肠腔及胃明显扩张;c.空肠间质瘤,示空肠壁生长的圆形肿块,边缘光滑锐利,肿块富有血管而明显强化(↑)

(八)克罗恩病

【临床与病理】

克罗恩病(Crohn disease)又名节段性肠炎,多见于年轻人,病因不明,为伴有溃疡和纤维化的肉芽肿性非特异性炎症,是一种缓解与复发交替发生的慢性疾病。病变可累及胃肠道各部,最多见为回肠远端。病变常呈节段性分布,其间隔以正常肠管。

病变早期为肠壁水肿,继而出现裂隙状溃疡,呈纵横交错状;肠壁的炎症及纤维化,导致肠壁增厚、肠腔狭窄、肠梗阻。溃疡穿透肠壁可引起腹腔脓肿、瘘管。

临床主要表现为腹痛、腹泻、肠梗阻。肛瘘常见。

【影像学表现】

X线:克罗恩病X线造影常见表现为:①分泌液增多,钡剂涂布不良;②裂隙状溃疡形成的线样龛影,多位于肠系膜侧肠壁;③"卵石征(cobblestone sign)",为纵横交错的溃疡及其间水肿隆起的黏膜所致,状似鹅卵石样;④肠管非对称性狭窄,狭窄段长短不一;⑤节段性分布,小肠病变多为节段性分布,呈跳跃性,具有一定特征;⑥窦道和瘘管,溃疡穿透肠壁呈盲管时形成窦道,当与肠管、体表、膀胱及阴道相通时则形成瘘管,表现为钡剂肠管外溢至其他组织器官。

CT和MRI:表现为:①病变分布,多累及回肠末端,常为多节段肠管受累(图8-12a);②肠壁增厚,炎症活动期以炎性水肿为主,T_2WI信号相对较高,强化较明显;缓解期以胶原纤维增生为主,T_2WI 信号相对较低,强化程度减低;③系膜血管增多,炎症活动期,系膜内直小血管明显增多,呈"梳征(comb sign)";④并发症表现,克罗恩病并发症有肠管周围蜂窝织炎、腹腔脓肿、瘘管和肠梗阻,瘘管之间的肠管常常粘连成团(图 8-12b、c);⑤肠系膜血管周围淋巴结增大。

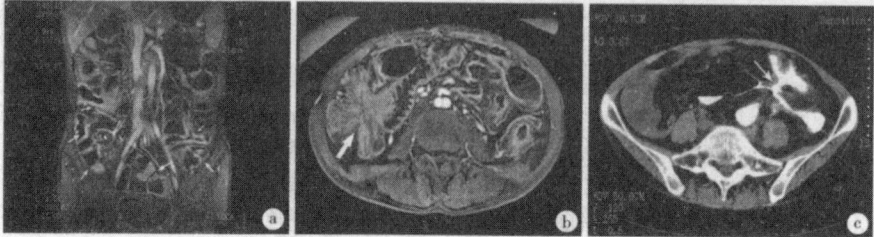

图 8-12　克罗恩病伴肠瘘

a、b.口服法 MRI 小肠造影增强检查,冠状位(a)示回肠、结肠多节段性肠壁增厚伴明显强化(↑);横断面(b)示局部肠管粘连成团(↑);c.同一患者,经肛门灌注稀释的泛影葡胺后的 CT 检查,肠管间瘘管形成(↑)

　　CT 和 MRI 检查可以帮助评估克罗恩病的活动情况。肠壁增厚、明显强化、"梳征"、蜂窝织炎、脓肿、瘘管、淋巴结明显增大,均与克罗恩病的活动指数显著相关。

【诊断与鉴别诊断】

　　克罗恩病好发于回肠,常累及右半结肠,病变呈节段性、跳跃性,易发生窦道及肠梗阻,根据影像学所见并结合临床表现,多可明确诊断,且能判断病变范围及其活动性和有无并发症。本病主要需与肠结核(intestinal tuberculosis)和小肠淋巴瘤鉴别:①肠结核:好发回盲部,局部肠管痉挛收缩,钡剂到达时,不能正常停留,少量钡剂充盈呈细线状,盲、升结肠短缩;肠管可呈环形对称性狭窄,病变多为连续性,如并发腹腔淋巴结结核,可见增大淋巴结呈环形强化;②小肠淋巴瘤:发病年龄和部位与克罗恩病相近,但肠梗阻不明显,病变部位肠管无狭窄而可扩张,病情呈进行性加重,无反复发作病史。鉴别困难时,需依靠病理检查。

第二节　肝脏、胆系、胰腺和脾

一、肝 脏

(一)检查技术

1.X 线检查　X 线平片检查很少应用,除可发现肝内胆管积气和肝内高密度钙化病变(肝内胆管结石、炎性和肿瘤性钙化灶)外,对绝大多数肝内病变的检查并无价值。肝脏血管造影为有创性检查,目前已较少用于肝脏疾病的诊断,更多的是用于肝肿瘤的介入治疗。

2.超声检查　是肝脏疾病的首选和主要影像检查技术之一,也用于健康体检。经二维灰阶超声检查可敏感地发现肝脏大小、形态、边缘、肝实质回声以及肝内胆管和血管的异常改变,从而检出病变并多能明确诊断;多普勒超声检查能够反映病变的血流状况,对疾病诊断有较大帮助;声学造影检查则能定量分析病变组织内血流灌注改变,常用于肝肿块的鉴别诊断。

3.CT 检查　为肝脏疾病的另一主要影像检查技术。

(1)平扫检查:肝脏 CT 检查常规先行平扫。经平扫检查,能发现肝脏的大多数疾病,其中肝囊肿、脂肪肝、肝硬化及出血性、钙化性病变等,结合 CT 值的测量,常可做出明确诊断。

(2)增强检查:在平扫发现肝脏异常而难以诊断,以及需同时观察肝脏血管情况,或其他检查发现异常而平扫未显示病灶时,常规需行增强检查。

1)肝脏多期增强检查:为通常采用的方法,是经静脉快速团注对比剂后分别于不同延迟时间点进行肝脏动脉期、门静脉期和平衡期扫描,可用于分析病灶的强化方式和强化程度及其变化,评估病灶的肝动脉和门静脉供血情况,而有助于病变的定性诊断;应用图像后处理技术,还可整体、直观地显示肝动脉、门静脉等血管。

2)肝脏动态增强检查:其辐射剂量高,临床应用较少,为静脉快速团注对比剂后选择感兴趣的病变层面连续进行不同时间点的扫描,进而获得病灶的时间-密度曲线,通过分析时间-密度曲线,用以评价病变的血流状态,以利病变诊断。

3)CT 灌注检查(CTperfusion,CTP):临床上也很少应用,多用于科研。方法与动态增强相似,对所获得系列扫描数据借助 CTP 后处理软件,进而得到肝脏病变及全肝的各种灌注参数图,用以分析病变的血流灌注状态。

4.MRI 检查 通常作为肝脏疾病超声和(或)CT 检查后的补充检查技术,主要用于疾病的鉴别诊断。此外,对早期肝细胞癌,MRI 检查也有其独特价值。

(1)平扫检查:为 MRI 的常规检查。通常行横断位和冠状位 T_1WI 和 T_2WI 成像,必要时辅以脂肪抑制技术,以进一步鉴别病灶内是否存在脂肪组织。扩散加权成像(DWI)对肝占位性病变的诊断和鉴别诊断有一定价值。梯度回波(gradient echo,GRE)T_1WI 同、反相位成像对脂肪肝诊断有较高价值。

(2)增强检查:用于平扫发现病变,但诊断有困难的病例。常规注入对比剂 Gd-DTPA,行肝脏 T_1WI 多期增强检查,其作用和意义同 CT 多期增强检查。

应用肝脏特异性对比剂行 MRI 增强检查可提高肝内病变尤为小病灶的检出率,并为疾病诊断和鉴别诊断提供新的有价值信息。特殊对比剂主要有两类:一类为超顺磁性氧化铁,静脉注射后被肝内网状内皮系统的 KUpffer 细胞吞噬,据此可推断病变内是否有此种细胞,而有助于肝内病变的鉴别诊断;另一类为肝细胞特异性对比剂,如钆塞酸二钠、礼贝葡胺,静脉注射后可被肝细胞摄取、转运,如此不但增加了肝组织与不具有正常肝细胞病变间的信号对比,有利于小病灶如早期肝细胞癌的检出,且有利于病变的鉴别诊断。

(二)正常影像表现

1.肝脏的位置与形态 肝脏是上腹部最大实质性器官,位于右上中腹部,上方紧贴右膈下,外缘紧靠腹壁,内侧与食管、右肾及肾上腺、胃、十二指肠、胰腺等器官毗邻,下方与结肠紧邻。正常肝脏呈楔形,右叶厚而大,向左逐渐变小变薄。超声检查可从任意方位显示肝脏形态;CT 及 MRI 则自横断、冠状、矢状位上显示肝脏形态。肝脏边缘光滑,棱角锐利(图 8-13)。

2.肝脏的大小 超声可以直接测量肝脏径线来评价肝脏大小。正常肝右叶前后径为 8~10cm,最大斜径为 10~14cm;左叶厚度不超过 6cm,长度不超过 9cm。多层螺旋 CT 及 MRI 检查,可定量检测肝脏体积,但较费时;通常方法是测量肝叶最大径线并计算其间比例,以对各叶大小进行评价,正常肝右/左叶前后径比值约为 1.2~1.9,肝右/尾叶横径比例约为 2~3。

3.肝叶、肝段划分 肝脏分为左叶、右叶和尾叶。为了适应外科学需要,超声、CT、MRI 检查均可根据肝内血管分布特点把肝脏划分为若干肝段。通常以左、中、右肝静脉作为纵向划分标志,以门静脉左、右支主干作为横向划分标志,如此将肝脏划分为八个肝段,即尾叶为 Ⅰ 段,左外上段为 Ⅱ 段,左外下段为 Ⅲ 段,左内段为Ⅳ段,右前下段为 Ⅴ 段,右后下段为Ⅵ段,右后上段为Ⅶ段,右前上段为Ⅷ段。

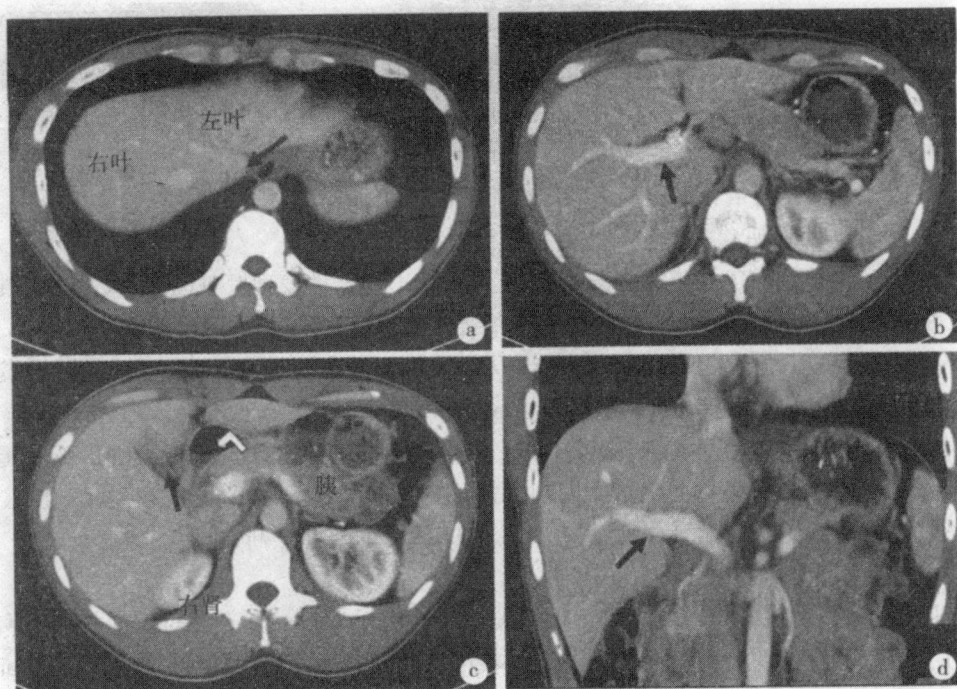

图 8-13　正常肝脏 CT(增强检查)

a.第二肝门层面,可见肝左、中、右静脉汇入下腔静脉(↑),三支肝静脉为纵向划分肝段标记;b.肝门层面,肝门处可见门静脉主干(↑);c.肝门下方层面,肝各叶逐渐变小,可见胆囊(↑),十二指肠(弯曲↑)及邻近的其他器官;d.肝冠状位重组,显示门静脉主干(↑)及右主支

4.肝实质　①超声检查,正常肝实质表现为均匀一致的弥漫细小点状中等回声;②CT 平扫,正常肝实质呈均匀软组织密度,比脾密度高,CT 值约为 55～75HU,其中的血管可表现圆形或管状低密度影;CT 多期增强检查可反映肝实质的供血特点,即动脉期强化并不明显,门静脉期强化开始明显,于平衡期强化达到高峰;③MRI 检查,正常肝实质信号均匀,T_1WI 上呈中等信号,高于脾的信号,T_2WI 上呈较低信号,明显低于脾的信号(图 8-14);多期增强 T_1WI 上,肝实质强化表现与 CT 相同。

5.肝血管　肝动脉和门静脉由肝门进入肝内继续分成各肝叶、段血管;肝静脉分支最后汇合形成左、中、右肝静脉,并于第二肝门进入下腔静脉。①DSA 检查,可以显示肝动脉、门静脉及其分支,在肝内呈树枝状分布,走行自然,边缘光滑;②超声检查,可清楚显示门静脉、肝静脉及其分支,血管壁回声较强,血管腔无回声;

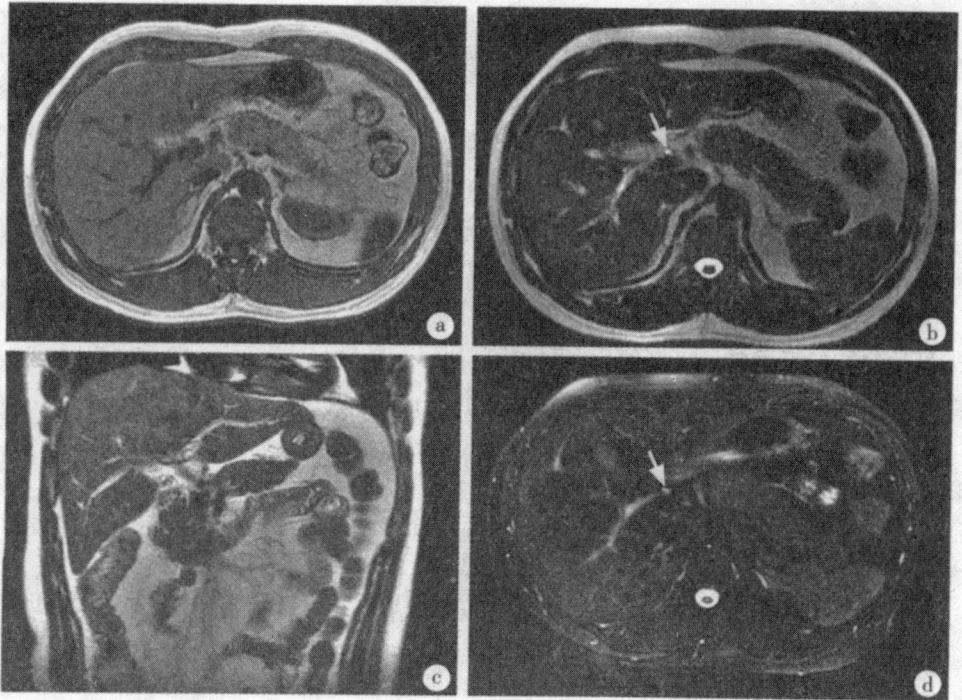

图 8-14　正常肝脏 MRI

a.轴位 T_1WI,b.轴位 T_2WI,c.冠状位 T_2WI,d.轴位 T_2WI 脂肪抑制序列:肝实质在
T_1WI 上呈中等信号,T_2WI 上肝实质表现均匀低信号;T_2WI 脂肪抑制序列肝门区
胆管呈明显高信号(↑),腹主动脉、下腔静脉、门静脉主干因流空效应表现为无信
号,肝内小血管因流动相关增强效应表现为高信号

③CT 检查,平扫时,肝静脉和门静脉分支通常在表现为肝实质内条形或圆形低密
度影,肝动脉分支则不能显示;多期增强检查,动脉期可显示肝动脉及其分支,表现
为散在分布的线状、点状高密度影;门静脉期可见门静脉及其左右分支明显强化;
平衡期左、中、右肝静脉发生强化;CTA 可从多方位显示血管的全貌(图 8-15);
④MRI 检查,较大的门静脉、肝静脉及下腔静脉由于流空效应,于 SE 序列 T_1WI、
T_2WI 上都表现无信号的管状结构,但肝内较小的血管则因流动相关增强效应而于
T_2WI 上呈高信号的管状结构。MRA 可从不同方位更好地显示门静脉和肝静脉。

（三）基本病变表现

肝脏大多数疾病,尤其是中晚期病变,常可使肝脏大小、形态、轮廓、肝实质以
及肝血管、胆管等发生异常改变。这些异常表现常同时存在,要认真进行综合分

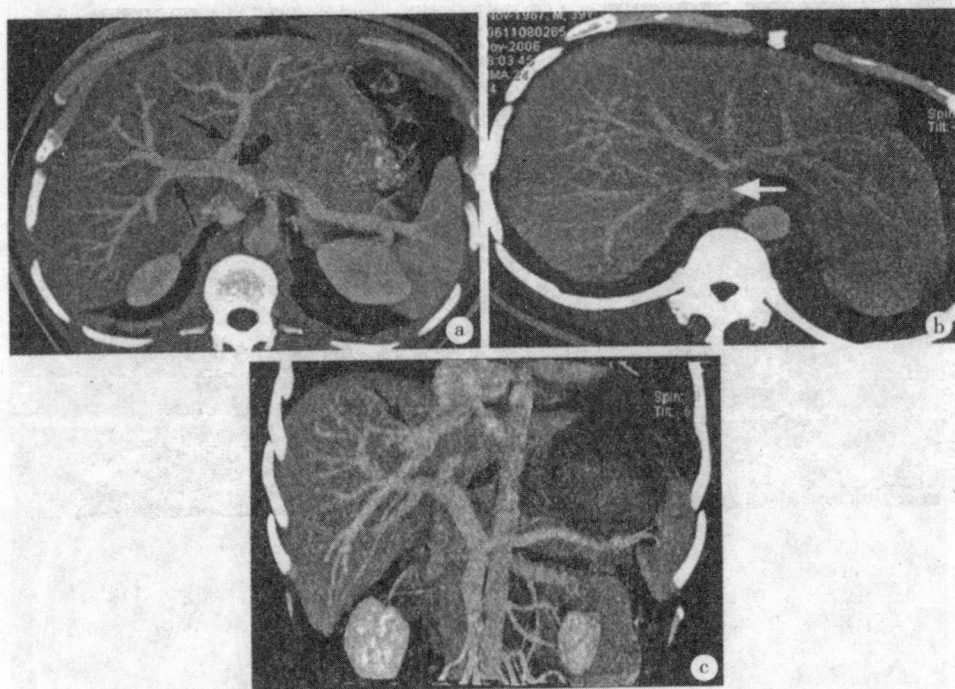

图 8-15　正常门静脉、肝静脉 CTA

a.门静脉 CTA 轴位 MIP 重组,清楚显示门静脉主干(短↑)及其肝内分支(长↑);

b.肝静脉 CTA 轴位 MIP 重组,清楚显示肝静脉汇入下腔静脉(↑);c.门静脉、肝静

脉 CTA 冠状位 MIP 重组,显示门静脉(短↑)与肝静脉(长↑)及其肝内属支关系

析,方可对肝疾病做出正确诊断。

1.肝大小与形态异常　①肝脏增大,多见于弥漫性肝病和肝内较大的占位性病变;超声、CT 或 MRI 均可表现肝脏饱满,前后径、横径及上下径线超过正常范围;②肝萎缩,表现为全肝体积缩小,常有变形,肝外缘与腹壁距离增宽,肝裂、胆囊窝增宽;③肝脏变形,表现一个肝叶增大而另一肝叶萎缩,导致各肝叶大小比例失常。

2.肝边缘与轮廓异常　①肝硬化,可导致肝边缘与轮廓异常;超声、CT 和 MRI 检查均可发现肝轮廓凹凸不平,边缘呈锯齿状或波浪状;②肝内占位性病变,可突出肝表面,表现为局限性隆起。

3.肝弥漫性病变　常见的病变有慢性肝炎、肝硬化、脂肪肝、肝血色素沉着症等。①超声检查,可见肝实质光点增粗,呈不均匀、密集小点状分布的异常回声;②CT 检查,表现全肝密度弥漫性增高或减低(图 8-16a、b),也可呈高低相间混杂密度,境界可清楚或模糊;③MRI 检查,肝硬化时可表现弥漫分布的 T_1WI 中高信号、T_2WI 低信号结节(图 8-16c、d);重度脂肪浸润,T_1WI 和 T_2WI 上均呈稍高信号;肝血色素沉着症,则 T\\WI 和 T_2WI 都表现为弥漫性低信号。

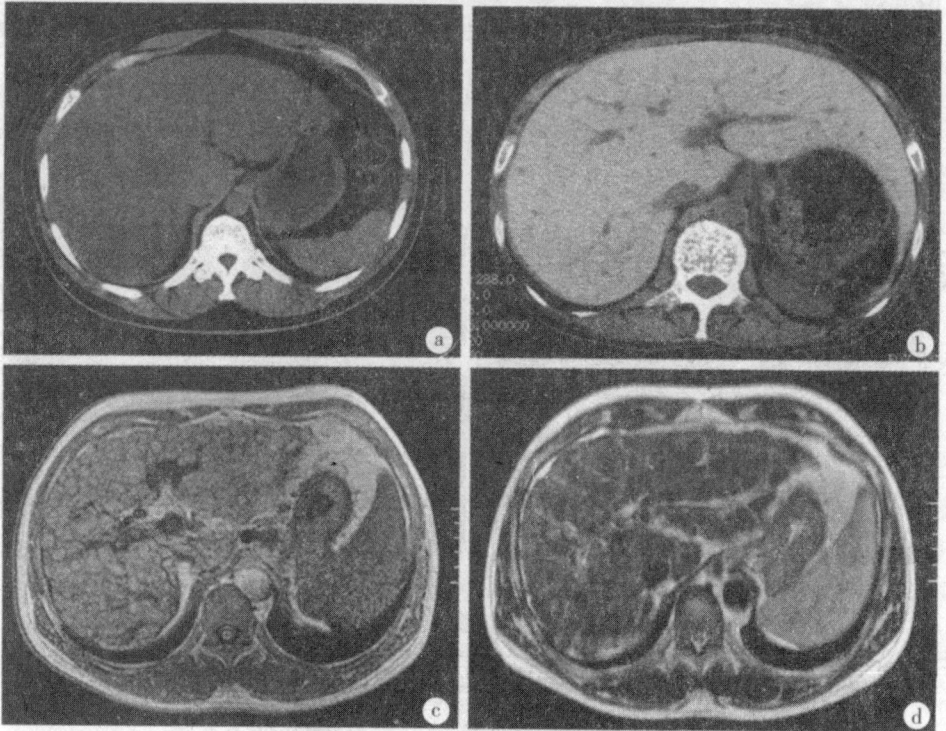

图 8-16　肝弥漫性病变

a.CT 平扫,肝密度弥漫性降低,为脂肪浸润所致(脂肪肝);b.CT 平扫,肝密度弥漫
性增高,为含铁血黄素沉积(血色素沉着症);c、d.MRI 检查,表现弥漫分布的结节,
T_1WI(C)上呈中高 信号,T_2WI(d)上呈低信号(肝硬化再生结节)

4.肝局灶性病变　肝肿瘤、脓肿、寄生虫病和囊肿等均可表现为肝内局灶性病
变,并对周围肝实质、血管、胆管等组织产生推压移位,形成所谓占位性病变。超
声、CT、MRI 检查均可确切显示肝内占位性病变的大小、数目、形态及其内部结构。
①超声检查,占位性病变可表现低、等、高回声或混杂回声,部分肿块周围可见低回
声晕;②CT 检查,平扫上,肝占位性病变多表现为低密度肿块,少数表现为等或高
密度;增强 CT 检查,囊性占位性病变可表现为不强化或仅边缘强化,乏血供的占位
性病变一般仅表现轻度强化,富血供的占位性病变表现为动脉期明显强化;③MRI
检查,占位性病变表现与 CT 相似,多表现为 T_1WI 低信号,T_2WI 为高或稍高信号,
增强 MRI 也与 CT 增强表现相同(图 8-17)。

5.肝血管异常　彩色多普勒超声、DSA、CTA、MRA 等影像检查方法均可清楚

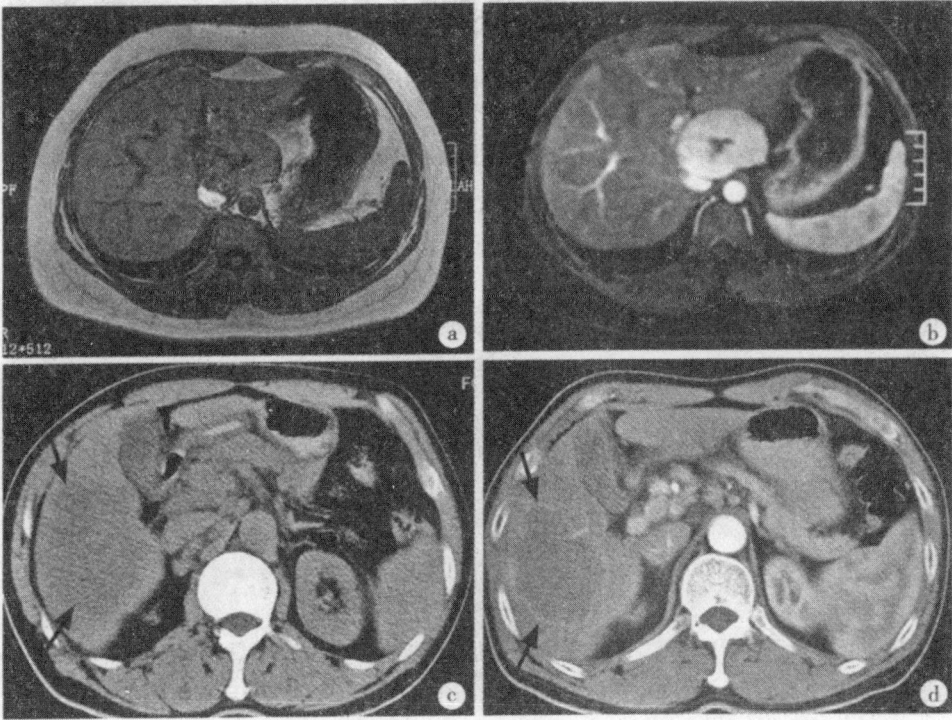

图 8-17 肝占位性病变

a、b.MRI 检查,T_1WI(a)上,尾叶见等信号肿块,中心为低信号;增强 T_1WI 动脉期
(b)肿块表 现明显高信号,提示肿块富血供;c、d.CT 检查,平扫(c)见右叶低密度
肿块(↑);增强动脉期 (d),肿块边缘呈轻度环状强化(↑),提示肿块乏血供

地显示肝动脉、门静脉和肝静脉异常。这些血管异常可为先天性变异,但更常见的
是病变所致。病变所致的血管异常主要有以下表现:①肝血管位置及走向异常,较
大的占位性病变压迫周围的肝血管,可使之牵直、弧形移位(图 8-18a);②肝血管
增粗、扭曲,最常见为肝硬化所致的门静脉主干及左、右主支增粗(图 8-18c);③肝
血管腔异常,表现肝血管狭窄、阻塞或充盈缺损,后者常见于肝细胞癌所致的静脉
内瘤栓(图 8-18d);④病理血管,常见于恶性肿瘤内大小不一、走行紊乱、扭曲的新
生血管(图 8-18b);⑤静脉早显,行肝动脉 DSA 或 CT、MRI 增强的动脉期扫描,在
肝动脉显影的同时,肝静脉或门静脉也同时显影,称为静脉早显,提示肝动静脉瘘。

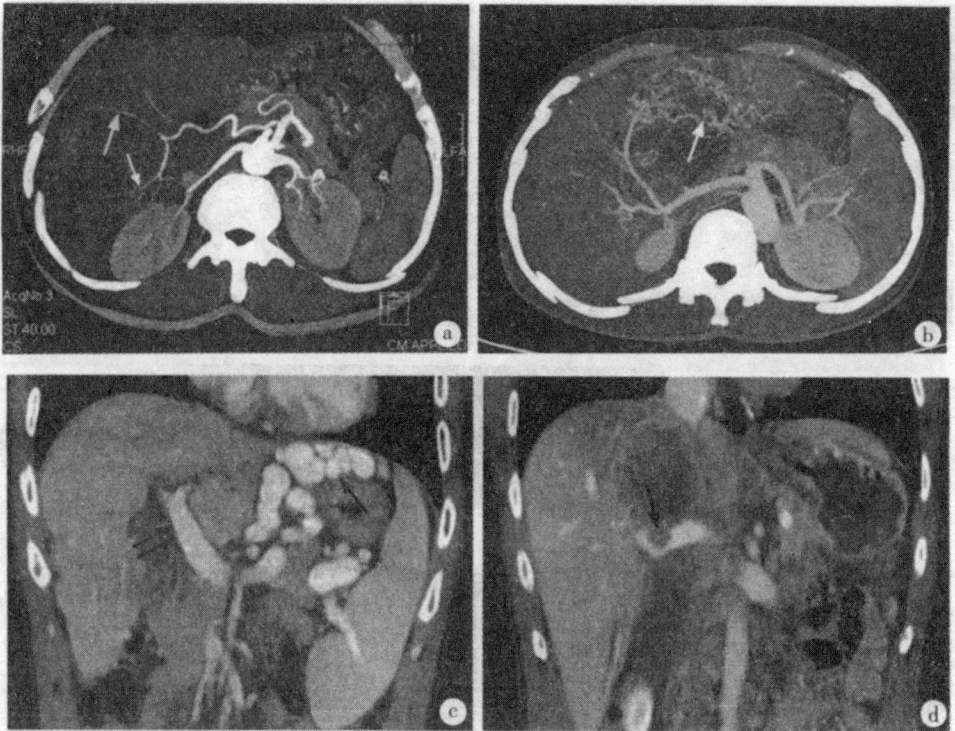

图 8-18　肝血管异常(为不同患者)

a.CTA 检查,显示肝右叶占位造成肝动脉受压移位(↑);b.CTA 检查,显示肿瘤
(HCC)内多 发病理血管(↑);c.CT 增强冠状位重组,显示肝硬化所致的肝门部门
静脉增粗(双↑)及胃底 周围增粗、迂曲的侧支循环血管(↑);d.CT 增强冠状位重
组,显示 HCC 所致门静脉内癌栓(↑)

（四）疾病诊断

　　肝脏疾病包括系统性疾病的肝脏受累及肝脏本身病变。后者多见,且为局灶
性,包括各种肿瘤及肿瘤样病变、炎性病变、寄生虫性病变和外伤性病变等;但也可
为弥漫性,常见者为肝硬化。超声、CT 和 MRI 检查在肝脏疾病的临床诊断中常起
着关键性作用。

　　1.脂肪肝

【临床与病理】

　　正常肝脏脂肪含量低于 5%,超过 5% 则为肝脏脂肪浸润,常简称为脂肪肝

（fatty liver）。病理上，为肝细胞内含有过量的甘油三酯。根据脂肪浸润范围，分为弥漫性和局灶性脂肪肝。

【影像学表现】

CT和超声均可作为首选的影像检查方法；若CT和超声检查有疑问，如局灶性脂肪肝或不能排除合并肿瘤情况下需选用MRI检查。

超声：①弥漫性脂肪肝：肝实质回声普遍性增高，表现"光亮肝（bright liver）；肝内血管变细、减少，肝内血管与肝实质回声水平接近，回声反差消失；②局灶性脂肪肝：可见肝一叶或数叶内呈不规则分布相对稍高回声表现；肝岛，表现高回声中见片状相对低回声。

CT：①弥漫性脂肪肝：平扫，显示全肝密度普遍性减低，比脾密度低，肝/脾CT值的比值< 0.85；肝密度的减低使得原本为低密度的肝内血管不再显示，出现所谓的"血管湮没征"，更严重者，肝血管密度相对高于肝密度，出现所谓的"血管反转征"，但血管分布、走向和管径均正常；增强扫描，肝实质的强化程度减低，但强化的肝内血管显示更为清晰（图8-19）。②局灶性脂肪肝：表现为一个或数个肝叶或肝段密度降低，但增强检查显示其内血管分布正常；肝岛，为未被脂肪浸润的肝实质，表现为片状相对高密度，多见于胆囊旁和叶裂附近。

MRI：①弥漫性脂肪肝：轻中度者 T_1WI 和 T_2WI 上常无异常表现，严重者在 T_2WI 上可表现稍高信号，但 T_1WI 变化不明显；应用GRE序列 T_1WI 同、反相位检查，具有较特异性表现，即使为轻中度者，均表现为与同相位（in phase）相比，反相位（out phase）上全肝实质信号明显减低。②局灶性脂肪肝：表现为反相位上，某一叶或多叶、多段肝实质信号明显减低；肝岛信号强度在各序列上均同于正常肝实质。

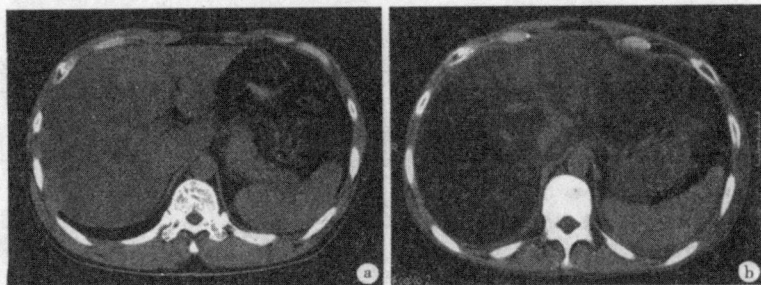

【诊断与鉴别诊断】

弥漫性脂肪肝超声或CT诊断不难。局灶性脂肪肝需与一些肝肿瘤鉴别，如肝

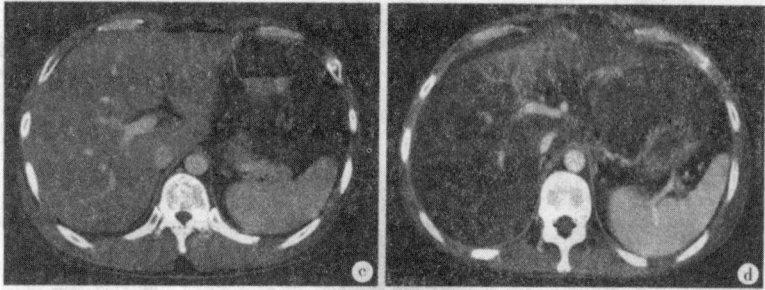

图 8-19　脂肪肝

a、c.同一患者,CT 平扫(a)示肝密度弥漫性减低,出现"血管湮没征";增强
检查(c)示肝实质 强化程度较低;b、d.同一患者,CT 平扫(b)示肝密度减低
更明显,出现"血管反转征";增强检 查(d)示肝实质强化程度明显减低

海绵状血管瘤、HCC、肝转移瘤等在 CT 平扫时均表现为低密度病灶,可与局灶性脂肪肝混淆。但局灶性脂肪肝无占位效应,增强扫描病灶内可见正常的血管通过,无受压、侵及表现,而不同于各种肝肿瘤,多可以做出鉴别,疑难者可进一步行 MRI 检查。

2.肝硬化

【临床与病理】

肝硬化(cirrhosis of liver)病因很多,常见病因为病毒性肝炎、自身免疫性肝炎和酗酒。在肝硬化早期,肝细胞弥漫性变性、坏死;中晚期有大量纤维组织增生,并形成再生结节(regenerativenodule, RN),致使肝变形、变硬,肝叶萎缩,进一步可继发门静脉高压,部分患者的 RN 演变成不典型增生结节(dysplastic nodule, DN),最后可导致肝细胞癌。肝硬化的常见临床表现为食欲缺乏、腹胀、黄疸、腹水、呕血和肝性脑病。

【影像学表现】

超声常作为影像学检查首选方法;CT 对显示 RN、脾大及门静脉高压导致的侧支循环有较大帮助;MRI 在显示和监控 RN、DN 及其进展为早期 HCC 的过程中变化具有重要价值。

超声:①直接征象:典型的肝硬化表现为肝脏萎缩,表面凹凸不平,回声弥漫性增高呈粗颗粒样,可见肝内门静脉变细、僵直、迂曲、模糊,门静脉末梢甚至不能显示,提示肝血流量明显减少;②间接征象:脾大,腹水,门静脉主干和主支增粗。

CT :①直接征象:形态学变化,可为全肝萎缩、变形,但更多的表现为部分肝叶萎缩而部分肝叶代偿性增大,结果出现各肝叶大小比例失常;肝轮廓常凹凸不平;肝门、肝裂增宽;密度变化,肝的脂肪变性、纤维组织增生及再生结节等因素,导致肝密度不均匀;增强扫描,动脉期肝硬化结节可轻度强化,门静脉期多与其余肝实质强化一致。②间接征象:脾大,腹水,胃底与食管静脉曲张等门静脉高压征象;增强扫描及 CTA 可清楚显示这些部位增粗、扭曲的侧支循环静脉(图 8-20a、b);由于肝功能异常,常合并胆囊石及胆囊周围积液。

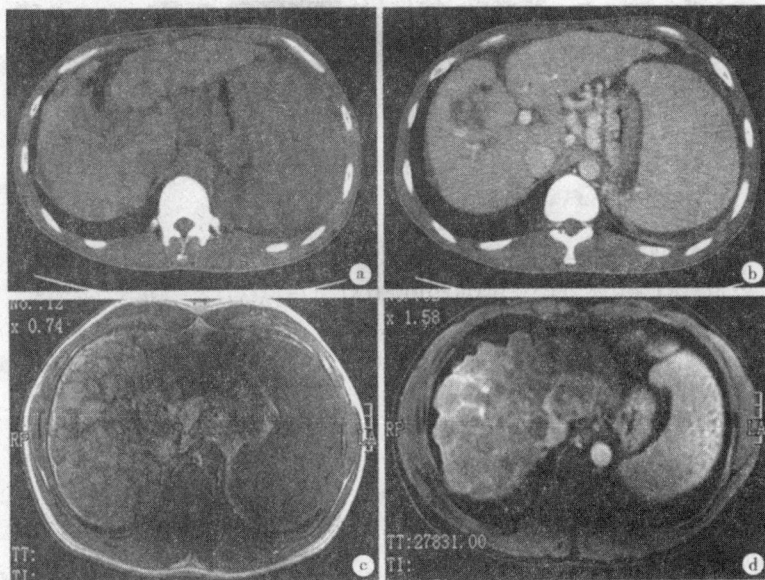

图 8-20 肝硬化

a.CT 平扫,显示肝脏萎缩,边缘不规则,肝内多发略高密度结节;b.增强扫描平衡期,肝内结节强化与肝实质一致,胃底周围见粗大、迂曲侧支循环静脉,脾大;c.MRI 平扫,T_1WI 可见肝实质内弥漫高信号结节;d.增强检查平衡期,结节呈轻度强化,炎性纤维化组织表现为网格状显著强化

MRI:①直接征象:肝脏大小、形态改变与 CT 所见相同。由于同时存在脂肪变性、炎性反应及肝纤维化可致肝实质信号不均,增强 T_1WI 形成线状、网状高信号影(图 8-20c、d)。肝硬化结节呈弥漫性分布,大小不等;RN 和 DN 在 T_1WI 上均可表现为略高、等或低信号,但在 T_2WI 上大多为低信号;增强检查,RN 及大部分 DN 为门静脉供血,因此各期强化与肝实质一致,DN 也可表现动脉期轻度强化,但门静脉期和平衡期强化均与肝实质相同。②间接征象:与 CT 表现相似;增强 MRA 可更好地显示门静脉高压形成的扩张、迂曲侧支循环静脉。

参考文献

[1] 柏宁野,周宏良,张华玲,等.胆囊切除术后残余胆囊的声像图研究[J].中国超声医学杂志,2003,19(10):766-768.

[2] 毕静药,李胜利,刘菊玲,等.三平面交超声扫查诊断台儿唇腭裂的价值[J].中国妇幼保健,2005,20(16):2082-2083.

[3] 蔡香然,陈棣华.消化道平滑肌类肿瘤的X钡餐造影与CT诊断[J].临床放射学杂志,2002,21(4):283-286.

[4] 蔡庄伟,杜立峰,张长运,等.超声对出血坏死型胰腺炎早期诊断及随访的评价[J].实用放射学杂志,2004,20(10):935-937.

[5] 曹泽毅.中华妇产科学[M].北京:人民卫生出版社,1999.

[6] 常才.经阴道超声诊断学[M].北京:科学出版社,1999.

[7] 常洪波,刘金凤,王虹霞,等.胎儿唇腭裂畸形的超声诊断价值[J].中国超声医学杂志,1999,15(6):468-471.

[8] 陈常佩,陆兆龄.妇产科彩色多普勒诊断学[M].北京:人民卫生出版社,1998.

[9] 陈常佩,陆兆龄.围生期超声多普勒诊断学[M].北京:人民卫生出版社,2002.

[10] 陈琼瑛,李胜利,刘菊玲,等.超声诊断双侧桡骨及拇指缺失并多种畸形1例[J].中华超声影像学杂志,2002,11(1):256.

[11] 陈琼瑛,李胜利,刘菊玲,等.胎儿足内翻畸形的产前超声诊断[J].中华超声影像学杂志,2003,12(1):36-38.

[12] 陈琼瑛,李胜利,欧阳淑媛,等.胎儿眼畸形的产前超声诊断[J].中国超声医学杂志,2004,(6)2:89-91.

[13] 陈敏华,霍苓.体表超声对壶腹周围占位病变的诊断价值[J].中国实用外科杂志,2004,24(11):646-648.

[14] 陈敏华,孙秀明,杨薇,等.超声对肺外周及胸膜转移癌的早期诊断[J].中华超声影像学杂志,2002,11(10):596-599.